Mengenang Hidup Orang Lain

Mengenang Hidup Orang Lain

Sejumlah Obituari oléh Ajip Rosidi

Jakarta:
KPG (Kepustakaan Populer Gramedia)

Mengenang Hidup Orang Lain
Sejumlah Obituari oleh Ajip Rosidi

KPG 829 04 10 0316

Cetakan Pertama, Januari 2010

Penyunting
Dias Rifanza

Perancang Sampul
Rachmat Agung Saputra

Penataletak
Wendie Artswenda

ROSIDI Ajip
Mengenang Hidup Orang Lain
Jakarta; KPG (Kepustakaan Populer Gramedia), 2010
x + 471 hlm.; 14 cm x 21 cm
ISBN-13: 978-979-91-0222-5

Dicetak oleh PT Gramedia, Jakarta.
Isi di luar tanggung jawab percetakan.

Daftar Isi

Pengantar

TERNYATA TULISAN yang selama ini saya buat sehubungan dengan meninggalnya kawan-kawan atau orang yang saya kenal cukup banyak jumlahnya. Waktu saya baca lagi, di dalamnya terdapat hal-hal yang rasanya banyak yang masih aktual atau masih bisa memberikan informasi bagi para pembaca masa kini.

Tidak semua orang yang saya tulis catatan kenangannya itu merupakan tokoh nasional. Banyak yang hanya dikenal oléh meréka yang sama-sama berkiprah di lapangan yang digeluti almarhum. Dengan demikian saya mencoba menarik perhatian pembaca kepada lingkungan dan lapangan tempat almarhum bekerja.

Sebagian besar tulisan ini sudah pernah dimuat dalam surat kabar atau majalah, sebagian lagi dimuat sebagai pengantar buku karya orang yang bersangkutan. Untuk penerbitan ini sebagian mengalami penambahan dan pengurangan di sana-sini, sebagian lagi tetap sebagaimana pernah diumumkan sebelumnya.

Perlu ditambahkan bahwa saya juga banyak menulis obituari dalam bahasa Sunda, antaranya ada juga tentang orang yang saya tulis obituarinya dalam bahasa Indonésia seperti tentang Dajat Hardjakusumah, Affandi,[1] H. Ali Sadikin, dan Ramadhan K.H. Yang hanya dalam bahasa Sunda al. tentang Dalang Abyor, Sukada Sumawijaya, Prof. Doddy A. Tisna Amidjaja, R.H.M. Akil Prawiradiredja, Ilén Surianegara, H. Endang Saifuddin Anshari, Joséf C.D., dll.[2]

Mudah-mudahan dengan diterbitkan sebagai buku, tulisan-tulisan yang berserakan itu akan ada manfaatnya buat pembaca.

A.R.

---

1 Tulisan tentang Affandi dalam bahasa Indonésia dimuat dalam buku *100 Tahun Affandi* (Bandung: Nuansa, 2008).

2 Tulisan dalam bahasa Sunda diterbitkan al. dalam *Pancakaki* (Bandung, Girimukti Pasaka, 1996), *Cupumanik Astagina* (Bandung: Girimukti Pasaka, 1997) dan *Ucang-ucang Anggé* (Bandung: Girimukti/Kiblat Buku Utama, 2001).

Pramoedya Ananta Toer Individualis Tulén

PRAMOEDYA ANANTA Toer yang sapaan akrabnya Pram, tak pelak lagi sasterawan terbesar dalam bahasa Indonésia. Dialah satu-satunya sasterawan Indonésia yang berkali-kali dicalonkan untuk mendapat hadiah Nobél. Setiap tahun ada ratusan sasterawan dari seluruh dunia yang diunggulkan untuk mendapat Nobél, padahal yang memperoléhnya hanya seorang. Setiap bulan Oktober (saat pemenang Hadiah Nobél untuk sastera diumumkan) saya selalu berharap bahwa tahun itu Pramlah yang akan memperoléh hadiah sastera bergéngsi itu. Alasan untuk optimis itu ada: karya-karya Pram tak kalah hébat dari karya beberapa orang sasterawan yang sudah mendapat hadiah tersebut. Di samping itu saya perhatikan, Panitia Nobél tidak selalu hanya menilai dari mutu karya saja, melainkan juga memperhatikan latar belakang budaya sasterawannya. Setiap pengarang dengan latar belakang budaya besar pada waktunya secara bergiliran mendapatkan hadiah Nobél. Demikianlah kita melihat pengarang dengan latar belakang budaya Jepang (Kawabata Yasunari, 1968; Oé Kénzaburo, 1994), dengan latar belakang Arab Islam (Najib Mahfudz, 1988), dengan latar belakang budaya Afrika Hitam (Wole Soyinka, 1986), dengan latar belakang budaya Cina (Gao Xingjian, 2000), sedangkan dari latar belakang budaya India adalah sasterawan Asia pertama yang memperoléh hadiah Nobél (Rabindranath Tagore, 1913). Pengarang dengan latar belakang budaya besar Melayu sampai sekarang belum ada yang mendapat hadiah tersebut. Dari sasterawan dengan latar belakang budaya Melayu, ada dua orang yang menurut hémat saya pantas memperoléh Hadiah Nobél, ialah Pram yang menulis dalam bahasa nasionalnya, bahasa Indonésia, dan Frankie Sionil José dari Filipina yang menulis dalam bahasa Inggris. Seperti Pram, Frankie juga banyak menulis roman dengan latar belakang sejarah negerinya.

Hari Ahad tg. 30 April 2006 Pram meninggal. Dengan demikian kesempatan untuk memperoléh Hadiah Nobél pun léwat. Tak pernah hadiah Nobél diberikan kepada pengarang yang sudah meninggal. Banyak sasterawan besar yang berkali-kali dicalonkan untuk mendapat Nobél, namun sampai meninggal tidak kunjung memperoléhnya, antara lain Tanizaki Jun-ichiro dari Jepang dan Taufik él-Hakim dari Mesir. Dengan meninggalnya Pram, maka harapan Indonésia untuk memperoléh Nobél dalam waktu dekat pun sirna, karena belum ada pengarang lain yang pantas dicalonkan untuk memperoléhnya.

Pram yang dilahirkan di Blora pada tg. 5 Fébruari 1925, setelah belajar di HIS partikelir pernah ikut kursus untuk menjadi montir radio di Surabaya, tamat persis pada waktu Jepang datang menjajah menggantikan Belanda. Pram merantau ke Jakarta, bekerja sebagai juru ketik di kantor berita Doméi (kemudian menjadi LKBN "Antara"). Di situlah ia mendapat kesempatan belajar sténografi Karundéng. Karena pekerjaannya tidak sibuk, maka di kantor itulah dia membaca énsiklopedi Winkler Prins dan buku-buku lain yang membuatnya mempunyai wawasan yang luas. Pada hari Ahad dia pun pengunjung setia perpustakaan di Gedung Gajah. Dalam révolusi kemerdékaan dia aktif sebagai perwira pérs Siliwangi. Pada tahun 1947 karangan-karangannya mulai dimuat dalam majalah-majalah seperti *Pantja Raja, Merdéka, Siasat,* dll. Pada waktu itu dia pun sudah selesai menulis roman, yang bagian awalnya sudah diturunkan ke percétakan, *Kranji dan Bekasi Jatuh* (1947). Tapi dalam suatu razia, dia ditangkap oléh tentara pendudukan Belanda dan dijebloskan ke penjara Bukitduri, Jatinegara, sedang naskahnya yang lengkap dirampas dan hilang. Dia baru dikeluarkan setelah Belanda mengakui kedaulatan Républik Indonésia (1950).

Selama dalam penjara dia terus menulis. Naskah *Perburuan* berhasil diselundupkan oléh Dr. Mr. G.J. Resink yang sering berkunjung ke penjara untuk menemui para mahasiswa yang ditahan. Oléh Resink naskah itu diserahkan kepada H.B. Jassin yang ketika itu menjadi redaktur Balai Pustaka. Oléh Jassin tanpa memberi tahu Pram dimasukkan sebagai peserta sayémbara mengarang roman yang diadakan oléh Balai Pustaka dan ternyata memenangkan hadiah pertama. Setelah keluar dari penjara Pram pun masuk bekerja sebagai redaktur sastera modéren di Balai Pustaka dan mendapat tugas untuk mengasuh majalah kanak-kanak *Kunang-kunang*. Tapi dia merasa bahwa menjadi pegawai bukanlah keinginannya. Apalagi pada waktu itu banyak naskah-naskahnya yang terbit sebagai buku, seperti *Keluarga Gerilya* (1950), *Subuh* (1950), *Percikan Révolusi* (1950), *Tikus dan Manusia* (terjemahan dari karangan John Steinbeck, 1950), *Kembali kepada Cinta Kasihmu* (terjemahan karya Léo Tolstoy, 1950), *Di Tepi Kali Bekasi* (1951), *Bukan Pasar Malam* (1951), *Meréka yang Dilumpuhkan* (1951), *Cerita dari Blora* (1952), sebagian besar ditulisnya ketika meringkuk dalam penjara. Mungkin pada waktu itu, dia sebagai pengarang terkemuka di Indonésia yang amat produktif, merasa akan sanggup hidup dari hasilnya menulis. Pada waktu itu kalau ada buku terbit, honorariumnya sebesar 20% langsung dibayarkan oléh penerbit sekaligus. Maka dia pun keluar dari Balai Pustaka dan mendirikan keagénan karangan-karangan tentang sastera, seni, dan budaya umumnya yang dinamakannya Mimbar Penyiaran Duta atau dalam bahasa Inggris Literary and Features Agency Duta. Lembaga seperti itu umum di Amérika. Kerjanya menjadi penghubung antara penulis dengan penerbit (majalah atau surat kabar). Dia menerima tulisan dari luar dan mengirimkannya kepada majalah-majalah atau surat-surat kabar. Meskipun honorarium untuk setiap tulisan demikian mungkin lebih kecil dari honorarium tulisan yang khusus ditulis buat sesuatu penerbitan, namun kalau tulisan itu dimuat dalam banyak majalah atau surat kabar maka secara keseluruhan honorariumnya lebih besar. Keagénan seperti itu baru pertama kali diadakan di Indonésia, dan ternyata sambutan baik dari penulis maupun dari penerbit kurang memuaskan. Kebanyakan yang disiarkan adalah tulisan Pram sendiri, walaupun ada juga pengarang lain yang mengirimkan tulisan untuk disiarkan oléh Mimbar Penyiaran Duta seperti Amir Pasaribu dan Rivai Apin.

Karena Mimbar Penyiaran Duta tidak berhasil seperti yang diharapkan, walaupun Pram sudah mencoba menulis tentang apa saja, maka rumah tangganya menghadapi krisis yang berkepanjangan. Pada waktu itu Pram juga menterjemahkan ceritacerita anak-anak untuk penerbit Kristen dll. Tapi pekerjaan demikian tidak kontinyu. Pada pertengahan tahun 1954, rumah tangganya sudah tak dapat dipertahankan lagi. Pada bulan Séptémber 1954, penerbit buku Gunung Agung menyelenggarakan paméran Pekan Buku Nasional yang pertama di Gedung Décca Park, yang terletak di Lapangan Merdeka hampir berseberangan dengan gedung Binagraha. Sekarang gedung itu sudah dibongkar. Saya menjadi salah seorang penjaga stand dalam paméran itu. Stand di sebelah saya dijaga oléh dua orang wanita kakak-beradik, Maimunah dan Nuraini Thamrin. Pram yang sudah tidak betah di rumah karena selalu digambréng oléh isterinya, bahkan beberapa kali diusir sehingga akhirnya meréka bercerai, menemukan tempat berlabuh yang tenang pada diri Maimunah. Pada bulan Januari tahun berikutnya, jadi hanya kl. tiga bulan setelah berkenalan, Pram menikah dengan Maimunah setelah terlebih dahulu bercerai dengan isterinya yang pertama. Saya menghadiri pernikahan itu di rumah orangtua Maimunah di jalan Tamansari. Kawan-kawan lain yang juga menghadiri pernikahan itu antaranya adalah Ramadhan K.H, Nugroho Notosusanto (meréka berdua yang menjemput Pram dari rumahnya di Utankayu dengan mobil pinjaman dari kakaknya Ramadhan), Émil Salim, H.B. Jassin, Tjio Wie Tay (kemudian menjadi Masagung), S.M. Ardan, Soekanto S.A., dll.

Maimunah adalah kemenakan pahlawan nasional M.H. Thamrin. Ayahnya, H.A. Thamrin seorang berada. Saya dengar dia mempunyai puluhan rumah yang diséwakannya. Sebelum pernikahan Pram, seorang pegawai Gunung Agung memberi tahu saya bahwa ia harus pindah rumah, karena rumah yang waktu itu diséwanya akan diambil kembali oléh yang punya untuk dipakai oléh menantunya yang baru, Pramoedya Ananta Toer. Tetapi ternyata Pram tidak mau menerima kebaikan hati mertuanya. Alih-alih pindah ke rumah mertuanya yang dibuat pada masa sebelum perang dengan kualitas bangunan yang prima, ia menyéwa rumah pétak di bilangan Utankayu. Saya sering mengunjungi Pram dan Maimunah di rumah pétaknya itu yang terdiri dari hanya satu ruangan tidur, ditambah dengan ruang depan dan dapur, berlantai tanah. Bagian depan rumahnya memakai ram kawat yang biasa dipakai untuk kandang ayam. Pram bekerja di ruang depan itu, menghadap ke halaman di mana terdapat sumur umum, tempat orang-orang di sekitar situ mencuci dan mandi. Saya ingat ada ceritanya yang dimuat dalam *Cerita dari Jakarta* yang melukiskan keadaan tersebut.

Tentu saja buat Maimunah, tinggal di rumah pétak demikian, sangat tidak memadai dibandingkan dengan rumah(-rumah) ayahnya. Namun demikian tidak pernah terdengar ia mengeluh karena memilih pengarang melarat sebagai suami. Saya mendapat kesan bahwa Maimunah tidak mengagumi Pram sebagai sasterawan, karena nampaknya dia tidak suka membaca sastera. Dia jatuh cinta kepada Pram sebagai manusia. Hubungan antara Pram dengan isterinya yang pertama yang sedang mengalami krisis dan perkenalannya dengan Maimunah, ditulis Pram dalam cerita péndék yang berjudul "Sunyi Senyap di Siang Hidup" yang dimuat dalam majalah *Indonésia* (1956). Dalam cerita itu kita melihat Maimunah dalam diri tokoh yang bernama Dini.

Pada suatu siang, ketika saya sedang asyik mengetik di ruang depan rumah yang saya séwa di Kramatpulo (di pinggir rél keréta api di belakang bioskop Rivoli) pintu diketuk orang. Waktu saya buka, yang nongol adalah kepala Pramoedya Ananta Toer yang berbisik dengan suara yang sangat dalam, "Kau ada nasi tidak? Aku sudah beberapa hari tidak makan!"

Saya sangat kagét. Pram sedang menghadapi krisis keuangan, Maimunah diungsikan ke rumah mertuanya. Tapi apa hendak dikata, pagi itu isteri saya pulang ke Jatiwangi sehubungan dengan urusan keluarga. Dia berangkat dahulu, saya akan menyusul. Nasi ada, tetapi nasi dingin. Dan tak ada lawuh nasi apa pun. Selama isteri saya pergi, saya makan di luar. Maka nasi dingin itulah yang saya sajikan kepada Pram, yang memakannya dengan lahap hanya dengan mentéga. Telur pun tak ada!

Pram sedang menghadapi kesulitan keuangan. Majalah-majalah tidak memuatkan karangannya, dan penerbit buku seperti Pembangunan dan Balai Pustaka tidak mencétak lagi karyanya. Balai Pustaka sejak 1954, ketika Mr. Muh. Yamin menjadi Menteri P.P. dan K., mengalami perombakan fungsi, sehingga tidak lagi menjadi penerbit, melainkan hanya sekedar menjadi percétakan yang tugas utamanya mencétak soal-soal ujian nasional. Penerbit Pembangunan yang waktu itu dipimpin oléh Soedjatmoko meskipun masih menerbitkan buku sastera (antaranya buku-buku saya), namun menghindar dari mencétak ulang buku Pramoedya, walaupun ada beberapa judul yang pernah diterbitkannya, antaranya *Keluarga Gerilya, Subuh,* dan *Tikus dan Manusia.* Saya juga mendengar dari Utuy T. Sontani, bahwa naskah kumpulan dramanya ditolak oléh Pembangunan. Mustahil penolakan itu disebabkan karena mutu karya-karya itu rendah. Utuy pada waktu itu adalah pengarang drama Indonésia yang paling top. Saya mengira penolakan Soedjatmoko untuk menerbitkan karya-karya Pram dan Utuy karena keduanya didekati oléh orang-orang kiri. Pram diundang ke RRC untuk menghadiri peringatan 20 tahun meninggalnya pengarang besar Cina Lu Hsun. Utuy diundang untuk menghadiri konferénsi Pengarang Asia Afrika di Tasyként.

Tak lama kemudian Pram ditawari untuk menterjemahkan karya-karya pengarang Uni Soviét, antaranya *Ibunda,* karya utama Maksim Gorki. Ketika menghadapi kesulitan hidup yang amat sangat, maka uluran tangan yang diberikan oléh pihak kiri itu sangat besar pengaruhnya akan sikap Pram selanjutnya. Ketika pada tahun 1959, Pram dan Utuy mewakili Indonésia menghadiri Konferénsi Pengarang Asia-Afrika yang pertama di Tasyként, Uni Soviét, maka sikap orang-orang anti-komunis terhadap keduanya menjadi final. Yaitu dianggap sebagai pengarang kiri yang karya-karyanya meréka tolak untuk dimuat atau diterbitkan. Majalah *Star Weekly* yang dipimpin oléh Auwjong Péng Koen (kemudian P.K. Ojong), yang sebelumnya banyak memuat karangan Pram, lalu berhenti memuatnya.

Sikap golongan anti-komunis yang demikian itu malah menjerumuskan para seniman seperti Pram dan Utuy ke pihak kiri. Padahal kalau pada awal meréka didekati oléh orang komunis, dilakukan pula pendekatan oléh meréka dari pihak anti-komunis secara manusiawi, para seniman itu takkan terjerumus ke kubu komunis. Pram itu individualis yang niscaya tidak cocok dengan paham komunis sama rata-sama rasa. Meskipun Pram pernah membuat uraian panjang-lébar tentang paham seni kaum komunis yang disebut réalisme sosialis, namun kalau kita simak karya-karyanya, tak ada satu pun yang memenuhi persyaratan untuk disebut sebagai karya réalisme sosialis. Ketika Prof. Dr. A. Teeuw menulis kembali bukunya yang sudah terbit dalam bahasa Belanda tentang Pram di dalam bahasa Indonésia (*Citra Manusia Indonésia dalam karya sastera Pramoedya Ananta Toer*, 1997) dan meminta saya menjadi éditornya, saya sarankan agar ditulis bahwa Pram bukanlah pengarang yang memenuhi kritéria sebagai penulis réalis sosialis. Sebagai bukti saya kemukakan fakta bahwa dalam karangan-karangan Pram tak ada tokohnya yang menang. Semua tokoh utama karangan-karangan Pram berakhir dengan kegagalan atau kematian. Saaman dalam *Keluarga Gerilya,* Dén Hardo dalam *Perburuan,* bahkan Minke dalam empat serangkai *Bumi Manusia* dan Wiranggaléng dalam *Arus Balik* juga berakhir dengan kekalahan. Padahal menurut paham réalisme sosialis, tokoh utama haruslah pejuang yang gigih dan gagah berani merebut kemenangan, berakhir dengan keunggulan. Saran saya itu diterima oléh Prof. Teeuw.

Pada Kongrés Lékra (Lembaga Kebudayaan Rakyat) 1959 di Solo, nama Pram (dan Utuy) tercantum dalam susunan pengurus Lékra Pusat. Tetapi sepanjang pengetahuan saya, Pram bukanlah organisator dan dia mémang tidak tertarik pada organisasi. Dia membiarkan namanya dicantumkan sebagai anggota pengurus pusat Lékra, tetapi saya kira dia tidak aktif di dalamnya. Pram, sendiri pernah menyatakan bahwa ia bukan organisator dan tak tertarik pada organisasi, pencantuman namanya dalam susunan pengurus dianggapnya hanya sebagai kehormatan. Pada waktu itu (awal tahun 1960-an, sekeluarnya dari tahanan karena bukunya *Hoakiau di Indonésia*), dia menjadi redaktur ruangan "Lentéra" dalam surat kabar *Bintang Timur*. Secara formal *Bintang Timur* adalah surat kabar Partindo (Partai Indonésia), bukan média PKI. Namun Partindo mémang gerak politisnya banyak seirama dengan PKI. Pram dalam "Lentéra" banyak menyerang para sasterawan yang dianggapnya tidak sejalan dengan haluan politik Démokrasi Terpimpin yang disebut Manipol dan dituduhnya sebagai kontra révolusi. Manipol adalah singkatan dari Maniféstо Politik, yaitu pidato Presidén Sukarno pada hari proklamasi tg. 17 Agustus 1959 yang kemudian disahkan oléh MPRS sebagai haluan negara yang resmi. Kesempatan itu digunakan oléh golongan kiri, untuk merebut hati Presidén Sukarno yang telah diangkat oléh MPRS menjadi Pemimpin Besar Révolusi dan menjadi Presidén Seumur Hidup. Manipol dijadikan ukuran apakah seseorang révolusionér ataukah kontra révolusionér. Dengan ukuran itu, Pram menguliti para sasterawan yang anti-komunis sebagai anti-Manipol dalam "Lentéra". Karena Manifés Kebudayaan menyatakan sikapnya sebagai penganut humanisme universal, maka Pram tak henti-hentinya menyerang paham tersebut dan Manifés Kebudayaan (yang disebutnya sebagai Manikebu) sampai akhirnya dilarang. Setelah dilarang, Pram melalui "Lentéra" mentéror para penandatangan Manifés Kebudayaan, supaya dikeluarkan dari jabatannya dan karya-karyanya dilarang diterbitkan, serta tulisan-tulisannya dilarang dimuat dalam majalah dan surat kabar.

Saya berpendapat bahwa serangan-serangan "Lentéra" terhadap para pengarang anti-komunis itu merupakan kebijaksanaan Pram pribadi. Dalam arti bukan hasil konsultasi dengan pimpinan Lékra. Namun karena tindakan Pram itu menguntungkan kubu kiri, maka meréka mendukungnya dan kalau perlu mengerahkan massa untuk mendukung Pram. Pada waktu itu saya sering mengatakan kepada kawan-kawan bahwa Pram tidak sadar bahwa ia dipergunakan oléh orang kiri, namun kalau kelak kaum kiri menang, Pram niscaya termasuk yang akan meréka habisi, karena Pram bukanlah orang yang akan patuh kepada perintah dari siapa pun, padahal kepatuhan terhadap partai itu mutlak di kalangan orang komunis. Pendapat saya itu kemudian mendapat konfirmasi dalam *Otobiografi A.A. Navis* (1994) yang menceritakan bahwa ketika ia menghadiri Konferénsi Pengarang Asia Afrika yang diselenggarakan di Bali (1963) ternyata Pram yang menjadi Ketua Nasional Konperénsi menolak permintaan pengurus Lékra (Njoto) yang hendak membaca dahulu téks pidato yang dibuat Pram sebelum dibacakan dalam sidang. Kepada Navis, ketika berkesempatan hanya berdua, Pram "memuntahkan marahnya yang bukan main pada Lékra berkaitan dengan pelaksanaan konperénsi". Pram menganggap permintaan membaca dahulu téks pidatonya oléh pimpinan Lékra itu sebagai sénsor. Kepada pengurus Lékra dia menurut Navis berkata, "Kalau disénsor biar saya tidak ikut!" Maksudnya tidak ikut konperénsi (*Otobiografi A.A. Navis*, h. 118-119). Pimpinan Lékra mengalah, karena tidak mungkin mengganti Ketua Nasional konperénsi pada saat konperénsi akan dibuka. Namun bukan berarti bahwa dalam kesempatan lain meréka akan membiarkan orang seperti Pram berbuat sesuka hatinya.

Sikapnya yang individualistis nampak pula ketika ia menerima Hadiah Magsaysay dari Filipina (1995). Padahal Prof. Dr. Wertheim yang sebelumnya pernah memberinya Wertheim Award menyarankan agar Pram menolak hadiah Magsaysay karena hadiah itu diberikan oléh kubu anti-komunis. Uangnya pun dari Amérika. Tapi Pram mengabaikan saran Prof. Wertheim dan menerima hadiah tersebut sehingga Prof. Wertheim kecéwa berat terhadapnya.

Pram adalah individualis yang keras mempertahankan hak-haknya dalam setiap kesempatan. Untuk itu dia tidak mengenal basa-basi. Pada tahun 1976 ketika para tahanan politik Pulau Buru akan dibébaskan karena tekanan dunia internasional, nama Pram termasuk yang pertama akan dibébaskan, karena dialah yang paling dikenal di dunia internasional. Sebelum pembébasan dilaksanakan, Panglima Kodam Maluku berkunjung dari Ambon ke Buru dan di antaranya mengambil kesempatan untuk beramah-tamah dengan para tapol, antaranya dengan Pram. Ketika Panglima bertanya kepada Pram, "Bagaimana Pak Pram, selama di sini baik-baik saja, kan?"

Pram tidak menjawab pertanyaan basa-basi itu dengan basa-basi lagi, melainkan dengan tegas menunjukkan kenyataan bahwa sebagai tahahan politik dia bersama-sama dengan yang lain dirampas hak-hak sipilnya dan bahwa selama itu meréka diperlakukan tidak sebagai warganegara merdéka, dan kata-kata lain semacam itu. Tentu saja jawaban itu di luar dugaan Panglima, sehingga Panglima marah dan memerintahkan agar Pram jangan dahulu dibébaskan. Karena itulah Pram baru dibébaskan kl. dua setengah tahun kemudian, pada bulan Désémber 1979. Dia termasuk rombongan terakhir dibébaskan bersama a.l. Rivai Apin dan Éddy Abdurrachman. Konon semuanya orang-orang yang keras kepala dan selalu melakukan perlawanan.

Pada masa Orde Baru, buku-buku Pram yang ditulis dan diterbitkan sebelum pengarangnya ditahan, dilarang di Indonésia, tetapi dicétak ulang di Malaysia, bahkan *Keluarga Gerilya* dijadikan buku bacaan wajib para pelajar Malaysia selama bertahun-tahun. Penterjemahan ke dalam bahasa Inggris dan bahasa-bahasa lainnya pun kian banyak dilakukan. Ketika karya-karya Pulau Buru diterbitkan, pemerintah Républik

Indonésia segera melarangnya, namun terbit bébas di Malaysia dan negeri Belanda. Justru karena dilarang, orang menjadi kian penasaran untuk membacanya, maka berédar luas di bawah tanah, meskipun ada pemuda yang karena memiliki dan mendiskusikan buku tersebut ditangkap dan dijatuhi hukuman (Isti Nugroho dan Bonar Tigor Naipospos di Yogyakarta). Karya-karya itu pun segera terbit dalam terjemahan Inggris, Jerman, Belanda, Jepang dan lebih dari tiga puluh bahasa lainnya. Karya-karya Pram telah diterjemahkan ke dalam lebih dari 40 bahasa. Tak ada pengarang Indonésia lainnya yang menyamainya dalam hal itu.

Penerbitan terjemahan dan penerbitan kembali buku aslinya setelah terjadi réformasi, telah memberinya penghasilan yang memadai dari honorarium-honorariumnya, sehingga ia bisa membangun rumah bertingkat yang cukup besar di Bojonggedé, Bogor, Jawa Barat. Halamannya yang luas memberinya kesempatan untuk bekerja dengan cangkul yang sudah menjadi sahabatnya sehari-hari sejak di Buru. Pram mendisiplin dirinya untuk bekerja dengan tangan selama beberapa jam setiap hari dan itu selalu dilakukannya selama fisiknya kuat (sebelum sakit), dan dia menganggap kerja fisik seperti itu bukan olahraga. Dia sendiri mendisiplin dirinya untuk berolahraga (*push up*) setiap pagi.

Sebagai pengarang, Pram dengan segala pengalaman buruk selama mudanya (dipenjara Belanda dua setengah tahun pada masa révolusi, ditahan oléh tentara nasional kl. setahun pada tahun 1961 oléh karena bukunya *Hoakiau di Indonésia* dan kl. 14 tahun ditahan oléh rezim Orde Baru), boléh dikatakan dapat menikmati hari tuanya dengan tenang, bersama isteri dengan anak-anak dan cucu-cucunya, walaupun harapannya yang satu tidak tercapai: mendapat Hadiah Nobél.

Pabélan, 3 Méi 2006

Réndra Menyuarakan Nurani Rakyat

WAKTU ADA yang memberitahu bahwa Réndra dirawat di RS Harapan Kita, saya tidak bisa menjenguknya, karena fisik saya juga perlu perhatian, maklumlah tersérét oléh umur, mulai ropoh. Saya mencoba menahan diri tidak pergi ke Jakarta atau tempat yang jauh dari Pabélan untuk beberapa lama. Saya hanya meminta anak saya, Titi Surti Nastiti yang tinggal di Jakarta untuk mewakili saya menjenguknya. Menurut Titi, Willy menerimanya dengan ceria dan seperti biasa membicarakan buku Titi (tésis S-2nya) yang berjudul *Pasar di Jawa* (Pustaka Jaya, 2003). Willy sangat memuji buku itu dan di mana-mana dan terhadap siapa pun juga dia sering menganjurkan agar membacanya.

Baru pada tanggal 2 Agustus, ketika saya pergi ke Jakarta untuk menghadiri promosi S-3 Titi di UI yang diselenggarakan tanggal 4 Agustus, saya menjenguk Willy di RS Mitra Keluarga di Kelapa Gading. Dia harus pindah dari RS Harapan Kita, karena ternyata jantungnya tidak menguatirkan, tetapi ginjalnya bermasalah: dia harus cuci darah. RS Harapan Kita adalah rumah sakit khusus untuk penyakit jantung.

Waktu saya berdua dengan isteri datang, Willy sedang tidur karena malamnya tidak bisa tidur sampai pagi. Saya tidak mengganggunya. Di kamarnya kecuali isterinya, ada A'u (Clara Shinta), anaknya dari Sunarti, dan beberapa orang anggota Béngkél Téater yang menjaganya.

Dari isterinya, Kén Zuraida, saya mendengar bahwa Willy sering bercerita tentang persahabatan kami kepada para anggota Béngkél Téater. Dia banyak bercerita tentang saya dan persahabatan kami.

Waktu Willy terjaga saya dekati dan saya ajak bicara. Isteri saya juga mengajaknya beristirahat di Pabélan. Tapi Willy diam saja. Matanya menatap tak berkedip, lalu tangannya mengusap-usap tangan saya. Tapi sampai saya pulang tak sepatah pun keluar kata-katanya. Padahal saya berdiri di sampingnya hampir satu jam. Hanya sempat selintas saya lihat ada air yang tergenang di matanya. Saya mengira dia tidak mampu berbicara karena sakitnya. Baru ketika saya berkunjung ke rumahnya di Cipayung setelah dia dimakamkan (saya tak bisa menghadiri pemakamannya karena pada saat yang sama saya ada acara di Bandung yang tak bisa saya tinggalkan, sehingga saya baru pergi ke Cipayung setelah acara saya di Bandung selesai), dari Ida saya mendengar bahwa setelah saya pulang, Willy menyatakan kegembiraan dan kebahagiaannya karena saya téngok. Menurut Ida, kegembiraannyalah yang menyebabkan dia tidak mampu berbicara.

***

Seperti yang ditulis oléh Willy sendiri dalam sumbangannya buat buku *Jejak Langkah Urang Sunda Ajip Rosidi 70 Tahun* (Kiblat, Bandung, 2008), kami pertama kali bertemu pada tahun 1954 ketika saya menghadiri Kongrés Kebudayaan yang diselenggarakan di Solo. Kami berdua masih duduk di

SMA, tetapi sajak-sajak kami sudah banyak dimuat dalam majalah-majalah terkemuka pada masa itu seperti *Kisah,* ruangan "Gelanggang" pada warta sepekan *Siasat, Mimbar Indonésia,* dll. Benar pula saya banyak memperkenalkan kawan-kawan pengarang Jakarta kepadanya. Tapi dia salah ingat kalau mengatakan bahwa saya memperkenalkan dia dengan S.M. Ardan, Riyono Pratikto, Asrul Sani, dan Nuraini Sani di Kongrés Kebudayaan itu, karena meréka tidak menghadirinya. Juga Kirdjomuljo dan Achmad Kassim tidak mungkin saya perkenalkan waktu itu karena saya sendiri belum mengenalnya.

Sejak perkenalan di Kongrés Kebudayaan Solo itu, saya beberapa kali berkunjung ke Solo, malah pernah menginap di rumahnya, dan Willy sendiri beberapa kali berkunjung ke Jakarta, biasanya menginap di rumah yang saya tempati. Malah ketika saya menikah, dialah yang mendandani saya memakai kain panjang dan jas hitam. Dia sengaja datang ke Jakarta untuk menghadiri pernikahan saya itu. Kalau berkunjung ke Jakarta itulah saya banyak memperkenalkannya dengan kawan-kawan pengarang seperti S.M. Ardan, Sukanto S.A., Riyono Pratikto (tinggal di Bandung tapi sering berkunjung ke Jakarta), Toto S. Bachtiar, Aoh K. Hadimadja, Ramadhan K.H., bahkan dengan H.B. Jassin, Mochtar Lubis, Asrul Sani, dll.

Setamat SMA dia pindah ke Yogya, melanjutkan pelajaran di jurusan bahasa Inggris di Fakultas Sastera UGM. Pada waktu itu dia kian aktif dalam bidang téater. Saya yang tinggal di Jakarta tidak mengikuti semua kegiatannya dalam bidang téater, walaupun saya mengikuti beritanya dalam majalah atau dari cerita kawan-kawan. Yang sempat saya tonton adalah ketika dia mempertunjukkan terjemahan lakon karya Bernard Shaw, *Arms and the Man,* di Gedung Kesenian Jakarta. Saya kira tidak lama sebelum dia berangkat ke Amérika, sekitar tahun 1964.

Tapi saya menyaksikan pertunjukan *Bip-Bop,* téater éksperiméntal sebagai buah tangannya dari Amérika. Pertunjukan *Bip-Bop* yang dilangsungkan di Balai Budaya, Jakarta itu, menimbulkan héboh, karena di dalamnya hampir tak ada kalimat yang diucapkan para pemainnya, sehingga ada yang menyebutnya sebagai "téater minikata". Dalam *Bip-Bop,* tak ada lakon, tak ada dialog, kata-kata yang kadang-kadang diucapkan nyaris tidak mengandung arti apa-apa. Dalam suatu kesempatan Willy pernah mengatakan bahwa *Bip-Bop* itu adalah hasil obsérvasinya melihat latihan-latihan téater selama dia merantau di Amérika. Sebenarnya, katanya, pertunjukan itu merupakan latihan berakting di atas panggung. Karena itu setelah menciptakan beberapa pertunjukan seperti *Bip-Bop* yang juga suksés akhirnya Willy kembali ke téater "konvénsional", yaitu pertunjukan dengan lakon dan dialog para pemainnya. Hal itu dia lakukan setelah membentuk Béngkél Téater dan kami di Déwan Kesenian Jakarta memintanya untuk mengisi acara téater bersama grup téater lainnya seperti Téater Populér (pimpinan Teguh Karya), Téater Ketjil (pimpinan Arifin C. Noer), dan Studiklub Téater Bandung (pimpinan Suyatna Anirun). Kemudian juga Téater Mandiri (pimpinan Putu Wijaya). Masing-masing mendapat kesempatan untuk berpentas 4 kali setahun di TIM. Dengan Béngkél Téater Willy banyak memanggungkan lakon klasik terjemahan baik karya Sophokles (*Oidipus Sang Raja, Oidipus di Kolonus, Antigone*), Aristophanes (*Lystirata*), Shakespeare (*Hamlét, Julius Caesar, Macbeth*), Bertold Brecht (*Informan*), dan lain-lain, di samping mempertunjukkan lakon yang ditulis oléh Willy sendiri seperti *Sékda, Perjuangan Suku Naga,* dan *Panembahan Reso.*

Kecuali *Bip Bop,* pulang dari Amerika itu Willy juga menyerahkan naskah kumpulan sajak *Blues untuk Bonnie* yang saya terbitkan melalui penerbit Tjupumanik (Jatiwangi, 1971) yang merupakan kumpulan sajaknya yang paling kuat.

Di samping itu dia juga membawa kegelisahan ruhani bertalian dengan keyakinan agamanya. Seperti diketahui Willy lahir dalam keluarga Katolik yang taat dan banyak sajak yang ditulisnya, terutama yang dimuat dalam *Balada Orang-orang Tercinta* (1957) dan *Sajak-sajak Sepatu Tua* (1972) yang memperlihatkan hal itu. Tetapi agaknya dia merasa tidak betah dalam agama orang tuanya itu. Selama di Amérika dia mulai mencari agama yang dirasakan lebih pas untuk jiwanya. Dia mempelajari agama Budha, dan juga mulai menaruh perhatian kepada Islam. Pada pertemuan-pertemuan pertama setelah di kembali di tananair, dia banyak bertanya tentang Islam kepada saya dan kawan-kawan yang lain. Kemudian dia tertarik oléh naskah *Barzanji* yang diterjemahkan oléh Syu'bah Asa yang dia pentaskan bersama Béngkél Téater. Pertunjukan itu mendapat sambutan hangat dari penonton dan kritikus, sehingga sempat dipertunjukkan di berbagai kota (antaranya di Gedung Merdéka, Bandung) dan kemudian pertunjukan itu dikelilingkan di seluruh provinsi Acéh.

Saya kira tidak kecil pengaruh pengalamannya mementaskan *Barzanji* itu sehingga ia sampai pada keputusan untuk memeluk agama Islam. Willy sendiri kemudian kalau ditanya kapan dia pertama membaca sahadat, suka mengatakan bahwa dia membaca sahadatnya malam-malam, sendirian di pantai Parangtritis, berteriak langsung ke langit ke hadirat Allah SWT. Tapi saya menyaksikannya membaca sahadat di depan K.H. Ghafar Ismail di rumah tempat tinggal Taufiq Ismail di lingkungan TIM. Kemudian Taufiq berdua dengan saya membuat kesaksian tentang hal itu. Kesaksian itu saya muatkan dalam *Hidup Tanpa Ijazah* (Pustaka Jaya, 2008, h. 431).

Willy menikah lagi dengan Sitoresmi yang bersedia dimadu dengan isteri pertamanya, Sunarti. Meréka hidup serumah dan kerukunan keduanya menjadi bahan berita pérs yang tak berkeputusan. Banyak yang mengatakan bahwa Willy masuk

Islam hanyalah agar dia bisa bermadu. Tetapi hal itu tidak benar. Sebagai orang yang menyaksikan prosés kegelisahan Willy dalam agama sepulang dari Amérika, saya yakin bahwa ada sebab yang lebih dalam lagi yang menyebabkan Willy membaca sahadat. Hal yang dapat disaksikan dengan kesungguhannya dalam menjalankan syariat sehari-hari seperti solat, walaupun dia tidak segera meninggalkan kebiasaannya minum minuman keras. (Ketika dia berkunjung beberapa hari ke rumah saya di Osaka pada tahun 1988 misalnya dia masih minum bir. Tapi saya kira kebiasaan itu pun kemudian ditinggalkannya).

Namun ketika dia bermaksud hendak menambah isteri lagi, kedua isterinya yang terdahulu memberontak meminta cerai. Maka suksés sebagai suami yang dapat merukunkan dua orang isteri dalam satu rumah, tak dapat dicapainya ketika dia hendak merukunkan tiga orang isteri dalam satu rumah.

***

Sajak-sajak yang ditulisnya di Amérika dan dimuat dalam *Blues untuk Bonnie* banyak yang merupakan pemberontakan terhadap keyakinan agamanya yang dahulu, seperti "Nyanyian Angsa" dan "Khotbah". Tetapi mulai pula kelihatan pemberontakannya terhadap keadaan masyarakat tanahairnya, misalnya dalam "Bersatulah Pelacur-pelacur Kota Jakarta!" dan "Pesan Pencopét kepada Pacarnya". Pemberontakan terhadap situasi masyarakat yang bobrok dan kondisi politik yang penuh borok itu kemudian kian banyak ditulisnya. Sajak-sajaknya kian transparan menggambarkan kebobrokan masyarakat dan menunjukkan bagaimana pemerintahan dijalankan seharusnya. Bahkan kemudian sajak-sajak yang dimuat dalam kumpulan *Potrét Pembangunan dalam Puisi* (1993), dia sebut sebagai sajak-sajak pamflét.

Banyak kritik terhadap sajak-sajak pamflétnya itu, terutama karena dianggap mutunya sebagai puisi menjadi turun. Tapi kritik itu tidak dipedulikan Willy. Dia terus menulis sajak yang terutama mengeritik keadaan masyarakat yang sangat jauh dari berbudaya dan bermoral dalam segala bidang, termasuk pendidikan. Willy berpendapat bahwa sebagai penyair dia tidak boléh diam melihat ketidakbérésan dalam masyarakat. Meskipun dalam pidatonya ketika menerima Hadiah Akadémi Jakarta (1975) dia mengumpamakan dirinya "berumah di angin", namun dia merasa bertanggungjawab secara moral terhadap keterpurukan bangsa yang terjadi. Dia menyamakan dirinya sebagai penyair dengan empu yang memikirkan masyarakat, memberikan bimbingan dan memimpin perubahan. Empu yang harus mengingatkan penguasa kalau terjadi pelanggaran atas nilai-nilai yang luhur.

Dia mémang mengakui hak hidup para seniman yang hanya menciptakan *klangenan*, sekadar menghibur. Tapi dia sendiri tidak memilihnya. Dia memilih jadi seniman yang aktif menjaga nilai-nilai luhur budaya masyarakat, meskipun dia secara sadar mengatakan bahwa dia bukan politikus. Dia menolak menjadi aktivis politik, walaupun ternyata sikapnya itu menempatkannya sebagai pengeritik pemerintah, melalui sajak-sajak dan pertunjukan téaternya, sementara partai politik dan para politikus hanya bungkam berhadapan dengan kekejaman penguasa Orde Baru, bahkan kebanyakan malah menjilat-jilatnya.

Dan untuk melaksanakan tugasnya sebagai empu itu dia tidak hanya menulis sajak pamflét, melainkan melakukan tindakan-tindakan yang membuat pemerintah bérang. Dia mengadakan tirakatan bersama kaum urakan di pantai Parangtritis, membacakan sajak-sajak pamflét itu di kampus-kampus. Dalam pertunjukan Béngkél Téater walaupun mementaskan lakon terjemahan, selalu ada saja kritiknya terhadap situasi aktual di Indonésia, kalau tidak dalam téks, tentu dalam kostum atau tingkah-laku para pemain di atas panggung. Yang saya ingat misalnya waktu mementaskan *Hamlét* karya William Shakespeare semua pemainnya mengenakan pakaian Jawa dan salah seorang pemain wanita memakai sanggul yang besar dengan gerak-gerik yang khas, sehingga para penonton langsung berasosiasi kepada Ibu Negara Tien Suharto.

Dia mempopulérkan lagi istilah "daulat rakyat" yang pada tahun 1930-an digunakan oléh S. Sjahrir. Dia mengemukakan pendapat bahwa rakyat harus diusahakan agar memperoléh hak-haknya, termasuk hak untuk mengemukakan pendapat, mendapat pekerjaan untuk hidup yang layak, mendapat pendidikan yang cukup, dan lain-lainnya. Dia mengemukakan pendapat dan kritik yang para politisi tidak berani kemukakan. Dia dianggap sebagai ujung lidah rakyat yang tertekan, sehingga acara "poetry reading" (sebelumnya disebut "déklamasi") yang dimulainya sejak kembali dari Amérika menjadi populér karena mendapat perhatian dari masyarakat, terutama para mahasiswa. Kami di Déwan Kesenian Jakarta memulai tradisi baru: untuk mendengarkan Réndra membaca sajak, haruslah membeli karcis. Ternyata orang tak berberatan mengeluarkan uang untuk mendengarkan Réndra membaca sajak. Kemudian penjualan tikét itu dilanjutkan untuk pembacaan sajak oléh penyair-penyair lain seperti Sutardji Calzoum Bachri, Taufiq Ismail, dan lain-lain.

Karena sajak dan ucapan-ucapannya membuat para pejabat gerah, maka dia sering dicekal bahkan ditangkap waktu membacakan sajak di TIM (1977). Ada orang yang melémparkan bom molotov ke arah panggung tempat Willy sedang membacakan sajak. Tetapi para penegak hukum dan aparat keamanan bukannya menangkap pelémpar bom itu, melainkan menangkap Willy dengan alasan untuk "mengamankannya".

Dan dia baru dibébaskan setelah kami dari DPH DKJ menemui Asistén I Kodam Jaya, Kolonél Nalapraya dan saya berhasil meyakinkannya bahwa pertunjukan Réndra tak punya maksud politik dan tidak berbahaya, malah merupakan kelép pengaman yang baik. Orang-orang yang datang menonton téater atau mendengarkan Réndra membaca sajak, merasa senang karena segala unek-unek dalam hatinya diucapkan oléh Réndra dalam sajak-sajaknya atau oléh pertunjukan téaternya, sehingga ketika pulang meréka merasa puas dan kemudian dapat tidur dengan nyenyak. Karena itulah Jénderal Soemitro sebagai Pangkopkamtib memberi kesempatan, malah menyeponsori Réndra untuk mementaskan *Mastodon dan Burung Kondor* di Gelora Bung Karno, padahal sebelumnya sandiwara itu dilarang dipertunjukkan di Jawa Tengah oléh Kodam setempat.

Tetapi meski sudah dibébaskan, Réndra dan Bengkél Téaternya belum boléh mengadakan pertunjukan, padahal kalau tidak naik pentas meréka tidak punya pemasukan sama sekali. Usaha kami di DKJ, agar Réndra dan Béngkél Téater diperboléhkan naik pentas lagi, tidak berhasil karena dihalangi oléh Gubernur Jakarta Létjén Tjokropranolo, walaupun sebenarnya Asistén I Kodam Jaya sudah menyetujui pencabutan larangan itu.

Sampai saya memenuhi undangan untuk mengajar di Osaka Gaidai, Jepang, dan mengundurkan diri sebagai Ketua DKJ pada awal tahun 1981, Réndra dan Béngkél Téater masih belum boléh naik pentas. Untuk hidupnya, para anggota Béngkél saya dengar dikerahkan oléh Sitoresmi untuk membuat kerajinan dari kulit.

***

Kalau saya perhatikan, pada awal kepenyairannya Willy banyak menulis tentang agama dan Tuhan sesuai dengan kepercayaannya sebagai orang Katolik seperti "Mazmur Mawar". Hanya sedikit sajaknya yang menyinggung masalah kemasyarakatan. Sedang kemudian dia lebih banyak menulis sajak-sajak yang mengeritik keadaan sosial yang disebutnya sebagai "pamflét", meskipun ada juga menulis sajak-sajak yang kontémplatif seperti "Anuning Ning". Rasanya kalau dibandingkan saya justru sebaliknya: sajak-sajak yang saya tulis waktu muda banyak yang bersifat sosial-politik, sedangkan belakangan sajak yang saya tulis banyak yang kontémplatif.

Willy kalau menulis sajak selalu dengan tangan, sedangkan saya mempergunakan mesin ketik atau komputer. Tulisannya bagus dan jelas, sedangkan saya kalau menulis dengan tangan tak ada yang bisa membacanya—termasuk saya sendiri. Kebiasaannya menulis dengan tangan itu dipertahankannya hingga akhir hayatnya. Karena itu dia selalu perlu pembantu yang menolongnya memindahkan tulisannya ke atas mesin ketik atau komputer sebelum diserahkan kepada penerbit.

Karena itu Willy selalu hidup dalam suatu komunitas, yaitu komunitas Béngkél Téater. Di rumahnya di Cipayung yang luasnya konon kl. dua héktar itu tinggal pula sejumlah anggota Béngkél Téater. Saya sendiri sering bertanya dalam hati, bagaimana Willy menghidupi diri dan komunitasnya itu, karena kalau Béngkél Téater tidak mengadakan pementasan niscaya tidak ada uang yang masuk. Saya maklum kalau untuk pembacaan sajak atau pemuatan sajaknya Willy menuntut honorarium yang tinggi. Bukan saja wajar karena mutu karyanya, melainkan juga secara manusiawi bisa dipahami. Sebenarnya harus sejak awal kepindahannya ke Jakarta, Willy memikirkan kemungkinan mempunyai gedung sendiri, sehingga Béngkél Téater dapat mengadakan pementasan setiap malam. Pementasan setiap malam atau sesering mungkin itu perlu dilakukan untuk memupuk aprésiasi dan mengikat para penggemar. Saya kira setiap lakon yang dipentaskan oléh Béngkél Téater dapat dilangsungkan setiap malam untuk paling tidak dua minggu kalau gedung itu memuat kl. 200 orang penonton, karena pada waktu saya menjadi Ketua DKJ (sampai 1981), saya catat penonton Béngkél Téater kl. 4–5.000 orang, karena itu untuk pementasan Béngkél Téater kami selalu menggunakan Téater Terbuka yang dapat menampung penonton setiap kali kl. 2.500 orang. Jakarta perlu mempunyai gedung téater yang secara tetap mementaskan téater modéren (sebenarnya buat téater tradisional juga). Pembinaan publik téater haruslah dilaksanakan dengan menyediakan tontonannya secara tetap. Tapi untuk itu niscaya perlu ada pemodal yang berminat kepada bisnis pertunjukan. Dan Willy niscaya dapat menemukan dan meyakinkan orang seperti itu.

Namun hal itu sekarang bukan masalah lagi. Willy sudah memenuhi panggilan Sang Pencipta, kembali ke haribaan-Nya. Menurut isterinya, perkataannya yang terakhir diucapkannya ialah bahwa dia merasa sangat bahagia. Sedang kalimat sajaknya yang terakhir ditulis beberapa hari sebelum meninggal berbunyi, "Ya Allah, aku mencintamu." Alhamdulillah.

Ya Allah, berilah sahabat saya Réndra tempat yang mulia di hadirat-Mu, ampuni kesalahan dan dosa-dosanya, terimalah iman Islamnya, ridoilah segala jejak yang ditinggalkannya di dunia fana ini sehingga mencapai tujuan cita-citanya. Amin.

H. Ali Sadikin Pembangun Jakarta

PADA SEKITAR tahun 1970, ada jembatan yang baru dibangun di Jakarta Utara ambruk karena kecerobohan pembangunannya. Maka kritik dan tuduhan korupsi pun merebak dalam pérs. Pejabat yang memimpin proyék itu menjadi sasaran kritik dan tuduhan. Tapi tiba-tiba Gubernur Jakarta Ali Sadikin menyatakan kepada pérs bahwa yang bertanggungjawab terhadap ambruknya jembatan yang baru dibangun itu adalah dia sebagai gubernur yang menjadi penanggungjawab tertinggi di Jakarta. Pernyataan itu pun dimuat secara luas dalam pérs.

Tapi ada yang tidak dimuat dalam pérs, namun berédar dari mulut ke mulut: Gubernur memanggil pejabat yang bersangkutan, lalu menyérétnya ke dalam kamar dan menempélénginya.

Peristiwa itu menunjukkan bahwa Gubernur Ali Sadikin sebagai pemimpin dan penanggungjawab tertinggi di Jakarta, ke luar menyatakan bahwa beliaulah yang bertanggungjawab. Tetapi ke dalam beliau juga meminta pertanggungan jawab anak buahnya. Peristiwa itu juga menunjukkan bahwa Ali Sadikin sebagai pemimpin, berani menyatakan bertanggungjawab atas kesalahan anak buahnya. Sikap seperti itu sukar kita temukan pada pemimpin lain di Indonésia—termasuk di kalangan tentara—karena umumnya lebih suka cuci tangan dari segala kesalahan anak buahnya. Bahkan kesalahan yang dilakukannya sendiri pun—kalau ketahuan—sedapat mungkin dibebankan kepada anak buahnya.

Ali Sadikin berpendapat bahwa sebagai gubernur beliaulah yang paling bertanggungjawab di wilayah DKI Jakarta. Karena itu beliau harus mengetahui apa sebenarnya yang terjadi, supaya beliau dapat mencari penyelesaiannya. Kepada kami di Déwan Kesenian Jakarta beliau wanti-wanti berpesan bahwa kalau ada hal-hal yang bersifat politis terjadi hendaknya segera beliau diberitahu supaya beliau dapat segera mencari jalan keluarnya. Sehingga ada semacam perjanjian lisan antara beliau sebagai Gubernur dengan kami di DKJ, yaitu bahwa para seniman boléh mencipta secara bébas agar dapat menciptakan karya seni yang bermutu tinggi, sedangkan kalau ada masalah politis, beliau yang akan menghadapinya.

Pada suatu kali Réndra dengan rombongannya Béngkél Téater yang pada waktu itu tinggal di Yogyakarta memberitahu kami bahwa meréka tidak boléh pergi ke Jakarta oléh Kodam Diponegoro. Padahal Réndra sudah membuat kontrak dengan kami bahwa meréka harus menyelenggarakan pertunjukan di TIM. Kami pun sudah membuat promosi dan pengumuman-pengumuman mengenai hal itu. Tikét sudah banyak yang terjual. Kalau meréka yang hendak mengadakan pertunjukannya tak boléh datang, bagaimana?

Sebagai Ketua DKJ, saya, bersama Iravati M. Sudiarso dan Ramadhan K.H. (Sékertaris) menghadap kepada Gubernur menyampaikan masalah yang kami hadapi. Mendengar laporan kami, beliau langsung menélépon Kolonél Léo Ngali yang waktu itu menjadi Kepala Asistén I Kodam Diponegoro. Tidak sampai sepuluh menit keduanya berbicara melalui télépon, Kolonél Léo Ngali mengizinkan rombongan Réndra meninggalkan Yogyakarta menuju Jakarta dan pertunjukan Béngkél Téater dapat dilangsungkan. Berlainan sekali dengan pengalaman kami bersama Gubernur pengganti Ali Sadikin. Ketika itu Réndra ditangkap oléh tentara ketika sedang membacakan sajak di TIM. Karena kami di DKJ berpegang kepada perjanjian lisan dengan Gubernur Ali Sadikin, maka kami segera menyampaikan hal itu kepada Gubernur, meminta agar Gubernur berusaha membébaskan Réndra dari tahanan. Tapi setelah kami melaporkan masalahnya, Gubernur bukannya tanggap untuk menyelesaikan persoalan, melainkan malah bertanya kepada kami: "Apa jasa Réndra dalam révolusi?" Pada masa révolusi Réndra masih kanak-kanak!

Ali Sadikin selalu mengatakan dengan terus-terang bahwa beliau tidak tahu kesenian, tidak mengerti lukisan, namun beliau setelah melihat kota-kota yang maju di dunia, menjadi paham akan arti kesenian dalam masyarakat. Semua kota yang beradab di dunia, menyediakan sejumlah dana yang cukup besar buat kepentingan kesenian dan kebudayaan. Karena beliau ingin membuat Jakarta sebagai kota métropolitan, maka beliau merasa perlu untuk memberikan fasilitas agar di Jakarta ada pusat kesenian, bahkan kemudian juga agar ada musium senirupa.

Sebagai Gubernur beliau mempunyai keinginan untuk menyelenggarakan segala sesuatu untuk kepentingan rakyat banyak. Beliau melihat kepentingan hidup manusia mulai dari lahir sampai meninggal. Beliau ingin menyediakan segala fasilitas yang dibutuhkan manusia dalam hidupnya itu: rumah-rumah sakit berupa penyediaan puskesmas untuk kepentingan keséhatannya; menyediakan pasar untuk keperluan hidup sehari-hari; menyediakan sekolah dari semua jenjang buat anak-anaknya belajar; menyediakan pusat kesenian dan tempat rékréasi lain seperti kebun binatang dan Taman Impian Jaya Ancol; menyediakan kendaraan umum seperti bis kota untuk keperluan bepergiannya; memperbaiki dan memperlébar jalan sebagai sarana lalulintas; untuk kebugaran jasmani beliau menyediakan berbagai fasilitas untuk berolahraga; bahkan sampai penyediaan tanah untuk kuburan umum pun beliau perhatikan. Ketika timbul masalah Jakarta kekurangan tanah untuk kuburan, beliau sampai pergi ke beberapa negara lain untuk mempelajari bagaimana negara lain memecahkan kesulitan tanah untuk kuburan. Dan beliau pergi ke negara-negara lain untuk mempelajari soal kuburan itu, tidaklah sama dengan para anggota perwakilan rakyat kita sekarang mengadakan "studi banding" ke luar negeri...

Untuk memecahkan ketiadaan dana bagi semua urusan itu, Ali Sadikin menempuh jalan yang tidak populér: mengadakan lokalisasi judi dan pelacuran, sehingga menuai kritik keras dari para alim-ulama. Namun kritik itu beliau hadapi dengan humor: "Kalau pak Kiai tak setuju dengan cara pengumpulan dana itu, maka Pak Kiai harus membeli hélikoptér pribadi karena semua jalan di Jakarta dibuat dan diperbaiki dengan uang maksiat."

Tetapi kritik itu berhenti sendiri karena orang tak bisa membantah kenyataan bahwa uang yang dikumpulkan secara tidak konvénsional itu, mémang terasa manfaatnya oléh masyarakat. Jalan-jalan yang diperlébar dan diperbaiki, sekolah-sekolah yang didirikan, pasar-pasar dan puskesmas-puskesmas, dan sarana dan fasilitas lainnya yang disediakan, semuanya nyata. Ali Sadikin mempergunakan dan mempertanggungjawabkan uang yang dia perolėh dari berbagai cara itu dengan nyata. Kemudian cara Ali Sadikin mengumpulkan dana dengan cara yang tidak konvénsional itu diikuti oléh beberapa walikota dan gubernur lain, namun hasilnya tidak pernah kelihatan digunakan untuk kepentingan rakyat. Walikota Bandung misalnya mengadakan lokalisasi pelacuran di Gang Saritem, tetapi hasilnya bagaimana dan digunakan untuk apa tidak pernah jelas.

Jadi cara Ali Sadikin mengumpulkan dananya banyak diikuti, tetapi cara penggunaannya tidak.

Gubernur Ali Sadikin sering menyatakan bahwa para wartawan yang setiap hari mengerumuninya itu adalah pegawainya yang tidak dia bayar. Maksudnya para wartawan itu banyak membantunya dengan menyiarkan apa yang dia buat dan katakan, namun meréka bukan pegawai yang dibayar oléh Pémda DKI Jakarta. Karena itu tidak héran kalau Ali Sadikin menyediakan tanah untuk perumahan wartawan dan berbagai fasilitas lainnya untuk pérs. Beliau sendiri setiap hari melahap semua surat kabar yang terbit di Jakarta di samping beberapa surat kabar terbitan daérah. Dengan begitu beliau mengikuti semua peristiwa yang terjadi. Dan beliau sangat cepat tanggap kalau ada berita atau tulisan yang bertalian dengan perkembangan kota Jakarta. Ketika Arief Budiman menulis dalam sk. *Kompas* tentang gedung Balai Budaya punya BMKN (Badan Musawarat Kebudayaan Nasional) yang rusak karena tidak ada dana untuk memperbaikinya, beliau langsung mengundang Arief Budiman yang waktu itu masih mahasiswa ke kantornya untuk dimintai keterangan dan saran lebih lanjut. Dan tidak lama kemudian gedung Balai Budaya dirénovasi oléh Pémda DKI Jakarta. Ketika dalam surat-surat kabar dimuat berita bahwa H.B. Jassin harus keluar dari rumah yang diséwanya selama ini di Gang Siwalan karena hendak dipakai oléh yang empunya, sehingga Jassin kebingungan di mana dia akan menyimpan dokuméntasi kesusasteraannya yang sangat banyak itu, Gubernur Ali Sadikin memanggil saya (ketika itu menjadi Ketua DKJ), untuk mencari jalan keluar buat menyelamatkan dokuméntasi kesusasteraan yang sangat berharga itu. Maka dibentuklah Yayasan Dokuméntasi Sastera H.B. Jassin, sedang pemerintah DKI mengikat diri untuk memberikan subsidi buat biaya penyelenggaraannya setiap tahun.

Pemanggilan Arief Budiman yang ketika itu masih duduk sebagai mahasiswa untuk dimintai keterangan dan saran, menunjukkan sifat Ali Sadikin yang berlainan dengan para pejabat lainnya di Indonésia. Kalau pada umumnya pejabat di Indonésia merasa paling tahu tentang segala hal, Ali Sadikin selalu merasa tidak tahu dan karena itu gemar bertanya kepada orang yang dianggapnya tahu tentang sesuatu soal. Kalau para pejabat lain merasa bahwa dia akan dapat menyelesaikan sendiri pekerjaan yang dihadapinya dibantu oléh anak buahnya saja, maka Ali Sadikin selalu mengajak masyarakat, terutama meréka yang dianggap ahli dalam bidangnya, untuk bersama-sama menghadapi pekerjaan yang harus diselesaikan. Dan beliau tidak melihat kedudukan orang yang dimintai keterangan dan saran itu, siapa pun dia dan apa juga kedudukannya, asal dianggap tahu mengenai hal yang dibicarakan, akan dia terima dan dengarkan.

Yang istiméwa pula ialah bahwa Ali Sadikin mempunyai keterbukaan untuk mendengarkan dan menerima pendapat dan saran orang lain kalau mémang dapat diterimanya dengan alasan yang masuk akal. Karena itu sering terjadi dialog bahkan débat yang cukup alot kalau membicarakan sesuatu. Tapi begitu beliau dapat menerima saran atau pikiran yang diusulkan, beliau segera mengambil keputusan. Kecepatannya mengambil keputusan menyebabkan tidak ada pekerjaan yang tergantung.

Sebagai pribadi Ali Sadikin sangat hangat, dan sangat memperhatikan orang lain. Kalau ada yang meninggal, termasuk seniman yang rumahnya di gang sempit jauh di dalam kampung, beliau selalu memerlukan datang. Ketika diberi tahu bahwa pelukis Affandi mau naik haji, secara spontan beliau menyatakan bersedia membelikan tikétnya. Pengalaman Slamet Rahardjo yang ketika dirawat di rumah sakit berbulan-bulan ternyata biaya perawatannya sudah dibayar oléh Ali Sadikin, merupakan contoh yang lain.

Saya sendiri sering dinasihatinya agar memikirkan hidup keluarga. Mungkin karena beliau mengira bahwa seniman itu kurang memperhatikan kesejahteraan keluarganya. Alhamdulillah untuk kepentingan pribadi saya tidak pernah meminta bantuan atau fasilitas apapun dari beliau. Hanya untuk kepentingan umum seperti Yayasan Rancagé atau semacamnya saya meminta bantuan beliau. Dan tak pernah beliau tolak.

Sebagaimana diketahui, setelah berhenti sebagai Gubernur DKI Jakarta, Ali Sadikin tidak pernah menduduki jabatan formal apa pun lagi. Malah karena kegiatannya di Pétisi 50, beliau dikucilkan dan dilucuti hak-hak sipilnya selama belasan tahun. Tapi beliau tetap tegar mempertahankan keyakinannya. Pada masa Réformasi, beliau pada awalnya masih aktif antaranya dengan ikut dalam Barisan Nasional. Namun setelah perkembangan negara kian buruk dan beliau sendiri dilanda penyakit ginjal (yang menyebabkannya pergi ke RRC untuk dicangkok ginjalnya) dan berbagai penyakit lain, aktivitas beliau kian terbatas. Menyaksikan keadaan negara dan bangsa yang kian terpuruk, beliau sering bertanya: Mengapa kita sampai mengalami keadaan seperti ini?

Sebagai orang yang turut aktif memperjuangkan kemerdékaan bangsa pada masa révolusi fisik, kemudian berbakti sebagai marinir dan menduduki berbagai jabatan dari menteri, menteri koordinator dan gubernur DKI, niscaya beliau sangat prihatin menyaksikan bangsa dan negara yang beliau béla dan perjuangkan, terpuruk bukan saja secara fisik dan finansial, melainkan juga secara moral. Dan karena beliau sudah uzur dan dirongrong berbagai penyakit, niscaya perasaan tak berdaya menghadapinya padahal beliau orang yang suka berbuat nyata, sangat menekan jiwanya.

Dalam situasi batin seperti itulah Ali Sadikin dipanggil oléh Yang Maha Kuasa pada tg. 20 Méi 2008. Pada satu pihak hal itu merupakan jalan terbaik bagi beliau yang sudah bertahun-tahun dirundung sakit dan beberapa hari dalam seminggu harus bolak-balik ke dokter. Tetapi juga niscaya membawa kekecéwaan yang luar biasa bagi beliau sebagai salah seorang penegak Républik Indonésia harus meninggalkannya dalam keadaan berantakan—jauh dari impian ketika beliau bergerilya di wilayah Tegal mengusir penjajah.

Namun demikian kita do'akan agar almarhum Ali Sadikin menemukan ketenteraman batin di alam keabadian, dan mudah-mudahan Allah SWT mengampuni segala kesalahannya lahir batin, menerima iman Islamnya dan memberinya tempat yang mulia di hadirat-Nya. Amin.

A.S. Dharta Pejuang Komunis

PADA DASARNYA A.S. Dharta itu romantis. Hal itu nampak antaranya dari nama-nama yang dia gunakan sebagai nama péna. Pada masa révolusi, ketika mulai menulis sajak dalam majalah *Gelombang Jaman* yang terbit di Garut dipimpin oléh Achdiat K. Mihardja dengan Tatang Sastrawiria, di antaranya dia menggunakan nama Kelana Asmara. Kita tahulah kira-kira orangnya bagaimana kalau mempergunakan nama seperti itu. Entah Kelana yang mencari asmara, entah asmara yang berkelana. Kemudian dia gunakan juga nama samaran Yogaswara. Yogaswara adalah tokoh utama dalam roman bahasa Sunda karya R. Méméd Satrahadiprawira yang berjudul *Mantri Jero* (1928). Agaknya dia kagum sekali kepada tokoh satria muda yang jujur berpegang kepada kebenaran sehingga berani menyelam di Leuwi Panereban untuk membuktikan bahwa dirinya bersih, tidak seperti yang difitnahkan orang kepadanya.

Saya kira dia menggunakan nama samaran A.S. Dharta menjelang akhir tahun 1940-an, ketika dia banyak menulis dalam majalah *Spéktra* yang terbit di Jakarta dan juga dipimpin oléh Achdiat K. Mihardja. Pada waktu itu dia di antaranya menyerang para pengarang '45 dengan mengatakan bahwa "Angkatan '45 sudah mampus", sehingga timbul polémik yang ramai. Selanjutnya nama A.S. Dharta itulah yang dia gunakan sebagai nama sehari-hari, walaupun dia juga kalau menulis mempergunakan nama samaran baru antaranya Klara Akustia. Asrul Sani pernah mengatakan bahwa nama Klara Akustia itu diambil Dharta dari nama Hongaria. Keterangan Asrul itu keliru. Nama Klara Akustia digunakan setelah Dharta ditinggalkan lari oléh isterinya yang sehari-hari dia sebut "Klara", walaupun namanya sebenarnya Aini kalau saya tak salah ingat. Isterinya itu melarikan diri dengan serdadu KNIL kabur ke negerinya.

Untuk membuktikan bahwa walaupun ditinggalkan lari dan dikhianati oléh isterinya, dia tetap setia, maka digunakannya nama Klara Akus(e)tia.

Menurut Ramadhan K.H. yang pernah bersama-sama sesekolah dengan dia di HIS Cianjur nama panggilannya sehari-hari adalah Rodji. Mungkin lengkapnya Fachrurodji. Kalau benar, artinya dia berasal dari lingkungan keluarga Islam yang cukup kental, karena nama itu jelas nama Islam. Tetapi ketika Boejoeng Saléh menulis "Perkembangan Kesusasteraan Indonésia" yang dimuat dalam *Almanak Seni 1957* (terbitan BMKN, 1956) bahwa namanya yang sebenarnya Rodji, Dharta naik pitam dan mengancam akan menyérét Boejoeng ke Pengadilan. Sayang Boejoeng tidak sampai benar-benar disérét ke Pengadilan sehingga sampai sekarang kita belum tahu siapa nama sebenarnya A.S. Dharta. Mungkin harus ditanyakan kepada keluarga atau sahabatnya sebaya di Cibeber—yang kemungkinan besar sudah punah semua, karena ketika meninggal tg. 7 Fébruari 2007. Dharta usianya hampir 84 tahun. Dia lahir di Cibeber, Cianjur tg. 7 Maret 1923. Nampaknya akan sulit mencari kerabat atau sahabatnya yang usianya lebih tua daripadanya atau sebaya dengan dia, yang masih hidup dan ingat akan namanya yang sebenarnya.

Tapi *what's in a name*, kata Shakespeare. Dia sendiri lebih dikenal sebagai A.S. Dharta. Nama-nama yang lain hanya dia gunakan sebagai nama péna belaka. Yang dia gunakan sebagai nama pengarang bukunya yang hanya satu, yaitu kumpulan sajak *Rangsang Detik,* adalah Klara Akustia. Buku itu diterbitkan oléh penerbit Yayasan Pembaruan tahun 1957. Isinya sajak-sajak yang ditulis tahun 1949–1957. Sajak-sajak yang penuh semangat, kutukan dan pernyataan-pernyataan tentang dan terhadap partai, perdamaian dunia, anti-imperialis, pejuang prolétar internasional, Abad Rakyat, Dunia Rakyat, Aidit, Mao Tse Tung, SOBSI, dan semacamnya. Sebagai sajak, barangkali hanya dua-tiga saja yang berhasil, antaranya "Nyi Marsih" dan "Rukmanda".

***

Pada tahun 1949 atau 1950, Dharta bersama dengan beberapa seniman dan pengarang lain (antaranya ada Achdiat K. Mihardja dan H. B. Jassin) di rumah sahabatnya, M.S. Azhar di jalan Siliwangi, simpangan kecil dari jalan Dr. Wahidin Jakarta, mendirikan organisasi yang diberi nama Lembaga Kebudayaan Rakyat yang kemudian lebih terkenal dengan singkatannya, Lékra. Salah seorang yang hadir pada waktu pembentukan organisasi tersebut adalah Njoto, tokoh yang bersama Aidit menghidupkan kembali Partai Komunis Indonesia (PKI) setelah pemberontakan Madiun. Tetapi pada waktu itu nampaknya Njoto belum banyak dikenal, sehingga orang-orang seperti Achdiat dan Jassin tidak memperhatikannya. Meréka berdua tidak menjadi anggota dan karena itu tidak turut menyusun Mukadimah Lékra yang disahkan pada bulan Agustus 1950.

Dharta dalam organisasi tersebut diangkat menjadi Sékjénnya. Seperti diketahui, kedudukan sékjén (sékertaris jénderal) dalam organisasi kiri dianggap sebagai yang terpenting.

Kedudukan itu dipegang Dharta terus sampai tahun 1959. Pada Pemilu yang pertama diadakan di Indonésia (1955), Dharta dicalonkan sebagai anggota Konstituante oléh PKI dan terpilih. Maka dia duduk sebagai anggota lembaga yang bertugas menyusun UUD baru itu. Tapi setahun sebelum lembaga itu dibubarkan oléh Presidén Sukarno yang didukung oléh Mayjén A.H. Nasution (Angkatan Darat), Dharta dipecat oléh partainya karena ketahuan bahwa dia berselingkuh dengan wanita yang mempunyai suami. Pada waktu itu ada dua seniman anggota perwakilan PKI yang dipecat oléh partai karena tuduhan yang sama: berselingkuh. Selain Dharta dipecat dari keanggotaannya di Konstituante, pelukis S. Sudjojono dipecat dari keanggotaannya di DPR. Sudjojono juga dituduh berselingkuh dengan wanita yang masih menjadi isteri orang. Tapi berlainan dengan Sudjojono yang menerima pemecatan itu dan kemudian menikah dengan wanita itu setelah bercerai dari suaminya, Dharta menyatakan menyesal atas perbuatannya dan dia meminta ampun kepada partai, antaranya dia menerima derajatnya diturunkan menjadi kader kembali. Niscaya kedudukan kader itu lebih rendah dari calon anggota. Sebagai tanda bahwa dia benar-benar menyesal dia harus mengirimkan surat pernyataan menyesalnya entah kepada berapa puluh orang. Saya pernah ikut membaca surat penyesalannya itu yang dikirimkan kepada Achdiat K. Mihardja. Waktu kami membicarakan surat itu setelah membacanya, saya menyatakan kepada Achdiat bahwa saya tidak mengerti bagaimana orang seperti Dharta sampai mau menulis surat yang menghinakan diri sendiri seperti itu hanya karena mau diterima kembali di lingkungan PKI. Menurut Achdiat buat orang komunis, diangkat menjadi anggota itu merupakan kehormatan, karena itu ada seniman yang kami kenal juga (dia sebut namanya), ketika dinyatakan bahwa dia diterima (atau diangkat) sebagai anggota PKI setelah menjadi calon anggota beberapa lama, dia menangis karena kegembiraan dan keharuan hatinya.

Saya sendiri sejak itu, tidak bisa menaruh réspék kepada Dharta. Saya bertemu dengan dia terakhir kira-kira bulan Novémber 1965, setelah Gestapu. Ketika itu orang PKI dan Lékra belum ditangkapi, tetapi harus melapor di Kantor Polisi setiap minggu. Dharta baru selesai melapor di Kantor Polisi yang ketika itu bertempat di ujung utara jalan Braga bertentangan dengan Gedung Bank Indonésia. Dia mau pulang ke arah jalan Banceuy, sementara saya bersama dengan dua orang redaktur *Madjalah Sunda* yang lain baru pulang dari percétakan Ganaco di jalan Geréja setelah meléwati viaduk mau naik ke arah jalan Braga. Ketika itu *Madjalah Sunda* yang saya pimpin dicétak di percétakan Ganaco dan kantornya di jalan Naripan. Isi *Madjalah Sunda* banyak mengeritik kaum komunis dan komunisme dan setelah terjadi Gestapu terang-terangan mendukung suara yang mendesak Presidén Sukarno agar membubarkan PKI.

Begitu melihat saya, Dharta berhenti dan mengajak berbicara.

"Sekarang Bung yang menang," katanya. Dia selalu berbicara bahasa Indonésia walaupun dia juga menulis karya sastera dalam bahasa Sunda. Dia selalu memanggil Bung kepada saya. "Karena itu Bung harus menolong saya."

"Menolong apa?" saya bertanya.

"Saya perlu uang. Bung kasihlah saya uang." Dharta mémang cenderung suka meminta uang kalau bertemu, walaupun sebenarnya kami tidak begitu akrab.

"Kalau Saudara kalah bukan berarti saya yang menang," jawab saya. "Dan kalaupun saya yang menang, belum berarti saya punya uang. Dan kalaupun saya punya uang, pasti saya tidak akan memberikannya kepada Saudara, apalagi di tengah jalan begini. Kalau ada yang menyaksikan saya memberikan uang kepada Saudara saya akan dilaporkan bahwa saya membantu kaum pemberontak."

Seingat saya Dharta tidak memberi jawaban, lalu melanjutkan perjalanannya dan saya segera berjalan ke arah sebaliknya. Setelah berada dalam penjara Kebonwaru dia juga saya dengar pernah mengirim surat kepada Kang Atjé Bastaman meminta uang, sehingga Kang Atjé ketakutan dan meminta nasihat kepada Kang Koerdie. Baik Kang Atjé maupun Kang Koerdie adalah kenalannya yang cukup akrab.

Pada tahun 1976, dia dibébaskan dari tahanan dan tinggal di kampung kelahirannya di Cibeber, Cianjur. Ketika menyusun *Énsiklopédi Sunda* saya pernah menéléponnya meminta keterangan tentang Barmara untuk kepentingan penyusunan éntri tentang Barmara, karena saya dengar Dharta pernah diangkat anak oléh Barmara. Tapi Dharta menolak memberi keterangan karena dia ingin mendapat honorarium dari sajak-sajaknya yang dimuat dalam *Kanjutkundang*, padahal begitu *Kanjutkundang* terbit (1963) saya langsung mengirimkan honorarium kepada semua pengarang yang karangannya dimuat di dalamnya, termasuk kepada Dharta.

Kira-kira sebulan yl. saya ditélépon oléh anaknya yang perempuan yang memberitahukan bahwa ayahnya ingin saya jenguk di Cibeber, tapi dia sendiri sudah mulai pikun. Cibeber letaknya di luar jalur perjalanan saya, sehingga kecil kemungkinan saya dapat memenuhinya. Saya tidak berani berjanji.

Tapi ternyata Dharta sendiri yang mendahului meninggalkan jasadnya di Cibeber—tapi sebagai komunis niscaya dia tidak percaya akan adanya alam di balik kematian—sehingga dapatkah saya mengucapkan selamat jalan kepadanya?

Mengenang Hidup Orang Lain

MENGENANG HIDUP orang yang sudah meninggal, niscaya tergantung kepada hubungan yang dikenang dengan yang mengenang. Setiap orang niscaya mempunyai kenangan atau anggapan yang berlainan tentang seseorang. Tulisan saya "A. S. Dharta 1923–2007" yang judulnya diubah oléh redaksi menjadi "Akhir Hidup Pengarang Lékra" (*Khazanah, PR,* 24 Fébruari, 2007) telah mendapat réaksi dari dua orang yang berlainan. Martin Aléida yang (pernah) menjadi anggota Lékra (*Khazanah, PR,* 3 Maret 2007) menyesali saya karena menulis tentang Dharta berlainan dengan pandangannya, sehingga mengecéwakan hatinya. Saya yang dianggapnya sebagai "sasterawan yang baik hati" dan "saya kagumi", "mendadak sontak menjadi sosok yang tidak peka, menistakan adat kebiasaan", dan menganggap tulisan saya itu merupakan "taktik kaum fasis untuk menaklukkan musuh-musuhnya," hanya karena saya ragu mengucapkan selamat jalan kepada Dharta karena saya masih menganggap dia orang komunis yang yakin.

***

Anggapan saya itu berdasarkan kenyataan saya tak pernah mendengar bahwa Dharta bertaubat dari paham komunisnya. Sementara itu kenyataan bahwa Dharta menistakan dirinya mengirim surat minta ampun karena melakukan dosa "kemesuman borjuis" karena ingin menjadi komunis kembali (meski diturunkan ke tingkat calon kader), menunjukkan betapa sungguh-sungguhnya dia ingin menjadi komunis. Dan seorang komunis niscaya berpegang kepada filsafat matérialisme, yang hanya percaya akan adanya matéri, dan menolak percaya akan yang bukan matéri seperti Tuhan, malaikat, dan yang gaib lainnya. Tidak percaya akan adanya akhirat. Menurut meréka, setelah meninggal orang tamat riwayatnya, karena itu saya ragu untuk mengucapkan selamat jalan kepada Dharta, karena sebagai seorang matérialis dia niscaya tidak percaya akan adanya kehidupan lain setelah mati. Dan orang komunis niscaya atéis, walaupun tidak semua atéis itu komunis. Bertrand Russel yang atéis itu anti-komunis, bisa saja. Banyak orang atéis yang anti-komunis. Yang tidak ada adalah muslim yang yakin yang komunis, atau komunis yang percaya akan kebenaran agama-agama langit.

***

Setelah membaca "Selamat Jalan Sasterawan Sunda" tulisan Budi Setiyono (*Khazanah, PR,* 10 Maret 2007) baru saya ingat bahwa ketika saya menélépon Dharta ke Cibeber meminta keterangan tentang Barmara menyusul surat yang saya kirimkan dari Jepang (ketika itu saya masih tinggal di Jepang), sebelum meminta honorarium sajaknya yang dimuat dalam *Kanjutkundang,* dia mengajukan sarat agar saya jangan bertengkar (Dharta mempergunakan istilah "paséa") dengan mantan Gubernur Mashudi. Jadi bukan karena menganggap bahwa Mashudi lebih berhak memberi keterangan tentang Barmara seperti ditulis Budi Setiyono. Dharta pernah menjadi anak angkat Barmara (al. bersama Utuy T. Sontani dan pelukis Zaini), tetapi Mashudi tidak pernah disebut-sebut.

Saya mémang beberapa waktu sebelumnya mengumumkan catatan saya tentang buku otobiografi Mashudi yang berjudul *Memandu Sepanjang Masa* dalam majalah *Manglé*. Di dalamnya saya mencatat berbagai hal yang kontradiktif sesamanya dalam buku tersebut. Rupanya catatan saya itu dibaca oléh Mashudi dan saya mendapat surat dari Mashudi yang antara lain bertanya, "Apakah kesalahan saya terhadap Saudara Ajip atau terhadap keluarga Saudara Ajip sehingga Saudara selalu mengeritik saya? Isteri saya mengatakan bahwa Saudara menyebut saya dikentutin oléh anak buah......" Terhadap surat itu saya membalas baik-baik, bahwa tak ada kesalahan beliau terhadap diri saya atau keluarga saya. Yang saya tulis adalah catatan seorang pembaca terhadap buku yang sudah dipublikasikan. Saya katakan juga bahwa kritik-kritik saya terhadapnya dahulu selalu ditulis dalam bahasa Sunda dimuat dalam *Madjalah Sunda* yang saya pimpin. Dalam bahasa Sunda tidak ada padanan untuk éksprési "dikentutin", jadi mustahil saya mempergunakan éksprési itu waktu mengeritiknya. Mashudi tidak membalas surat saya itu. Jadi tak bisa dikatakan bahwa kami "bertengkar". Dia bertanya, saya jawab baik-baik.

Yang membuat saya héran mengapa Dharta menganggap saya bertengkar dengan mantan Gubernur Mashudi? Apa karena catatan saya tentang buku otobiografinya itu dalam *Manglé* terbaca oléh Dharta? Tapi menulis kritik kan tidak berarti bertengkar. Kemungkinan lain Dharta mendengar bahwa ada surat-menyurat antara saya dengan mantan Gubernur Mashudi. Tapi dari siapa mendengarnya, karena surat itu tidak pernah diumumkan. Satu-satunya kemungkinan ialah dia mendengarnya langsung dari Mashudi. Hal yang tidak mustahil karena meréka berteman, sama-sama pejuang pada masa révolusi kemerdékaan dan keduanya aktif dalam Pesindo.

***

Budi Setiyono menulis "Lembaga Kebudayaan Rakyat (Lékra) yang kelak secara salah kaprah selalu dianggap sebagai organ Partai Komunis Indonésia", seakan hendak memisahkan Lékra dengan PKI. Sebagai pengurus Masyarakat Indonésia Sadar Sejarah, seharusnya beliau meneliti sejarah berdasarkan data-data secara keseluruhan. Sejak didirikan tahun 1950 sampai tahun 1965, tak ada orang yang mengatakan atau menulis bahwa Lékra bukan organ PKI. Wacana bahwa "Lékra bukan organ PKI" baru timbul pada paruh kedua tahun 1970-an setelah PKI lama dibubarkan dan orang-orang Lékra dikeluarkan dari tahanan. Dalam rangka membersihkan diri, meréka melontarkan wacana demikian. Kalau tak salah yang pertama melontarkannya adalah Joebaar (bukan Djubaar) Ajoeb (baca Yubaar Ayub) yang menjadi Sékjén Lékra setelah A.S. Dharta dipecat. Pernyataan Joebaar itu ditentang oléh tokoh Lékra yang lain, ialah Basuki Resobowo yang menuduh Joebaar melakukan kooptasi dengan rezim militér Suharto.

Meskipun secara formal yang dianggap pejabat tertinggi Lékra itu sékjénnya, tetapi orang semua mafhum bahwa yang menyetirnya adalah Njoto, anggota CC-PKI. Pada waktu Njoto "disidangkan" oléh pléno CC-PKI karena hendak membentuk partai Marhaénisme seperti yang diinginkan oléh Presidén Sukarno (yang merasa tidak puas dengan dua partai Marhaénisme yang ada waktu itu yaitu PNI dan Partindo) dengan wacana bahwa Njoto akan meninggalkan isterinya untuk menikah dengan penterjemahnya orang Rusia, maka yang ditunjuk oléh CC-PKI sebagai calon pengganti Njoto untuk menyetir Lékra adalah anggota CC-PKI juga, yaitu Wisnukuntjahjo. Hanya karena pendekatan pribadi D.N. Aidit yang berbicara empat mata dengan Njoto selama berjam-jam, Njoto akhirnya memutuskan untuk "tetap bersama isteri yang lama". Karena itu kemudi Lékra tidak jadi diserahterimakan kepada Wisnukuntjahjo dan tetap di tangan Njoto.

Bahwa yang dicalonkan untuk menyetir Lékra anggota CC-PKI juga, menjadi tanda yang tak bisa dibantah bahwa Lékra, seperti juga SOBSI, SARBUPRI, BTI, CGMI, dll. merupakan organ Partai Komunis Indonésia. Dan itu adalah kenyataan sejarah, bukan "salah kaprah". Yang salah kaprah justru meréka yang terkécoh oléh propaganda Joebaar Ajoeb.

***

Setelah menulis karangan di atas, dari Saudara Ading (RAF) saya mendengar bahwa beberapa bulan sebelum meninggal, A.S. Dharta beserta anak-isterinya berkunjung ke rumah Ading dan isteri Dharta memberitahu Ading bahwa Dharta "sekarang sudah solat".

Ketika tiba kembali di rumah saya dapati surat dari A. Makmur K., kerabat Dharta yang menyesali saya yang menyangka Dharta atéis, karena sebenarnya dia seorang beriman dan "lima puluh tahun saya menyertainya bahkan sampai detik-detik terakhir membimbingnya dengan kalimat tauhid". Menurut Makmur, keluarga Dharta aktif dalam dakwah Islamiah melalui Yayasan Al-Fatima (nama ibu Dharta).

Mendengar itu, saya bersyukur, mengucapkan alhamdulillah. Saya juga mengucapkan istigfar merasa bersalah, karena telah salah sangka mengukur orang dari pengalaman kurang lebih 50 tahun yang lalu, padahal manusia itu bisa berubah setiap waktu. Saya minta maaf kepada anak-isteri dan keluarganya atas salah sangka tersebut dan kepada Allah SWT saya mohon ampun semoga selanjutnya saya dihindarkan-Nya dari pikiran yang keliru dan semoga Dia memberi tempat yang layak di hadirat-Nya kepada almarhum A.S. Dharta bersama hamba-hamba-Nya yang beriman. Amin.

Mr. Sjafruddin Prawiranegara, Pemikir Islam

"YANG PENTING adalah bahwa dari kalangan umat Islam harus ada suara dan usaha yang positif dan konstruktif yang didengar dan diketahui oléh seluruh masyarakat sebagai imbangan atau untuk mencegah meluasnya semangat frustrasi dan apathi yang mencekam sebagian besar bangsa kita dan menghidupkannya kembali sebagai semangat optimis dan kesediaan bekerja keras. Untuk itu KMI (Korps Muballigh Indonésia) sedang menyiapkan (mencétak) suatu himbauan kepada bangsa Indonésia, khususnya kepada kaum muslimin, sebagai langkah pertama dalam suatu usaha atau gerakan "moral rearmament" (membangkitkan kembali kesadaran moral). Sebab pada hakikatnya bangsa dan negara kita sedang mengalami suatu krisis moral yang sudah berlangsung agak lama, dan yang, kalau tidak dihentikan, mungkin mengancam éksisténsi Républik Indonésia. Kalau tidak mengingatkan kepada bahaya itu, Ayah dan siapa saja yang masih cinta kepada negara kita, berbuat dosa besar."

Demikian petikan dari surat pribadi Mr. Sjafruddin Prawiranegara tertanggal 11 Désémber 1986 sebagai balasan terhadap surat saya bertalian dengan usaha beliau menyelenggarakan diskusi di Jakarta dalam bulan Oktober sebelumnya. Dalam surat yang saya kirimkan kepada beliau itu, saya ingatkan kembali beliau akan niat yang telah diucapkannya dalam acara syukuran "Mr. Sjafruddin Prawiranegara 75 Tahun" yang diselenggarakan di Mesjid Al-Azhar, Jakarta beberapa bulan sebelumnya. Dalam peristiwa tersebut, beliau mengucapkan sesuatu yang penting, tetapi sungguh menghérankan, bahwa meskipun tentang adanya syukuran itu sendiri diberitakan dalam berbagai surat kabar di Jakarta, namun tak ada sebuah pun surat kabar yang mencatat pernyataan beliau yang tegas-tegas hendak menghentikan kegiatan beliau dalam bidang politik praktis. Apakah tidak ada wartawan yang menganggapnya sebagai pernyataan politik yang penting dari tokoh seperti Mr. Sjafruddin Prawiranegara? Mungkinkah karena wartawan-wartawan yang dikirimkan oléh surat-surat kabar itu tidak mengenal siapa sebenarnya Mr. Sjafruddin Prawiranegara? Kemungkinan demikian ada, karena wartawan surat kabar yang cukup terkemuka tatkala mendengar bahwa saya menulis biografi Mr. Sjafruddin, mengemukakan pertanyaan yang menyatakan bahwa dia mengira beliau sudah almarhum.

Saya sendiri memperhatikan, bahkan sangat memperhatikan, pernyataan beliau itu, karena telah sejak beberapa tahun saya mendesak beliau agar meninggalkan kegiatan politik praktis. Saya menganjurkan agar beliau lebih memusatkan perhatian kepada penulisan yang merupakan pembahasan tentang Islam bagi manusia (Indonésia moderen).

Di antara para penulis tentang Islam, Mr Sjafruddin adalah seorang dari yang sedikit, yang menunjukkan kecenderungan untuk membahas masalah-masalah pokok Islam dalam menghadapi perkembangan pemikiran manusia moderen. Dalam tulisannya yang membahas tentang keterbatasan akal, beliau tidak hanya mengutip ayat-ayat al-Qur-an atau al-Hadis saja, melainkan juga menunjukkan kelemahan-kelemahan para pemikir yang membesar-besarkan akal seperti Immanuel Kant dengan dalil-dalil akal sendiri, sangatlah bermanfaat. Begitu juga pandangan beliau sebagai ahli ékonomi dan keuangan yang pernah berkali-kali duduk sebagai Menteri Keuangan Républik Indonésia dan menjadi Gubernur Bank Indonésia yang pertama (setelah sebelumnya menjadi Presidén Diréktur De Javasche Bank yang terakhir) mengenai riba, sangatlah meyakinkan, meskipun sangat kontrovérsial karena bertentangan dengan fatwa para ulama yang kebanyakan. Menurut Mr. Sjafruddin, riba mémang haram, tetapi bunga uang alias rénte atau interest bank yang wajar, tidaklah haram. Menurut beliau para ulama sampai pada kesimpulan mengharamkan rénte bank itu disebabkan karena meréka tidak memahami peranan bank dan uang dalam kehidupan modéren. Sementara pandangan beliau yang ditulisnya selagi beliau memimpin perjuangan PDRI (Pemerintah Darurat Républik Indonésia) di Sumatera terhadap Belanda yang hendak menjajah lagi kita dan menangkap semua pemimpin negara di Yogyakarta, yaitu *Islam di tengah Pergolakan Dunia* (1950), yang menyatakan dengan tegas bahwa Islam merupakan jalan tengah di antara kapitalisme dengan komunisme pada saat umumnya para penulis lain belum memperhatikan hal itu—jangankan membahas dan menulisnya—memperlihatkan bahwa beliau mémang mempunyai wawasan yang luas dan mendalam tentang perkembangan pemikiran manusia di bumi ini, jauh meninjau ke depan.

Menurut hémat saya, Mr. Sjafruddin adalah orang yang dapat memenuhi kebutuhan pemikiran tentang rékonstruksi masyarakat Islam dalam dunia modéren secara menyeluruh dan mendalam. Dalam berbagai tulisan yang sempat disusunnya, beliau dengan berani mengemukakan hal-hal yang tidak pernah disinggung oléh para penulis Islam lainnya. Apalagi beliau karena minatnya yang khusus terhadap filsafat (Barat), mengenal dengan baik gagasan-gagasan pokok yang berkembang dalam dunia pemikiran modéren. Karena itu daripada terlibat dalam kegiatan praktis seperti memimpin organisasi para muballigh (yang dapat dilakukan oléh orang lain) akan lebih besar manfaatnya kalau beliau secara khusus mencurahkan perhatian untuk menuliskan gagasan-gagasannya. Saya pernah katakan kepada beliau, bahwa selama ini beliau hanya menulis kalau diminta orang untuk memberikan ceramah dan memberikan khutbah. Mengapa beliau tidak sengaja menyediakan waktu untuk menulis buku membahas semua masalah pokok yang dihadapi Islam di dunia modéren?

Niat seperti itu sebenarnya pernah juga terpercik dalam hati beliau, yaitu tatkala beliau baru keluar dari tahanan Orde Lama tahun 1966. Tatkala saya pertama kali mengunjungi beliau di rumah sederhana di Kebayoran Lama, beliau menyatakan niatnya hendak menuliskan kembali khutbah-khutbah yang beliau pernah tulis dan sampaikan selama dalam tahanan, sehingga akan merupakan pembahasan yang bulat menyeluruh mengenai Al-Qur-an. Tetapi niat itu agaknya tak pernah dilaksanakan, walaupun saya berkali-kali mengingatkan beliau akan hal itu.

Saya pernah katakan pula bahwa memimpin organisasi para pengusaha dan para muballigh dapat dilakukan oléh orang lain. Cukup banyak orang yang terampil untuk itu. Tetapi menulis gagasan-gagasan pokok tentang Islam dalam menghadapi tantangan dunia modéren, sangatlah diharapkan dari tangan beliau, karena hanya beliau yang akan mampu melakukannya.

Karena itu saya sangat gembira ketika mendengar pernyataan beliau pada acara syukuran beliau 75 tahun yang menyatakan bahwa beliau tidak lagi akan melibatkan diri dalam kegiatan politik praktis. Dalam hati saya mengharap, dengan demikian beliau akan memusatkan perhatian dan tenaganya untuk menulis. Namun beberapa bulan kemudian saya mendapat surat dari beliau tentang rencananya hendak menyelenggarakan diskusi dengan mengundang para tokoh Islam dari semua lapisan umur dan kelompok. Beliau begitu yakin akan kebaikan gagasannya yang didorong oléh kesadaran beliau tentang perlunya "ukhuwah basariyah"—lebih luas daripada "ukhuwah Islamiyah" yang hanya meliputi kaum muslimin saja. Saya segera menulis surat kepada beliau mengingatkan beliau akan pernyataannya pada waktu syukuran 75 tahun. Tetapi ternyata mémang ada perbédaan pengertian di antara kami berdua tentang apa yang disebut "politik praktis" dan "filsafat". Beliau menganggap mengadakan diskusi menyambut Abad ke-15 Hijriyah tidaklah termasuk "politik praktis" sedangkan "filsafat" dikecamnya sebagai "menutup diri dalam suatu menara gading". Dengan tegas beliau menulis dalam suratnya, "Mudah-mudahan Ananda dapat menyelami gejolak pikiran dan perasaan dalam bathin Ayahanda, yang lebih menyukai bergerak di tengah-tengah masyarakat pada jalan Allah, daripada menutup diri dalam suatu menara gading untuk berfalsafat seperti Buddha! Risikonya mémang selalu ada. Tetapi akhirnya, Ayah ingin mati sebagai seorang muslim seorang mujahid!"

***

Mr. Sjafruddin Prawiranegara yang lahir di Anyar, Banten tanggal 28 Fébruari 1911, dilukiskan dengan tepat oléh Prof. Dr. George MacTurnan Kahin dalam sumbangannya untuk buku *Sjafruddin Prawiranegara 75 Tahun*: "... kecenderungannya untuk bersikap tegas berdasarkan prinsip-prinsip yang dipercayainya dan menyatakan pendapatnya tentang persoalan-persoalan pelik léwat taraf keiklasan, terus-terang atau blak-blakan... Perbuatannya selalu sesuai dengan aqidahnya..."

Orang dengan sifat seperti demikian niscaya dengan mudah dapat menimbulkan kekaguman dan... kebencian, atau permusuhan. Niscaya tidak akan dapat memenuhi kritéria untuk menjadi politikus. Untuk menjadi politikus yang baik diperlukan kemampuan menahan diri atau... berpura-pura. Dan saya yakin kalau tidak karena desakan kebutuhan pada saat-saat awal bangsa kita membangun negara yang diikuti oléh pembentukan partai-partai politik sebagai sarana kedaulatan rakyat, niscaya Sjafruddin tidak akan menjadi politikus.

Pada awal révolusi kemerdékaan, Sjafruddin yang ketika itu menjadi Kepala Kantor Inspéksi Pajak di Bandung, terlibat dalam kegiatan perjuangan setempat menjadi Sékertaris Komité Nasional Indonésia (KNI) daérah Priangan, tapi kemudian diminta oléh St. Sjahrir untuk pindah ke Jakarta menjadi anggota Badan Pekerja KNIP. Préstasinya di situ dengan segera menarik perhatian, sehingga kemudian diminta Sjahrir untuk duduk sebagai Menteri Muda Keuangan dalam Kabinétnya yang kedua dan menjadi Menteri Keuangan dalam Kabinétnya yang ketiga. Tetapi meskipun dalam banyak hal Sjafruddin mempunyai pendapat yang sejajar dengan Sjahrir, namun setelah dikeluarkan Maklumat Wakil Presidén no. X bulan Novémber 1945, ternyata Sjafruddin memilih masuk Partai Masjumi, partai Islam dan tidak masuk partai sosialis yang didirikan oléh Sjahrir. Dan karena pada masa itu jarang ada kaum inteléktual yang masuk partai Islam, di samping mémang préstasinya mengesankan, dalam waktu singkat Sjafruddin mendapat kepercayaan untuk duduk dalam pimpinan partai tersebut. Sejak itulah beliau dikenal sebagai "tokoh Masjumi", atau "orang Masjumi", artinya dianggap sebagai orang partai, dianggap sebagai politikus.

Yang tepat adalah bahwa beliau itu negarawan. Tatkala beliau menduduki jabatan-jabatan pemerintah yang menentukan tetaplah kepentingan negara dan bangsa yang didahulukannya, sehingga banyak keluhan dari orang separtainya sendiri karena Sjafruddin dianggap kurang membantunya, dalam arti tidak memberikan "kebijaksanaan" kepada orang separtai. Sjafruddin tetap memberlakukan aturan yang ada seperti juga terhadap orang yang bukan anggota partainya. Keluhan seperti itu misalnya pernah saya dengar sendiri dari A.A. Achsien ketika menceritakan kekukuhan Sjafruddin yang ketika itu menjadi Menteri Keuangan dalam memegang aturan, walaupun sebagai orang separtai (NU waktu itu masih merupakan bagian dari Masjumi), Achsien mencoba membujuknya dengan mengingatkan Sjafruddin kepada partai meréka. Bujukan Achsien tidak digubris. Sebagai Menteri Keuangan (dalam Kabinét Natsir) Sjafruddin tidak membantu atau memberikan "kebijaksanaan" kepada kawan separtainya. Sebagai Gubernur Bank Sjafruddin juga tidak memberikan "kebijaksanaan" kepada orang separtainya karena melanggar aturan yang ada. Tatkala kawan separtainya, Mr. Jusuf Wibisono yang juga dari Masjumi sebagai Menteri Keuangan (dalam Kabinét Sukiman) memberikan fasilitas tertentu bagi kawan-kawan separtainya, bahkan kepada politisi partai lain dalam rangka "merangkulnya", Sjafruddin melontarkan kecaman yang sangat pedas secara terbuka.

Tetapi dalam kualitasnya sebagai "politikus"-lah biasanya Sjafruddin diasosiasikan dengan keterlibatannya dalam PRRI (Pemerintah Révolusionér Républik Indonésia). Karena Sjafruddinlah yang menjadi Perdana Menteri PRRI dan kemudian menjadi Presidén RPI (Républik Persatuan Indonésia) yang didampingi oléh M. Natsir dan Mr. Burhanuddin Harahap (keduanya sama-sama dari partai Masjumi), maka PRRI disangkutkan atau dinyatakan sebagai bentuk pemberontakan partai tersebut yang bekerjasama dengan PSI (Partai Sosialis Indonésia) yang dipimpin oléh St. Sjahrir.

Seperti yang juga ditulis oléh Prof. Dr. George MacTurnan Kahin dalam karangannya yang sudah disebut, perlu ada penelitian kembali secara obyéktif merékonstruksi segala peristiwa dan hal yang bertalian dengan peristiwa PRRI. Menurut Kahin, justru Sjafruddin, Natsir, dan Burhanuddin Harahaplah yang telah berhasil menjaga keutuhan téritorial Républik Indonésia dari usaha beberapa orang perwira menengah TNI-AD yang tatkala itu bermaksud hendak mendirikan Negara Sumatera yang terpisah dari Républik Indonésia. Kalau ketiga tokoh partai Masjumi itu tidak turut serta dalam rapat di Sungai Daréh yang membicarakan hal itu, niscaya para perwira menengah itu akan nékat memproklamasikan Negara Sumatera. Hanya dengan usaha sungguh-sungguh ketiga tokoh partai Masjumi yang sejak awal révolusi berjuang untuk negara Républik Indonésia yang merdéka dan berdaulatlah, akhirnya negara Sumatera tidak jadi diproklamasikan, padahal ternyata di antara para perwira tersebut ada yang sudah mengadakan kontak dengan CIA (Central Intelligence Agency) Amérika Serikat yang waktu itu diketuai oléh Allan Dulles. Allan Dulles dengan Menteri Luar Negeri John Foster Dulles mémang terlibat dalam usaha memecah belah Républik Indonésia secara téritorial.

Seperti dengan gamblang dicatat oléh sejarah, baik Sjafruddin maupun Natsir terlibat dalam kegiatan melawan pemerintah di Sumatera itu, ternyata terjadi hanya secara kebetulan belaka. Jadi tidak direncanakan sejak awal. Sjafruddin sedang menikmati cuti tahunannya di rumah keluarganya di Pendopo, dekat Palémbang, tatkala didekati oléh Kolonél Barlian yang tatkala itu menjadi Panglima setempat mengajaknya ikut dalam rapat yang akan diselenggarakan di Sungai Daréh. Sedangkan Natsir singgah di Padang sehabis menghadiri upacara pelantikan Mr. Moh. Roem sebagai Réktor Universitas Islam Sumatera di Médan dan didekati oléh Kolonél Dahlan Djambék, yang pernah menjadi muridnya di MULO Bandung, yang mengajaknya ikut serta dalam rapat di Sungai Daréh.

Tokoh-tokoh partai tersebut diundang untuk menghadiri rapat di Sungai Daréh yang diselenggarakan oléh para perwira yang merasa tidak puas dengan kebijakan pemerintah "Pusat". Menurut Sjafruddin meréka tidak diikutsertakan secara langsung dalam rapat, melainkan dihubungi oléh seorang "liaison officer", yaitu Kolonél Dahlan Djambék kalau ada masalah yang memerlukan pendapat dan pandangan meréka. Hanya karena meréka merupakan tokoh yang lebih tahu dan mempunyai pengaruh secara nasional dalam percaturan bangsa dan negara pada waktu itu sajalah, maka kepemimpinan meréka diterima, walaupun ternyata tidak semua saran meréka dipatuhi. Saran yang terpenting ialah yang bersifat stratégis yaitu Sjafruddin menganjurkan agar pembangkangan terhadap pemerintah pusat ditunda karena ternyata pada saat-saat terakhir Kolonél Barlian mengundurkan diri (tidak datang dalam rapat di Sungai Daréh, hanya mengirimkan Kepala Stafnya saja, ialah Mayor Alamsjah Ratu Perwiranegara), padahal pada Kolonél Barlianlah letaknya senjata pamungkas yang ampuh untuk melumpuhkan Jakarta, yaitu karena Sumatera Selatan kaya dengan minyak bumi yang merupakan sumber dévisa yang sangat menentukan hidup-matinya ékonomi pemerintah. Tanpa senjata pamungkas itu sebagai ahli ékonomi Sjafruddin yakin bahwa usaha mendesak pemerintah pusat di Jakarta tidak akan berhasil. Namun saran yang sangat penting ini tidak diacuhkan oléh para perwira yang semangatnya meluap-luap, terutama Létnan Kolonél Ahmad Husséin yang telah diangkat sebagai Ketua Déwan Perjuangan. Dia mempersilakan para pemimpin partai itu pergi tapi dia akan tetap menjalankan rencananya. Hal itu menggugah rasa solidaritas Sjafruddin, sehingga dia tetap bersama mereka.

Di sini kita saksikan bukti bahwa pada dasarnya Sjafruddin bukanlah politikus. Setelah yakin bahwa jalan yang ditempuh tidak akan menjanjikan kemenangan, tetapi untuk men-jaga perasaan solidaritas, beliau tetap ikut serta dalam pembangkangan itu, bahkan bersedia diangkat sebagai Perdana Menteri, walaupun beliau tidak bersedia menandatangani Piagam Perjuangan sebagai tanda ketidaksetujuannya. Kalau benar beliau politikus niscaya beliau segera kembali ke Jakarta atau ke tempat lain. Beliau harus memisahkan diri begitu dilihatnya Kolonél Barlian—orang yang membujuknya turut serta dalam pembangkangan itu—tidak hadir dalam rapat di Sungai Daréh.

Peristwa lain yang membuktikan bahwa beliau benar-benar bukan politikus ialah tatkala pada masa awal Orde Baru, beliau menerima kiriman buku *Akselerasi Modérnisasi 25 Tahun* buah tangan Kolonél Ali Murtopo yang ketika itu menjadi Ketua Opsus Presidén Suharto. Buku itu dihadiahkan oléh pengarangnya dengan disertai tulisan khusus yang menyebut Sjafruddin sebagai "guruku". Mémang Ali Murtopo tidak pernah diajar oléh Sjafruddin karena Sjafruddin sendiri tidak pernah menjadi "guru", namun tidak mustahil sebutan itu merupakan éksprési yang melukiskan penghargaan penulisnya, yang mungkin merasa telah banyak belajar dari Sjafruddin baik melalui kebijaksanaan ketika duduk sebagai pejabat maupun melalui tulisan-tulisannya. Bagaimana pun oléh seorang politikus niscaya hal seperti itu akan dianggap sebagai pintu yang terbuka untuk mencari berbagai kemungkinan, terutama mengingat posisi Sjafruddin sebagai bekas tahanan karena dianggap sebagai pemberontak dan partainya dilarang, dianggap musuh paling tidak orang yang patut dicurigai oléh pemerintah (Suharto) pada waktu itu. Tetapi Sjafruddin setelah menerima buku itu dan membacanya dengan teliti, mengirimkan kesan-kesannya yang banyak bersifat kecaman dan mengatakan secara tegas bahwa dia tidak mempunyai murid bernama Ali Murtopo.

Kalau cerita yang saya dengar dari Farid Prawiranegara itu benar, maka tidaklah mustahil bahwa peristiwa itu turut memberikan pengaruh terhadap sikap pemerintah Orde Baru terhadap usaha réhabilitasi partai Masjumi dan aktivitas kaum Bulan Bintang selanjutnya.

***

Kedua peristiwa itu—yang saya yakin akan dapat ditambah dengan berbagai peristiwa lain yang serupa dalam kehidupan beliau—melukiskan betapa negarawan dan pemikir yang jujur terjebak dalam permainan politik dalam arti yang sangat vulgar, yaitu usaha pengumpulan kekuasaan ke tangan kelompoknya. Sekaligus juga melukiskan tragédi yang dialami oléh para pejuang kemerdékaan yang seangkatan dengan beliau yang terdidik dan terlatih dalam asas-asas démokrasi Barat dan yakin akan prinsip-prinsip kebébasan mengemukakan pendapat dan akan adanya hukum sebagai aturan permainan, berhadapan dengan taktikus-taktikus lapangan yang muncul sebagai hasil dari pengalaman bergerilya selama révolusi. Tragédi yang tidak hanya dialami oléh Sjafruddin, melainkan juga oléh Moh. Hatta, St. Sjahrir, M. Natsir, dan lain-lain kawan seangkatannya. Soekarno yang walaupun seangkatan dengan meréka lebih memahami permainan demikian, berkat pengalamannya sejak muda dalam "machtvorming" (pengumpulan kekuatan) walaupun juga pada akhirnya terjebak oléh mégalomanianya sendiri.

Démokrasi seperti yang dipahami dan dihayati oléh Sjafruddin itulah yang hendak dilaksanakan oléh partai Masjumi—dan beberapa partai politik lain pada masa itu—di bawah pimpinan M. Natsir sehingga ada sarjana-sarjana ahli keindonésiaan yang sama-sama sependapat bahwa partai Masjumi dalam berdémokrasi telah terlalu moderen, terlalu cepat mendahului jaman.

Sebagai orang yang terdidik dalam ilmu hukum (beliau lulus RHS tahun 1939), Sjafruddin sangat kuat berpegang kepada undang-undang atau peraturan. Karena itu dalam berbagai kritiknya, beliau selalu berpegang kepada Undang-undang Dasar atau ayat-ayat Al-Qur-an yang merupakan hukum dasar bagi kaum muslimin. Pada tahun 1957–1958 beliau mengeritik Presidén Sukarno karena dianggapnya menyeléwéng dari UUD Sementara 1950 yang ketika itu berlaku. Dan pada jaman Orde Baru beliau banyak mengeritik pemerintah Suharto karena dianggapnya telah menyalahi pasal-pasal UUD 1945 yang berlaku. Beliau selalu menuntut kepatuhan mutlak semua orang akan undang-undang (dasar), agar ada kepastian hukum dalam negara dan dalam masyarakat. Tanpa kepastian hukum, démokrasi juga tak mungkin tumbuh dan ditegakkan.

Berlainan dengan Mr. Moh. Roem yang diplomatis, sampai meninggalnya Mr. Sjafruddin tidak sempat diréhabilitasi oléh pemerintah. Keterlibatannya dalam "Petisi 50" menyebabkan posisinya lebih sulit di hadapan pemerintah Orde Baru—walaupun sebenarnya keterlibatan itu pun merupakan bukti pula bahwa beliau mémang bukan politikus. Kalau beliau benar politikus, seharusnya beliau tidak akan ikut membubuhkan tandatangannya dalam "petisi" itu setelah belum lama sebelumnya terjadi "Peristiwa Sawito" yang melibatkan sejumlah tokoh puncak masyarakat (termasuk Bung Hatta yang pada waktu itu menjadi tumpuan harapan bangsa untuk menyelamatkan negara dan bangsa dari korupsi) melalui pengumpulan tandatangan seperti itu.

Namun demikian jasanya terhadap keberhasilan perjuangan menegakkan negara Républik Indonésia yang merdéka tidaklah akan dapat dibantah. Keterlibatannya sebagai Menteri Keuangan dan sebagai Menteri Kemakmuran dalam kabinét Sjahrir dan kabinét Moh. Hatta, usahanya dalam meletakkan dasar-dasar dan membentuk Bank Indonésia sebagai bank séntral, gagasannya untuk mencétak uang Républik Indonésia sendiri menggantikan uang Jepang, kegiatannya berdiplomasi dalam sidang ECAFE tahun 1947 di Manila membéla éksisténsi negara Républik Indonésia dan terutama peranannya sebagai Kepala PDRI (Pemerintah Darurat Républik Indonésia) tatkala Presidén Sukarno dan Wakil Presidén/Perdana Menteri Moh. Hatta beserta para pemimpin pemerintah yang lain membiarkan dirinya ditangkap dan diasingkan oléh Belanda di Prapat dan Bangka, niscaya merupakan saham yang sah dan tak dapat dibantah sebagai pengabdian Sjafruddin terhadap bangsa dan negara. Dengan adanya PDRI yang pembentukannya atas inisiatif Sjafruddin, yang melaksanakan politik diplomasi melalui radio di bawah pimpinannya dan perlawanan gerilya di bawah pimpinan Jénderal Sudirman, maka usaha Belanda menduduki Yogyakarta dan menangkapi para pemimpin pemerintahan yang sah itu tak berhasil meyakinkan dunia bahwa Républik Indonésia sudah tidak ada.

Keterlibatannya dalam PRRI yang selama ini dianggap sebagai "noda", kalau nanti setelah penelitian yang cermat dan obyéktif ternyata apa yang dikemukakan oléh Prof. Dr. Kahin itu benar, yaitu bahwa Sjafruddin (bersama Natsir dan Burhanuddin Harahap) justru berhasil mencegah usaha beberapa perwira menengah TNI-AD yang didukung oléh CIA hendak mencabik-cabik keutuhan téritorial negara Républik Indonésia, niscaya harus pula dihargai secara patut, yaitu sebagai sesuatu yang positif bagi kesatuan bangsa dan negara kita.

Penilaian yang obyéktif dan wajar itu perlu untuk meluruskan sejarah, agar kita dan generasi sesudah kita dapat melihat sejarah dengan jernih dan dengan demikian dapat mengambil pelajaran secara positif daripadanya. Ada pun bagi Sjafruddin sendiri sekarang niscaya hal itu tidak penting, karena Allah SWT telah memanggilnya ke hadirat-Nya pada tanggal 15 Fébruari 1989, 13 hari sebelum ulangtahunnya yang ke-78. Beliau meninggal dengan tenang setelah lima hari kembali dari rumah sakit guna penyembuhan jantungnya.

Innalillahi wainna ilaihi roji'un.

Ya, Allah ya Tuhanku, terimalah hamba-Mu ayahanda Sjafruddin Prawiranegara di sisi-Mu. Ampunilah segala kekeliruan dan kedaifannya. Terimalah iman Islamnya. Ganjarlah segala amal soléhnya. Cucurkanlah rahmat-Mu yang tak berkeputusan baginya. Dudukkanlah dia di tempat mulia yang lapang di hadirat-Mu. Berilah kesabaran bagi keluarga yang ditinggalkannya agar tawakal menghadapi cobaan yang berat ini. Tabahkahlah kawan-kawannya secita-cita yang ingin memperjuangkan Indonésia yang kukuh kuat, adil, démokratis, dan terhormat. Amin, amin ya Robbal'alamin.

Asrul Sani yang Serba Bisa

KIRA-KIRA SEPULUH tahun yl. saya (ketika itu masih tinggal di Osaka, Jepang) menulis surat kepada Menteri P dan K (ketika itu Dr. Ir. Wardiman Djojonegoro) yang isinya mengusulkan agar Saudara Asrul Sani diberi gelar Dr. HC oléh salah satu universitas terkemuka di Indonésia. Sebagai alasan saya kemukakan jasa-jasa dan karya-karya Asrul Sani dalam berbagai bidang kesenian dan tentang peranannya dalam perkembangan kebudayaan Indonésia secara umum.

Usul saya itu agaknya mendapat sambutan yang positif dari Menteri, sebab beberapa bulan kemudian saya menerima surat dari Dékan Fakultas Sastera Universitas Indonésia, Prof. Dr. Achadiati yang memberitahukan bahwa Sénat Gurubesar Fakultas Sastera Universitas Indonésia sudah menyetujui usul yang saya kemukakan kepada Menteri P dan K tentang pemberian gelar kehormatan kepada Asrul Sani.

Ketika saya menyusun buku penghormatan buat Asrul Sani[1] di samping mengumpulkan dan menyunting ésai-ésai Asrul

---

1 Lih. *Asrul Sani 70 Tahun* (Penghargaan dan Penghormatan), Jakarta, Pustaka Jaya, 1997.

yang tersebar selama kl. 50 tahun dalam berbagai majalah,[2] saya berharap pemberian gelar kehormatan buat Asrul itu dapat dilangsungkan sebelum atau bersamaan dengan peluncuran kedua buku itu pada acara syukuran yang akan diselenggarakan pada saat Asrul genap 70 tahun. Tetapi ternyata harapan itu tak terpenuhi. Pemberian gelar Dr. HC dari UI kepada Asrul belum dilaksanakan pada saat Asrul genap 70 tahun (10 Juni 1997). Ketika tak lama kemudian Prof. Dr. Achadiati sebagai dékan diganti oléh tokoh sastera terkemuka, saya berharap bahwa ia akan memperjuangkan agar pemberian gelar kepada Asrul dapat dilaksanakan secepatnya. Tapi harapan saya hampa, sampai dia berhenti sebagai Dékan FS (dua kali masa jabatan) dan dia diganti oléh yang lain, masalah pemberian gelar kepada Asrul tak ada kabarnya.

Padahal pemberian gelar Doktor Kehormatan kepada seniman atas préstasi kréatifnya akan merupakan langkah pertama bagi universitas di tanahair Indonésia untuk menghargai kréativitas dalam bidang kesenian. S. Takdir Alisjahbana dan H.B. Jassin yang pernah mendapat gelar Doktor HC dari Universitas Indonésia, bukanlah karena préstasinya dalam bidang kesenian, melainkan karena jasanya dalam bidang keilmuan. Affandilah yang mendapat gelar Doktor HC untuk préstasi kréatifnya sebagai pelukis, tapi bukan dari universitas di Indonésia, melainkan dari Universitas Nasional Singapura. Diharapkan setelah diberikan yang pertama, penghargaan kepada préstasi kréatif dalam bidang kesenian pun selanjutnya akan dapat dilakukan oléh lembaga-lembaga keilmuan seperti universitas. Asrul Sani sudah menerima penghargaan Anugerah Seni (1969) dan Bintang Mahaputera (2000) dari Pemerintah RI.

---

2 Lih. *Surat-surat Kepercayaan*, Jakarta, Pustaka Jaya, 1997.

Kira-kira satu setengah tahun yang lalu ketika berliburan ke Indonésia saya mendengar Asrul sakit, konon terjatuh di kamar mandi sehingga tulang pinggulnya dioperasi dan diganti dengan logam. Namun ketika saya datang ke rumahnya untuk menjenguk, ternyata dia tak mau saya masuk ke kamarnya untuk menéngoknya. Mungkinkah ia tidak ingin diketahui dalam keadaan sakit sehingga saya akan selalu mengenangnya sebagai seorang yang tampan dan bijak? Saya dengar dari Mutiara, isterinya, bahwa kawan lain pun dia tolak untuk menéngoknya.

***

Saya tidak berkesempatan bertemu dengan semua orang pandai di Indonésia, tetapi saya kira saya sempat bertemu dengan banyak di antaranya. Hal itu perlu saya katakan karena saya ingin mengemukakan pendapat bahwa Asrul Sani adalah salah seorang putera bangsa Indonésia yang paling cerdas dan bijak dalam mengartikulasikan pikirannya. Dan perhatiannya sangat luas, bukan sebatas seni dan budaya dalam arti sempit saja, melainkan juga pada soal politik, ékonomi, sosial, dan lain-lain. Bacaannya sangat luas berkat penguasaan bahasa-bahasa modéren seperti Inggris, Belanda, Perancis, dan Jerman, konon pula Spanyol. Dialah inteléktual dalam artinya yang paling baik. Bahasanya jernih, bukan saja yang tertulis, melainkan juga yang diucapkan secara lisan. Kalau pembicaraan Asrul tanpa téks direkam dan kemudian rekamannya ditranskripsi, niscaya takkan banyak koréksi yang harus dibuat, karena kalimat-kalimatnya (hampir) sempurna. Logikanya sangat kuat, sehingga sulit menghadapinya dalam débat. Jangankan pula mengalahkannya! Dan pengetahuannya sangat luas karena kegemarannya membaca tentang berbagai hal. Pendidikan formalnya kedokteran héwan, pernah memimpin majalah dan duduk sebagai anggota DPR-RI. Ketika PKI hendak menasakomkan semua lembaga yang ada di seluruh tanahair dengan mendesak agar meréka dapat menempatkan wakil-wakilnya di mana-mana, Asrul muncul dengan konsép "Nasakom jiwaku", artinya kenasakoman tak usah dinyatakan secara fisik berupa adanya wakil dari ketiga unsur Nasakom di setiap lembaga. Dan konsép itu disetujui oléh Pemimpin Besar Révolusi Presidén Sukarno, sehingga langkah PKI yang hendak menguasai semua lembaga itu terbendung.

Saya mengenal nama Asrul pertama kali sebagai salah seorang penyair pelopor Angkatan 45 yang menerbitkan kumpulan bertiga *Tiga Menguak Takdir* (Balai Pustaka, 1950) bersama Chairil Anwar dan Rivai Apin. Kemudian sajak-sajak Asrul saya kumpulkan dan terbitkan dengan judul *Mantera* (Budaya Jaya, 1975). Tetapi ia pun menulis cerita péndék (telah saya kumpulkan dan terbitkan dengan judul *Dari Suatu Masa, Dari Suatu Tempat,* Pustaka Jaya, 1972) dan menulis ésai (telah saya kumpulkan dalam *Surat-surat Kepercayaan*, Pustaka Jaya, 1997). Dalam ésai-ésainya itu Asrul memperlihatkan keluasan pandang, ketajaman analisa, dan kedalaman pemikirannya. Kelemahan kaum oriéntalis yang kemudian dibahas oléh Edward Said dalam *Orientalism*, telah ditunjukkan Asrul dalam ésai-ésainya kurang lebih 20 tahun sebelumnya.

Pada tahun 1950-an, Asrul bersama Usmar Ismail dll. mendirikan Akadémi Téater Nasional Indonésia (ATNI) yang melahirkan Teguh Karya, Wahyu Sihombing, Sukarno M. Noor, Isméd M., Noor, Tatiek Maliyati, dll. ATNI berusaha mengembangkan tradisi réalisme dalam téater seperti di negara-negara Barat. Untuk itu Asrul banyak menterjemahkan lakon-lakon dunia baik karya para pengarang Inggris, Amérika, Perancis, Jerman, Rusia, dan lain-lain, di samping menterjemahkan *Enam Pelajaran Pertama bagi Calon Aktor* karya Richard Boleslavsky dan *Persiapan Seorang Aktor* karya Konstantin

Stanislavsky. Terjemahan itu memberikan kesempatan kepada para murid ATNI untuk mempelajari téori tentang akting dan juga mempraktékkan téori yang dipelajarinya. Kemudian Asrul pun lebih banyak menterjemahkan lakon untuk Bank Naskah yang dibentuk oléh Déwan Kesenian Jakarta. Bukan hanya lakon yang dia terjemahkan, melainkan juga roman dan roman-péndék. Jumlah lakon dan roman yang dia terjemahkan lebih dari seratus judul. Sayang belum semuanya terbit atau sempat dipentaskan.

Tetapi karya Asrul yang pengaruhnya jauh lebih luas adalah dalam bidang perfileman. Asrul mulai terjun ke dunia filem dengan menjadi penulis skenario—pekerjaan yang terus dia tekuni hampir sampai akhir hayatnya. Sebagai penulis skénario Asrul menjadi langganan memperoléh Piala Citra. Skénarionya yang pertama disutradarai oléh H. Usmar Ismail berjudul *Léwat Jam Malam* yang berhasil memperoléh penghargaan untuk dialog yang disusun oléh Asrul Sani dalam Féstival Filem Indonésia 1955. Skénarionya yang lain yang mendapat Piala Citra antaranya *Naga Bonar, Kejarlah Daku Kau Kutangkap, Titian Serambut Dibelah Tujuh, Kemelut Hidup,* dll.

Sebagai sutradara Asrul juga pernah memenangkan hadiah dalam Féstival Filem Asia dengan filemnya berjudul *Apa yang Kaucari, Palupi?* Filem-filemnya yang lain yang patut disebut adalah *Pagar Kawat Berduri, Bulan di atas Kuburan, Jembatan Merah, Salah Asuhan*, dll.

Tapi kecuali sebagai pekerja filem, Asrul juga pemikir tentang perkembangan perfileman nasional. Asrul pernah menjadi Ketua Déwan Filem Nasional yang dibentuk oléh Menteri Penerangan berdasarkan konsép yang diajukannya. Konsép itu tidak jalan karena dalam alam Orde Baru, prakték bisnis dan KKN keluarga Suharto merajai lapangan dalam segala bidang, termasuk pemonopolian dalam impor filem dan kepemilikan bioskop, sehingga filem nasional menjadi lumpuh.

Keadaan perfileman nasional yang menghadapi kebangkrutan, menyebabkan Asrul memusatkan perhatian kepada penulisan skénario dan pembuatan sinétron untuk télévisi. Patut dicatat bahwa Asrul banyak membuat filem dan sinétron berdasarkan karya-karya sastera dalam bahasa Indonésia seperti *Salah Asuhan* (Abdul Muis), *Siti Nurbaya* (Marah Rusli), *Sengsara Membawa Nikmat* (Tulis Sutan Sati), *Di Bawah Lindungan Ka'bah* (Hamka) tetapi judulnya diubah menjadi *Para Perintis Kemerdekaan*, dll. Dengan usahanya itu Asrul mendekatkan karya sastera nasional kepada para penonton filem dan télévisi yang jumlahnya jauh lebih banyak dari para pembaca roman yang dijadikan dasarnya. Dengan demikian ia pun berharap akan tergugah minat penonton untuk membaca sendiri karya sasteranya.

***

Kalau kita perhatikan, langkah-langkah Asrul baik dalam bidang sastera, téater, maupun filem, semuanya bersifat stratégis. Dia selalu meletakkan dasar pemikiran untuk langkah-langkah selanjutnya. Dialah yang menyusun *Surat Kepercayaan Gelanggang* yang kemudian dianggap sebagai konsép dasar Angkatan 45 dalam kesenian. Dia juga menulis *Surat Kepercayaan Gelanggang* yang lain yang menjadi konsép dasar Lesbumi (Lembaga Seniman dan Budayawan Muslimin Indonésia) yang dia dirikan bersama H. Usmar Ismail dll. di lingkungan NU. Dia juga menjadi salah seorang seniman yang ikut meletakkan konsép dasar Pusat Kesenian Jakarta yang meliputi Akadémi Jakarta (AJ), Déwan Kesenian Jakarta (DKJ), Taman Ismail Marzuki (TIM), dan Institut Kesenian Jakarta (IKJ). Dia anggota AJ, pernah menjadi salah seorang Ketua DKJ, dan pernah pula menjadi Réktor IKJ.

Ada kritik terhadap Asrul yang selalu tidak mau menjadi "orang kantoran" sehingga banyak yang kecéwa, misalnya sebagian seniman sekitar tahun 1980 menuduhnya sebagai tak pantas menjadi Ketua DKJ karena jarang datang ke kantor. Tetapi pada waktu itu Asrul dipilih menjadi salah seorang Ketua DKJ bukan karena diharapkan dia akan berkantor setiap hari, melainkan karena kebijakannya dalam bicara diharapkan akan dapat meyakinkan Gubernur yang baru (pengganti H. Ali Sadikin) tentang pentingnya Pusat Kesenian Jakarta. Asrul sendiri pernah menyatakan bahwa dia tidak mau terjebak menjadi seorang profésional, karena dia ingin bébas menjelajahi berbagai profési untuk memberikan bentuk kepada kréativitas yang hendak dicurahkannya.

Asrul tidak akan menjadi lebih besar kalau dia menerima gelar Doktor HC, karena tanpa gelar apa pun dia mémang orang besar yang langka. Tetapi pada tanggal 18 Januari 2004 ketika jenazah Asrul sedang dimandikan untuk kemudian disalatkan di rumahnya saya mendengar dari Prof. Dr. Riris Sarumpaét bahwa sebenarnya setelah dia diangkat menjadi gurubesar beberapa bulan yl. dia berusaha agar pemberian gelar buat Asrul itu dilaksanakan dan dia telah berhasil karena SK pemberian gelar itu sudah keluar tg. 24 Désémber 2003, hanya karena prosedur birokrasi yang makan waktu belum juga sampai kepada yang bersangkutan, saya merasa sedikit lega, karena dengan demikian tradisi penghargaan akadémis kepada kréativitas telah dibukakan. Sayang bahwa sang tokoh sastera terkemuka yang pernah menjadi dékan yang seharusnya dapat memperlancar prosés itu terlalu sibuk dengan dirinya, sehingga hal itu tak dapat dilaksanakan pada saat Asrul sebagai penerimanya masih hidup.

Prawoto Mangkusasmito, Ketua Masjumi

"SAYA KADANG-KADANG merasa kecéwa terhadap para tokoh muda kita sekarang. Hampir selalu kalau menghadapi persoalan meréka datang ke sini atau kepada orang tua yang lain, menanyakan pendapat kami. Bukan untuk bertukar pikiran atau untuk mengadu arguméntasi, melainkan biasanya hanya untuk meminta instruksi. Seharusnya meréka mempunyai pendapat sendiri. Jangan sampai selalu tanya saja kepada orang tua. Padahal usia meréka sekarang rata-rata sudah di atas tiga puluh tahun. Dahulu waktu Sukarno berusia 30 tahun dia sudah menjadi pemimpin nasional. Demikian juga dengan Hatta, Sjahrir, Natsir, dan pemimpin nasional lainnya. Mempunyai pendapat sendiri dan berani mengemukakan pendapat yang dia yakini itu dan berani pula bertanggungjawab atas segala akibatnya. Tak pernah tanya atau minta restu orang tua. Saya lebih suka melihat para pemuda yang bertindak atas prinsip dan pilihan sendiri dan berani berkata "tidak!" kepada orang-orang tua daripada meréka yang selalu menanti instruksi. Péndéknya saya lebih suka kepada pemuda yang berani jalan sendiri!"

Perkataan itu terngiang-ngiang terus di telinga saya selagi menghadiri pemakaman jenazah Pak Prawoto Mangkusasmito pada hari Saptu tanggal 25 Juli 1970. Ucapan itu dikatakan almarhum kepada saya ketika kami berdua berbicara di rumahnya–pada kunjungan saya kali terakhir, kira-kira setahun sebelum beliau meninggal. Waktu itu saya diterimanya bertamu setelah beliau terlebih dahulu menerima tokoh pemuda anggota DPR-GR yang baru saja meminta petunjuknya tentang suatu soal.

Ucapan itu kedengaran agak anéh, karena biasanya para pemimpin kita lebih suka kalau ia merasa bahwa banyak pemuda yang menjadi pengikut yang senantiasa meminta dan mendengar akan segala petuah dan petunjuknya, patuh akan saran-sarannya dan taat akan segala nasihatnya. Tapi ucapan yang agak anéh itu menunjukkan betapa lapang dan jauhnya pandangan Pak Prawoto mengenai tanggungjawab pemimpin dan betapa pentingnya kemerdékaan berpikir dan berpendapat dimiliki oléh setiap manusia dalam hidupnya, konon pula kalau menjadi pemimpin. Beliau tidak menginginkan pemuda yang menjadi béo, meskipun béo peliharaannya sendiri, melainkan menginginkan tumbuhnya manusia-manusia merdéka yang bertanggungjawab. Tentu saja ucapannya itu tidak boléh kita tafsirkan seolah-olah beliau tidak suka berkomunikasi dengan para pemuda. Bahwa beliau suka menerima saya (yang ketika itu berusia sekitar 30 tahun) untuk bercakap-cakap padahal saya bukanlah anggota organisasi manapun juga yang dekat dengan beliau, menunjukkan hal itu. Beliau suka bertemu dengan orang, apalagi pemuda, yang mengajaknya bertukar pikiran, bahkan berargeméntasi tentang berbagai hal, tapi bukan yang datang menemuinya hendak meminta petunjuk atau instruksi. Beliau mengharapkan pemuda yang menganggapnya sama tinggi untuk mengasah pendapat masing-masing dalam usaha mencari kebenaran.

Betapa pun ucapannya itu mencerminkan kelapangan dan

keterbukaan dada serta hatinya. Pak Prawoto bukanlah pemimpin yang memimpikan kebesaran masa silam sambil mengharapkan sanjungan-sanjungan dari para pengikutnya yang muda dan setia.

Kesan tentang wataknya itu sangat dalam terpahat dalam ingatan saya, meskipun saya hanya sempat barangkali tak lebih dari sepuluh kali berjumpa dan bercakap-cakap dengan beliau. Saya mulai tertarik memperhatikannya ketika pada saat beliau sebagai Ketua Partai Masjumi menghadapi tanggungjawab yang berat, karena Presidén Sukarno dengan dukungan Angkatan Darat (Jénderal A.H. Nasution) yang baru saja memberlakukan lagi UUD 1945 melalui dékrit dan menetapkan Manipol (Manifésto Politik) sebagai haluan dasar negara. Masjumi dihadapkan pada pilihan: dibubarkan atau mengakui Manipol. Sebagai pemimpin Islam yang senantiasa iklas beliau selalu berani mengemukakan pendapat yang diyakininya meskipun dengan begitu beliau harus berhadapan dengan pemegang kekuasaan negara dan masuk penjara.

Pada saat itu nasib dan watak Masjumi sebagai partai tergantung kepada sikap Prawoto seorang, karena pada waktu itu (paruh kedua tahun 1959), para pemimpin Masjumi yang lain tidak ada lagi di Jakarta, beberapa di antaranya seperti M. Natsir, Sjafruddin Prawiranegara, dan Burhanuddin Harahap malah berada di hutan-hutan Sumatera, dituduh sebagai pemberontak. Kalau pada waktu itu Prawoto bersikap bimbang, niscaya citra orang tentang partai Masjumi tidak akan seperti sekarang. Ketika itu Prawoto (setelah melakukan konsultasi dengan para anggota di daérah-daérah yang dengan inténsif dia kunjungi) memilih Masjumi membubarkan diri daripada mengikuti Manipol buatan Sukarno atau membiarkan partainya dibubarkan oléh yang berkuasa. Waktu akhirnya pemerintah Sukarno membubarkan partai Masjumi, sebenarnya partai itu sudah lebih dahulu bubar.

***

Pertama kali saya berjumpa dengan Pak Prawoto di Wisma Keagungan, Jakarta Kota, ketika beliau dengan para pemimpin yang lain masih menjadi tahanan-politik rezim Sukarno seperti M. Natsir, Sjafruddin Prawiranegara, Isa Anshari, Mochtar Lubis, Imron Rasyidi, dan lain-lain dengan tuduhan yang dibuat-buat, karena itu tak pernah diajukan ke Pengadilan karena tak ada bukti apa pun juga. Saya berkunjung ke Wisma Keagungan diajak oléh Endang Saifuddin Anshari yang hendak menjenguk ayahnya, K.H. Isa Anshari. Resminya saya mau mengunjungi Mochtar Lubis—satu-satunya tahanan yang saya kenal secara pribadi. Tetapi kebetulan hari itu hari Rabu dan setiap hari Rabu Mochtar main ténis entah di mana.

Maka saya berkenalan dengan Pak Isa Anshari dan para tahanan yang lain yang umumnya namanya sudah saya kenal. Dengan Pak Prawoto tak ada percakapan yang khusus karena kami beberapa orang pemuda yang datang menjenguk bercakap-cakap sambil duduk melingkar dengan para tahanan, terutama mengenai pengalaman para tahanan dalam perjuangan menegakkan syi'ar Islam dan memerangi kebatilan dan keserakahan.

Tetapi waktu kemudian saya menemui Pak Prawoto juga diajak oléh Endang Saifuddin berkunjung ke rumah beliau di jalan Kertosono malam-malam (pada waktu itu beliau bersama para tahanan politik yang lain sudah dibébaskan), terasa oléh saya bahwa beliau menaruh perhatian terhadap pekerjaan saya. Sejak itu kami masih sempat beberapa kali bertemu dalam berbagai acara dan saya juga sempat berkunjung lagi ke rumah beliau. Selalu tak ada keperluan yang khusus, sering hanya kebetulan léwat di dekat situ. Tetapi selalu beliau terima dengan hati terbuka dan kami bercakap-cakap dengan leluasa.

Sebenarnya saya segan pergi ke sana, karena setiap datang ke sana, senantiasa ada beberapa orang yang sudah menunggu untuk berbicara dengan beliau—yang sering datang dari tempat yang jauh. Tentu karena ada urusan yang penting, sedangkan saya hanya sekedar hendak bercakap-cakap saja. Saya sering merasa kedatangan saya hanya mengganggu kesibukan beliau saja. Tetapi perasaan demikian segera lenyap setelah kami tenggelam dalam percakapan yang menarik.

***

Lebih kurang setahun yang lalu saya berkunjung lagi ke rumah beliau, melaporkan bahwa salah seorang pimpinan Masjumi di Jawa Barat yang pernah menjadi anggota DPR pilihan rakyat tahun 1955, dan sekarang aktif sebagai salah seorang pimpinan Partai Muslimin Indonésia, ternyata menyebarkan berbagai fitnah terhadap diri saya, dengan mengatakan bahwa saya komunis—tuduhan yang pada waktu sangat fatal. Hal itu disebabkan karena kami berbéda paham mengenai beberapa soal praktis di Jawa Barat antaranya tentang pergantian gubernur, tentang hubungan dengan penguasa, tentang dwi grup dan lain-lain. Meskipun dari orang-orang yang mendengarkan fitnah itu saya tak usah merasa kuatir karena meréka umumnya cukup mengenal saya dan sikap politik saya terutama melalui isi *Madjalah Sunda* yang saya pimpin, namun sebagai muslim yang mendapat perintah Allah agar saling memberi amanat saya pikir lebih baik kalau saya melalui perantaraan orang seperti Pak Prawoto secara tidak langsung menyadarkan orang tersebut supaya jangan melanjutkan menyebarkan fitnah yang terang dikutuk oléh Tuhan.

Waktu saya katakan bahwa orang tersebut menyebarkan fitnah antara lain dengan mengatakan bahwa, "Ajip itu komunis bangkotan yang sudah dibina sejak masih jaman pemberontakan Madiun", Pak Prawoto sepontan tertawa, "Lho, di jaman Madiun tentunya Saudara masih kanak-kanak!" Kemudian setelah berhenti tertawa, beliau melanjutkan, "Mémang ada orang yang tak dapat melihat jauh, sehingga sering membayar sesuatu lebih mahal daripada harga barang yang diperoléhnya. Karena perbédaan pendapat mengenai soal-soal praktis yang bersifat témporér, orang banyak yang sering lupa kepada prinsip yang lebih tinggi, bahkan lupa kepada larangan Allah. Ini berkenaan dengan sifat manusia. Kita harus membina manusia-manusia yang berpandangan luas dan berjiwa besar."

Kemudian kami berbicara tentang masalah hangat waktu itu. Dan pada saat itulah beliau menyatakan kekecéwaan terhadap para tokoh muda yang baru mengunjunginya.

Sejak itu saya tak ingat bahwa kami pernah berjumpa lagi. Walaupun mungkin saja bertemu dalam resépsi atau undangan resmi lain, namun tak pernah mendapat kesempatan berbicara leluasa. Tetapi dalam séminar tentang dakwah Islamiah yang diselenggarakan oléh Universitas Islam Bandung tg. 31 Juli 1970, saya bertemu dengan Pak Fachruddin Al-Khahiri—tokoh Masjumi juga, dan pernah menjadi anggota DPR-RI hasil pemilu 1955. Ketika berbicara ramah-tamah, kami sempat memberikan penilaian subyéktif tentang para pemimpin nasional Indonésia. Kami sepakat bahwa pada umumnya para pemimpin kita hanya berbakat sebagai orator, hanya sedikit sekali yang mempunyai kecakapan sebagai organisator. Tentang Prawoto Mangkusasmito Pak Fachruddin berkata bahwa beliau organisator yang baik dan pembicara yang iklas. "Jarang kita punya organisator sebaik dia," kata Pak Fachruddin.

Sebagai organisator Prawoto senantiasa duduk dalam pimpinan partai Masjumi sejak 1945. Bahkan pada waktu Masjumi bubar, Prawoto menjadi ketua umumnya. Karena Sukarno mau membubarkan partai itu kalau tidak menyetujui Manipol, maka Prawoto menyatakan partainya bubar, sehingga ketika Sukarno membubarkannya, partai itu sudah tidak ada. Tetapi karena Sukarno secara formal membubarkannya, Prawoto mengadukan Presidén Sukarno ke Pengadilan Negeri Jakarta yang menolak mengadili perkara tersebut sebab dianggapnya meréka tidak punya wewenang untuk itu.

Dalam pembentukan Partai Muslimin Indonésia yang tadinya dianggap sebagai wadah untuk "melanjutkan" Partai Masjumi dengan menampung aspirasi politik para tokoh dan anggota Masjumi, Prawoto dianggap sebagai tokoh yang bekerja di belakang layar. Pada waktu itu ummat Bulan Bintang terpecah menjadi dua: yang hanya setuju akan réhabilitasi Partai Masjumi saja, dan ada yang bersedia menerima kebijaksanaan pemerintah Suharto membentuk partai baru untuk menampung "aspirasi politik rakyat yang belum tertampung oléh partai-partai politik yang sudah ada", kemudian kelompok kedua itu terpecah-belah pula karena sikap pemerintah yang mengulur-ulur pengesahannya dengan berbagai alasan. Meskipun beliau sendiri tidak duduk dalam pimpinan partai, tapi atas jasa beliaulah saya kira banyak orang di daérah-daérah pada akhirnya bersedia juga mendirikan cabang-cabang Partai Muslimin Indonésia. Dan hanya kelapangan pandangan serta kebijakannya berkata-kata yang dapat menyabarkan orang sajalah saya kira yang telah menyebabkan banyak cabang partai tersebut bertahan setelah peristiwa Malang yang menghébohkan itu.[1]

***

Sesungguhnya Pak Prawoto Mangkusasmito yang dilahirkan pada tanggal 4 Januari 1910 di kabupatén Magelang dan bertubuh terhitung kecil ramping itu senantiasa menyimpan

---

1 Pembentukan Partai Muslimin Indonésia diselenggarakan melalui muktamar di Malang. Dalam muktamar itu terpilih Moh. Roem SH sebagai Ketua Umum Partai. Tetapi pemerintah tidak memberikan "clearance" atas keputusan muktamar itu. Meréka, yang pernah aktif dalam Partai Masjumi pada waktu bubar, tak diperkenankan duduk dalam pimpinan Partai Muslimin Indonésia.

tanggungjawab yang berat di balik kuluman senyumnya yang ramah dan kelakarnya yang ceria. Tekanan darah-tinggi yang dideritanya sejak lama, barangkali satu-satunya bukti betapa tubuh kecil ramping itu harus memikul tanggungjawab yang sangat berat.

Beliau sebagai pemimpin Islam konon senantiasa mengharapkan akan meninggalkan dunia fana ini selagi menjalankan tugasnya sebagai muslim. Dan Allah SWT mengabulkan harapannya itu. Beliau meninggal selagi jauh dari keluarga karena sedang menjalankan tugas dakwah Islamiyah kepada para petani nun di désa terpencil beberapa likur kilométer dari kota Banyuwangi, tanggal 24 Juli 1970 menjelang Subuh.

Innalillahi wainna ilaihi roji'un.

Mudah-mudahan Allah SWT mengampuni segala kekhilafan dan dosa-dosa almarhum dan memberikan tempat yang lapang di sisi-Nya, menerima iman Islamnya, menerima amal saléhnya, memberikan ganjaran yang setimpal dengan segala amalannya selagi hidup. Amin, amin ya Robbal'alamin.

Bandung, 26 Juli 1970.

Sobron Aidit Si Juragan Réstoran

"JANGAN KAUSAMAKAN Sobron dahulu dengan Sobron sekarang. Sobron sekarang sudah berkepala tujuh!" jawabnya ketika saya menéléponnya mengajak bertemu di rumah kediaman Dr. Farida Soemargono di Paris untuk makan siang tg. 19 Januari 2007. Saya diundang makan siang oléh Farida dan waktu dia bertanya siapa lagi yang ingin diundang juga agar bisa bertemu dengan saya, saya antaranya menyebut Sobron dan kemenakannya. Tapi waktu Sobron saya télépon dia menjawab bahwa ia akan hadir kalau dijemput oléh kemenakannya. Karena itu saya bilang mengapa tidak naik métro, kendaraan paling praktis di Paris. Terhadap perkataan saya itulah dia menjawab seperti saya kutip di atas. Tetapi waktu bertemu di rumah Farida—dia dijemput oléh kemenakannya—dia kelihatan séhat, hanya lebih kurus. Dia memberitahu bahwa akan berkunjung ke Indonésia pada bulan Maret 2007. Karena itu berita bahwa dia meninggal tg. 9 Fébruari 2007 di Paris, sangat mengejutkan.

Waktu meninggal Sobron berusia jalan 73 tahun. Dia lahir di Belitung tg. 2 Juni 1934. Waktu kami pertama kali bertemu di Jakarta pada tahun 1953, dia berusia 19 tahun dan saya 15 tahun. Dia duduk di kelas III Taman Madya, Taman Siswa, saya baru kelas I di SMA Negeri jalan Batu—ketika itu saya belum pindah ke Taman Siswa. Tapi sajak-sajak kami sering dimuat dalam majalah-majalah yang sama seperti *Siasat, Mimbar Indonésia, Zénith*, dll. Majalah-majalah yang pada waktu itu paling terkemuka di Indonésia.

Tulisan-tulisan Sobron dimuat lebih dahulu daripada tulisan saya. Kalau tidak salah karyanya yang pertama dimuat dalam sebuah majalah di Médan pada tahun 1948, artinya ketika usianya 14 tahun. Sajak saya yang pertama juga dimuat dalam majalah *Mimbar Indonésia* dan *Siasat* tahun 1952, juga waktu saya berumur 14 tahun.

Sobron di Taman Madya sekelas antara lain dengan S.M. Ardan, Soekanto S.A., Misbach J. Biran dan Sjuman Djaya. Setamat Taman Madya (SMA) Sobron masuk Fakultas Sastera dan Filsafat UI jurusan bahasa Rusia. Dia juga melamar untuk menjadi penyiar RRI, tapi jatuh karena kebiasaannya bergurau. Waktu duduk dités di depan corong radio dia berkata, "Di sini Radio Républik Rakyat Indonésia...."

Pada waktu itu Sobron selalu mengaku bahwa dia tidak ikut-ikutan dengan abangnya, D. N. Aidit, yang menjadi Ketua PKI. Dia katanya tidak menjadi anggota Lékra (Lembaga Kebudayaan Rakyat) yang merupakan organisasi kebudayaan orang-orang kiri. Baru setelah pertengahan tahun 1950-an, tepatnya tahun 1955, dia menunjukkan langkah-langkah yang kian dekat dengan partai abangnya.

Saya yang dua kelas di bawah meréka, sering bergabung dengan kelompok Ardan di Kwitang. Malah karena itu kemudian saya pindah ke Taman Siswa. Beberapa pengarang muda seperti Soekanto S.A., Sobron Aidit, Misbach J. Biran, Riyono Pratikto, Sjuman Djaya, Achmad M.S., dan beberapa orang lagi sering bertemu di rumah Ardan yang menumpang pada kakaknya di jalan Ajudan (kemudian namanya diganti menjadi jalan Kramat

II, tapi sekarang penggalan ujung barat jalan itu menjadi jalan Bunga III). Waktu itu kami anggap Ardanlah di antara kami yang mempunyai pikiran-pikiran yang jernih dan luas. Pada tahun 1954 timbul gagasan pada kami bertiga (Ardan, Sobron, dan saya) untuk menerbitkan kumpulan sajak bersama, mengikuti *Tiga Menguak Takdir* yang merupakan kumpulan sajak bersama Chairil Anwar, Asrul Sani dan Rivai Apin. Ardanlah yang memberikan judul *Ketemu di Jalan*, dengan alasan bahwa kami bertiga tidak tumbuh dari pesemaian yang sama, tidak pula saling ajari bagaimana menulis sajak atau hidup, melainkan ketika sudah déwasa kebetulan bertemu, masing-masing dengan cirinya sendiri. Saya kebagian menulis konsép pengantarnya. *Ketemu di Jalan* terbit pada tahun 1956 oléh penerbit Balai Pustaka.

Pada tahun 1954, Sobron pernah ikut ke tempat kelahiran saya Jatiwangi beramai-ramai dengan Soekanto S.A., Riyono Pratikto, Sjuman Djaya, dan Trisnoyuwono. Ardan yang semula sudah menyatakan niatnya untuk ikut serta, mendadak membatalkan tanpa alasan yang jelas—mungkin karena dia tidak punya uang untuk ongkos. Perjalanan itu menyenangkan kami semua, karena belum ada pertikaian berdasarkan paham politik atau keyakinan agama.

Sejak itu mémang kami berjalan sendiri-sendiri (lagi). Sobron mulai aktif dalam organisasi-organisasi kiri, misalnya dalam Lembaga Persahabatan Indonésia-Tiongkok bersama dengan Prof. Dr. Prijono dan Djawoto. Dia juga aktif dalam surat kabar partai *Harian Rakjat*. Dia kian langka bertemu dengan kelompok Ardan. Kadang-kadang dia muncul di Senén, bergaul dengan para Seniman Senén seperti Wim Umboh, Djapoq Lampong, Wahid Chan, dll. Malah dalam *Énsiklopédi Sastra Indonésia* (Bandung, Titian Ilmu, 2004) disebut bahwa dia menjadi pendiri "Seniman Senén" bersama dengan S.M. Ardan dan Wim Umboh. Entah dari mana datangnya keterangan itu.

"Seniman Senén" bukanlah organisasi yang pernah didirikan oléh siapapun. Sebutan itu timbul begitu saja untuk menyebut sekelompok orang yang menyebut diri atau disebut orang lain sebagai seniman yang suka berkumpul di Senén, tepatnya di sekitar ujung barat jalan Kramatbunder. Baik Ardan maupun Sobron bukanlah "anggota"-nya yang utama, apalagi pendiri, karena tidak termasuk yang "ngotok ngowo" di situ. Yang utama adalah Wahid Chan yang sampai disebut sebagai "Camat Senén" oléh kawan-kawannya sesama "Seniman Senén" seperti Sukarno M. Noor, Isméd M. Noor, Wim Umboh, Misbach J. Biran, dan sejumlah nama lagi.

Sobron kemudian aktif juga dalam Lembaga Persahabatan Indonésia-Viétnam bersama K. Werdojo, dalam Baperki bersama Siauw Giok Tjan dan bersama Prof. Bakri Siregar mendirikan Akadémi Sastera "Multatuli".

Tahun 1964 dia diangkat sebagai dosén bahasa Indonésia di Universitas Péking. Saya sendiri sejak menikah mempunyai lingkungan persahabatan baru, sehingga jarang bertemu dengan Ardan yang ketika itu diajak Misbach masuk ke dunia filem kemudian menjadi wartawan olah raga surat kabar *Suluh Indonésia*. Dengan Sobron sejak pertengahan paruh kedua tahun 1950-an boléh dikatakan jarang sekali bertemu. Dan setelah dia mengajar di Péking, boléh dikatakan tidak pernah ada hubungan sama sekali.

Baru ketika saya diundang sebagai *fellow* oléh The Japan Foundation tinggal di Kyoto selama setengah tahun (1980), saya menerima surat dari seseorang yang namanya (A. Sofyan) tidak saya kenal, yang dialamatkan ke Déwan Kesenian Jakarta. Surat itu oléh DKJ dilanjutkan kepada saya. Waktu saya baca isinya ternyata dari Sobron. Surat itu dikirimkan dari Péking. Saya tidak ingat dikirimkan langsung dari sana ataukah diposkan di salah satu negara Barat atau Hongkong. Pada waktu itu hubungan diplomasi RI dengan RRC putus. Tapi jawabannya saya kirimkan langsung ke Cina, karena hubungan RRC dengan Jepang mah normal.

Sejak itu terjadi koréspondénsi yang cukup lancar antara kami. Dia memberi tahu saya waktu isterinya sakit sampai meninggal. Saya sendiri tidak pernah bertemu dengan isteri Sobron. Saya tidak diundang waktu meréka menikah. Meréka mempunyai dua orang anak perempuan.

Waktu hubungan diplomasi antara RI dengan RRC mau dibuka kembali, pihak RRC mengusir orang-orang Indonésia yang sejak tahun 1965 *kapahung*[1] di sana agar pindah ke negeri-negeri lain, kebanyakan ke Éropah. Ada yang dikirimkan sebagai éksil ke Belanda, Perancis, Swédia, dll. Sobron dikirimkan ke Perancis.

Pada kesempatan saya ke Éropah pada tahun 1984 sehubungan dengan usaha mencari karya-karya H. Hasan Mustapa di negeri Belanda, saya sempat singgah ke Paris dan bertemu dengan Sobron. Pertemuan pertama setelah kl. seperempat abad tidak bersua. Kebetulan hari itu hari Jum'at, jadi saya ajak dia ke mesjid Paris untuk salat Jum'at. Dia mau.

"Kau gila, Jip. Jum'at yang lalu kauajak Asahan ke mesjid, sekarang aku." Rupanya dia sudah diberitahu oléh adiknya di negeri Belanda mengenai hal itu. Asahan mémang pada hari Jum'at pekan sebelumnya saya ajak solat di Masjid Maroko di Léiden.

"Apanya yang gila. Hari Jum'at muslim kan wajib solat berjama 'ah di mesjid."

"Betul juga. Aku ini begini-begini juga khatam Al-Qur-an, Jip," katanya lagi.

"Apa lagi kalau begitu. Aku sendiri tidak belajar mengaji," jawab saya.

---

1 *Kapahung* (Sunda) artinya orang yang bepergian tapi tidak bisa pulang ke tempat asalnya.

Menurut Sobron dia dan abang-abangnya, termasuk D.N. Aidit, khatam Al-Qur-an. Hanya Asahan yang tak sempat khatam karena keburu pindah ke Jakarta. Artinya orang tua meréka termasuk muslim yang taat. Ayahnya pindah ke Jakarta karena diangkat sebagai anggota DPRS RI wakil dari daérah (Belitung).

Tetapi Sobron ternyata hanya sekali itu pergi ke mesjid. Beberapa tahun kemudian saya dengar dia pindah memeluk agama Kristen, walaupun dia selalu mengélak mengakuinya kalau hal itu saya tanyakan.

Di Paris Sobron bersama beberapa orang sesama éksil dengan modal pinjaman dari bank mendapat kesempatan membuka réstoran "Indonésia" yang kemudian cukup populér karena sering mengadakan pertunjukan kesenian Indonésia. Begitu populér sehingga KBRI di Paris waktu itu sempat mengeluarkan larangan terhadap warganegara Indonesia mengunjungi réstoran tersebut, mungkin karena merasa kalah populér. Pejabat Indonesia kan kalau kalah bersaing ya mengeluarkan larangan.

Sobron kemudian menjadi warganegara Perancis. Dan sebagai warganegara Perancis dia bébas masuk ke Indonésia, meskipun sebagai wisatawan. Namun tetap saja dibuntuti intél. Setelah masa Réformasi para éksil bébas masuk ke tanahairnya. Sobron sering terdengar datang. Kadang-kadang kalau kebetulan saya sedang berada di tanahir (saya masih mengajar di Jepang), dia menélépon atau datang menemui saya. Saya juga sempat ke rumahnya di Paris dan bertemu dengan kedua orang anaknya. Lucu juga, kedua anaknya itu—yang lahir dan besar di Cina—kalau berbicara antar meréka menggunakan bahasa Cina, dengan ayahnya berbahasa Indonésia dan dengan anaknya yang lahir di Perancis (jadi cucu Sobron) berbicara dalam bahasa Perancis, karena suaminya keturunan Maroko kalau saya tidak salah ingat.

Sobron terus menulis. Apalagi setelah ada internét dan dia pensiun sebagai juragan réstoran, kerjanya hanya menulis saja. Dia pernah memberikan setumpuk naskah kumpulan sajak dan cerita péndéknya untuk diterbitkan oléh Pustaka Jaya. Tapi setelah membacanya saya memutuskan untuk tidak menerbitkannya. Kalau saya terbitkan sebagai buku, karya-karya itu hanya akan menjatuhkan nama Sobron sebagai sasterawan. Karya-karyanya itu seperti terkungkung pada suasana dan gaya pengucapan sasterawan-sasterawan Lékra tahun 1960-an, seakan-akan Sobron tidak bisa keluar dari sana. Kesan seperti itu saya peroléh juga kalau saya membaca karya-karya kaum éksil lain yang banyak bertebaran di Éropah dan banyak yang diterbitkan di negeri Belanda. Saya mendapat kesan bahwa pada umumnya meréka meski tinggal di negeri yang mempunyai kekayaan sastera yang luar biasa dan meréka sendiri menguasai bahasa negeri tempat tinggalnya namun tidak mengikuti perkembangan sastera setempat. Kalau meréka tidak mengikuti perkembangan sastera Indonésia bisa dimengerti karena ketika itu buku bahasa Indonésia sukar meréka peroléh. Lagi pula perkembangan sastera Indonésia setelah tahun 1960-an umumnya kan mengékor perkembangan sastera yang berkembang di Éropah Barat juga.

Saya mengembalikan naskah-naskah Sobron dengan mengatakan bahwa situasi keuangan Pustaka Jaya tidak memungkinkan menerbitkannya. Saya tidak berani berterus-terang kepadanya, karena saya tahu Sobron tidak suka dikritik. Pada tahun 1950-an saya pernah memberikan pendapat tentang karyanya yang dimuat dalam majalah *Siasat*. Dia tidak membantah atau membéla diri, diam saja seperti menyimakkan perkataan saya dengan sungguh-sungguh, tetapi waktu saya mau pulang, dia berkata, "Jip kau ini orang besar, jadi lebih baik bergaul dengan sesama orang-orang besar seperti H. B. Jassin dan Anas Makruf saja," katanya tenang. Artinya dia tidak suka dikritik. Tetapi bahwa kemudian Pustaka Jaya menerbitkan karya adiknya, Asahan, yaitu *Perang dan Kembang*, meskipun melalui suntingan bahasa yang berat, niscaya dia mengerti juga alasan yang sebenarnya.

Pada kesempatan bertemu di Paris bulan Januari yang lalu setelah saya beritahukan bahwa S. M. Ardan meninggal karena ketabrak motor (yang ternyata dia sudah dengar tetapi tak tahu sebabnya), dia meminta agar saya menerbitkan kembali buku kami bertiga *Ketemu di Jalan*. Dan saya menyanggupinya. Insya Allah. Saya kira buku itu memuat sajak-sajak Sobron yang paling baik. Lebih baik dari sajak-sajaknya yang dimuat dalam *Pulang Bertempur* (1959) dan *Derap Révolusi* (1962). Dan jauh lebih baik dari sajak-sajaknya yang ditulis lebih kemudian yang naskah kumpulannya pernah dia sampaikan kepada saya untuk diterbitkan oléh Pustaka Jaya.

Pabélan, 10 Fébruari 2007.

Ramadhan K.H, Pendorong Semangat

BERITA MENYEDIHKAN, walaupun tidak lagi mengejutkan karena berita tentang sakitnya yang kian parah sudah lama terdengar, datang dari Capetown, Afrika Selatan. Ramadhan Kartahadimadja, atau lebih dikenal sebagai Ramadhan K.H., yang oléh kawan-kawan dekatnya disebut Atun dan di lingkungan keluarganya disebut Tutun, meninggal tg. 16 Maret 2006 pukul 08.30. Almarhum dilahirkan di Bandung tg. 16 Maret 1927, jadi ketika meninggal tepat berusia 79 tahun.

Sejak tahun 2004, isterinya ditempatkan sebagai Konsul Jénderal Républik Indonésia di Capetown, karena itu dia ikut ke sana. Sejak dia berangkat ke Capetown, dia beberapa kali pulang ke tanahair, untuk berbagai keperluan, paling akhir bulan Oktober 2005. Dia sejak lama menderita pembengkakan prostat dan waktu diperiksa hendak dioperasi, ternyata positif kangker. Walaupun dilakukan operasi yang membuang semua bagian yang mungkin menyebarkan sél-sél kangker itu, namun ternyata tidak berhasil. Keadaannya kian memburuk, sehingga kira-kira bulan Januari berédar berita bahwa menurut perkiraan dokternya di Capetown, dia paling lama akan bertahan hanya dalam tiga bulan. Pada tg. 28 Januari 2006, Akadémi Jakarta, Déwan Kesenian Jakarta, dan kawan-kawan dekatnya menyelenggarakan do'a bersama di TIM yang dihadiri oléh kl. 200 orang—yang menunjukkan bahwa Ramadhan mémang punya banyak sahabat.

Saya berkenalan dengan Ramadhan pada tahun 1954 ketika dia baru pulang dari Spanyol. Ketika itu dia menjadi Pemimpin Umum majalah bulanan *Kompas* yang redaksinya dipimpin oléh Nugroho Notosusanto. Ketika majalah *Kompas* berhenti terbit, Ramadhan menjadi redaktur budaya warta sepekan *Siasat*. Dia pun bersama Nugroho pernah menjadi redaktur lampiran "Persada" dalam majalah *Kisah*.

Pada tahun 1952, Ramadhan mendapat undangan dari Sticusa (Stichting Culturele Samenwerking = Yayasan Kerjasama Kebudayaan) berkunjung ke negeri Belanda bersamaan waktunya dengan Asrul Sani. Untuk beberapa lama dia bekerja sebagai penterjemah di Kantor Pusat Sticusa, dan sebagai hasilnya dia punya cukup uang untuk tinggal beberapa lama di Él Salér, Spanyol, untuk memperdalam bahasa Spanyol karena dia jatuh hati kepada sastera Spanyol, terutama karya-karya Federico Garcia Lorca, yang kemudian karya-karyanya yang penting dia terjemahkan ke dalam bahasa Indonésia.

Ramadhan orang yang santun dan selalu berusaha agar berbaikan dengan setiap orang. Dia selalu menghindari konflik. Dan sifatnya yang utama ialah dia selalu mendorong orang untuk berpréstasi. Kalau dilihatnya ada orang yang mempunyai kualitas tertentu, dia niscaya akan berusaha sedapat bisa agar orang itu mendapat kesempatan untuk mengembangkan poténsinya. Selama dia menjadi Sékertaris, kemudian Diréktur Pelaksana DKJ, banyak seniman baik muda maupun tua yang dicarikannya jalan agar mendapat tempat yang tepat untuk mengembangkan bakatnya. Banyak yang diusahakan agar bisa mendapat undangan ke Éropah atau Jepang, baik untuk belajar maupun untuk sekedar melakukan perlawatan dua-tiga minggu yang niscaya akan memperluas cakrawala pemikirannya.

Ramadhan juga sangat sadar akan dirinya sebagai putera Sunda, dan ingin agar orang Sunda memperlihatkan préstasi di tingkat nasional maupun internasional. Dia menghendaki agar kebudayaan Sunda, termasuk bahasa dan sastera Sunda, tetap hidup dan berkembang. Pada tahun 1961, bersama almarhum Tatang Suriaatmadja dan Obon Harris kami mendirikan penerbit Kiwari yang selain menerbitkan karya sastera dalam bahasa Indonésia, juga menerbitkan buku dalam bahasa Sunda. Meskipun buku yang diterbitkannya tidak banyak, tetapi Kiwarilah yang memelopori kebangkitan penerbitan buku bahasa Sunda pada masa sesudah perang. Sejak dimulai oléh Kiwari itu, ramai penerbitan buku bahasa Sunda dilakukan orang, baik cétak ulang buku lama maupun penerbitan buku baru. Dalam bahasa Sunda, kumpulan sajak yang pertama diterbitkan adalah *Lalaki di Tegal Pati* karya Sayudi oléh penerbit Kiwari. Ramadhan sangat bangga terhadap buku tersebut. Sayang pada tahun 1967, ketika pemerintah Orde Baru mencabut subsidi kertas, penerbitan buku yang selama bertahun-tahun marak (tidak hanya buku dan majalah bahasa Sunda saja), terhenti karena para penerbit kehabisan modal. Tidak lama sebelumnya modal meréka dirampok oléh pemerintah Orde Lama yang mendévaluasi rupiah dari Rp. 1.000 menjadi Rp. 1. Kegiatan penerbitan buku basa Sunda baru mulai lagi setelah léwat belasan tahun kemudian.

Bersama-sama dengan Utuy T. Sontani, Boejoeng Saléh Poeradisastra, Rukasah S.W., dan para pengarang Sunda lain yang tinggal di Jakarta, kami menghadiri Kongrés Basa Sunda yang diselenggarakan oléh LBSS pada bulan Juli tahun 1956 di Bandung. Begitu juga kami menghadiri Kongrés Pemuda Sunda yang diselenggarakan pada bulan Novémber tahun itu juga bertepatan dengan diresmikannya Konstituante yang bertugas menyusun UUD. Ramadhan diangkat menjadi anggota Déwan Komando Pemuda Sunda (DKPS) untuk urusan kebudayaan.

Ramadhan juga menjadi salah seorang diréktur PT Duta Rakjat yang menerbitkan *Mingguan* (kemudian *Madjalah*) *Sunda* yang redaksinya saya pimpin. Ketika itu dia menjadi wartawan LKBN "Antara" cabang Bandung yang dipimpin oléh Dajat Hardjakusumah. Pada waktu terjadi Gestapu, dia difitnah orang bersama Dajat, sehingga sempat ditahan, tetapi karena tidak ada bukti-buktinya, setelah 3 minggu dia dibébaskan dan tugasnya dipindahkan ke LKBN "Antara" Pusat di Jakarta.

Pada tahun 1968, Ramadhan dan saya diajak oléh Ilén Surianegara menemui Gubernur Jakarta Ali Sadikin untuk menjajagi kemungkinan penerbitan majalah kebudayaan yang dirasakan sangat diperlukan di Indonésia. Gubernur Ali Sadikin sangat antusias dan bersedia menyediakan dana untuk mencétak majalah bulanan *Budaja Djaja* (kemudian *Budaya Jaya*). Majalah itu terbit dengan Penanggung Jawab Ilén Surianegara, sedangkan Ramadhan bersama Harijadi Surianegara, Hartowardojo, dan saya menjadi redakturnya, walaupun nama Ramadhan tidak dicantumkan karena dia masih bekerja sebagai wartawan Antara. Dari pertemuan-pertemuan dengan Gubernur Ali Sadikin itu, timbul pula gagasan untuk menyediakan tempat untuk para seniman Jakarta bertemu menggantikan tempat para "Seniman Senén" berkumpul yang digusur buat jalan. Ternyata yang disediakan oléh Gubernur Ali Sadikin bukan hanya sekedar tempat pertemuan seniman, tetapi pusat kebudayaan yang pengurusannya dipercayakan kepada para seniman sendiri, yaitu Taman Ismail Marzuki yang merupakan salah satu proyék yang harus ditangani oléh DKJ. Proyék yang lain ialah LPKJ (yang sekarang menjadi IKJ). Kalau TIM menjadi tempat para seniman mempertunjukkan karyanya, IKJ adalah semacam tempat untuk pemupukan anak-anak muda yang berbakat seni agar menjadi seniman yang bermutu.

Meskipun Ramadhan tidak termasuk sebagai anggota DKJ angkatan yang pertama (1968–1970), namun pada tahun 1971 dia terpilih menjadi anggota DKJ dan terpilih menjadi sékertaris Déwan Pengurus Harian (DPH). Dan sejak itu dia boléh dikatakan tidak pernah lepas dari lembaga-lembaga yang ada di lingkungan Pusat Kesenian Jakarta (PKJ), kecuali kalau sedang mengikuti isterinya (yang pertama) tinggal di luar negeri. Dia dua kali diangkat sebagai anggota DKJ (1971–1974) dan menjadi sékertaris DPH, kemudian diangkat menjadi Diréktur Pelaksana DKJ (1976–1981). Selama dia di DKJ, dia selalu mengusahakan berbagai kesempatan untuk mengirimkan rombongan kesenian agar diundang untuk mengadakan pertunjukan di luar negeri atas biaya meréka. Dia juga selalu mengusahakan agar seniman Indonésia, baik muda maupun tua, mendapat undangan ke luar negeri, terutama ke negara-negara Éropah dan Jepang, baik hanya sekedar melawat sebagai kunjungan péndék, ataupun untuk belajar di salah satu lembaga yang terdapat di salah satu negeri. Dia juga banyak mengadakan kerjasama dengan lembaga-lembaga di luar negeri untuk mendatangkan seniman atau pertunjukan untuk ditampilkan di TIM.

Bahkan ketika berada di luar negeri, walaupun tidak lagi duduk sebagai apa pun di DKJ maupun di TIM, dia selalu mencari kesempatan demikian terutama ketika tinggal di Paris, karena dia diangkat sebagai pembantu untuk bidang kebudayaan oléh Dutabesar Ahmad Tahir. Dengan kedudukan resmi itu, dia lebih leluasa mengusahakan berbagai kesempatan untuk keuntungan kesenian atau seniman Indonésia.

Ketika menjelang akhir tahun 1990-an Akadémi Jakarta (AJ) yang dibentuk oléh DKJ pada tahun 1970 banyak mendapat kritik karena para anggotanya yang diangkat untuk seumur hidup itu mulai berguguran dan yang tinggal pun tidak mampu menghadapi terjangan Sang Kala, Ramadhan bersama Iravati berusaha agar lembaga tersebut jangan sampai bubar. Ramadhan dan Iravati M. Sudiarso (anggota DKJ yang paling lama dan berkali-kali diangkat menjadi Ketua DPH DKJ) dengan petunjuk H. Ali Sadikin yang tetap menaruh perhatian yang besar terhadap PKJ, DKJ, IKJ, dan TIM, berhasil meyakinkan Gubernur Sutiyoso untuk menyelamatkan AJ dan menyediakan dana yang cukup agar meréka dapat mengadakan kegiatan di PKJ. Ramadhan sendiri bersama Goenawan Mohamad duduk sebagai Wakil Ketua AJ (Ketua: Prof. Dr. Koesnadi Hardjasoemantri). Ketika sakitnya kian parah di Capetown, Ramadhan mengirimkan e-mail mengundurkan diri sebagai Wakil Ketua dan digantikan oléh H. Misbach J. Biran.

Sebagai sasterawan, Ramadhan terkenal karena kumpulan sajaknya *Priangan si Jelita* (1956) sudah dicétak ulang berkali-kali serta sudah diterjemahkan ke dalam berbagai bahasa, antaranya ke bahasa Inggris, Spanyol, Jerman, Perancis, Jepang. Karyanya yang lain berupa roman, yaitu *Royan Révolusi* (1970), *Kemelut Hidup* (1976), *Keluarga Permana* (1978) dan *Ladang Perminus* (1981). Untuk *Priangan si Jelita*, Ramadhan mendapat Hadiah Sastera Nasional 1957–1958 untuk puisi dari Badan Musawarat Kebudayan Nasional (BMKN). Sedangkan naskah *Royan Révolusi* mendapat hadiah pertama dalam sayémbara penulisan roman yang diselenggarakan oléh IKAPI-UNESCO tahun 1968. Tahun 1992 Ramadhan mendapat SEA Award yang setiap tahun diberikan oléh Hotél Oriéntal di Bangkok kepada para sasterawan Asia Tenggara sebagai ajang promosi.

Tetapi di luar bidang kesusasteraan, Ramadhan K.H. dikenal sebagai penulis biografi para tokoh nasional Indonésia, seperti *Kuantar ke Gerbang: Kisah Cinta Ibu Inggit dengan Bung Karno* (1981), *Suharto: Pikiran, Ucapan dan Tindakan Saya* (1988), *Bang Ali: Demi Jakarta* (1992), dll.

Innalillahi wainna ilaihi roji'un. Ya Allah, mudah-mudahan Kauampuni segala kekeliruan dan dosa-dosa sahabat kami Ramadhan K.H. Semoga Kauterima segala amal perbuatannya sebagai amal yang soléh di sisi-Mu. Dan berilah tempat yang mulia baginya di hadirat-Mu, Ya Allah. Dan berilah kekuatan kepada Gumilang dan Gilang beserta anak-isterinya, ditinggalkan oléh ayah yang sangat bangga terhadap meréka. Begitu juga berilah kekuatan kepada kaum kerabatnya, agar tabah menerima cobaan yang berat ini.

Menurut rencana jenazah akan tiba dari Afrika Selatan pada hari Saptu tg. 18 Maret dan akan dikebumikan hari itu juga di Pemakaman Umum Tanah Kasir, Jakarta. Sebelum meninggal Ramadhan meminta agar jenazahnya dimasukkan ke dalam makam tempat isterinya yang pertama, Tinés Pruistin, yang meninggal tahun 1990.

Wilujeng angkat, Atun!

Ramadhan Sebagai Sahabat

BERSAHABAT SELAMA lebih dari setengah abad (1954–2006) dengan Ramadhan, saya mendapat kesan, bahwa dia orang yang dalam situasi apa pun dan di mana pun berada selalu merasa tidak puas. Selalu mengeluh. Waktu berjalan bersama di atas mobil BMW isterinya Tinés yang waktu itu ditempatkan di Genéve di jalan-jalan mulus di Swiss sambil menikmati pemandangan musim panas yang menyedapkan, dan kami mampir di réstoran karena perut sudah lapar, tiba-tiba dia bicara, "*Leuh, lamun dahar pais lauk jeung lalab sambel, meureun ni'mat pisan!*" (Kalau makan dengan pépés ikan dan lalab sambel, tentu nikmat sekali!). Sebaliknya kalau sedang berada di tanahair, dia membayangkan betapa tenteramnya hidup di negara maju, tidak seperti di tanahair yang selalu membuat hati kesal karena pemerintah tidak menganggap rakyatnya sebagai manusia yang harus dilayani.

Pada tahun 1972 kami berdua berangkat ke Éropah. Dia yang mengatur. Kami atas kebijaksanaan Abas Alibasyah, pelukis yang waktu itu menjadi Sékertaris Dirjén Kebudayaan, mendapat tikét pesawat. Tapi hanya sampai ke Roma dan hanya satu jalan. Padahal tujuan kami ke negeri Belanda. Kami diundang untuk menghadiri Féstival Penyair Internasional di kota Rotterdam. Untuk itu kami harus membayar dahulu segala biaya perjalanan yang kalau nanti kami sudah tiba di Belanda akan diganti oléh pengundang. Ramadhan menganggap perlu berhenti di Roma karena ketika itu pelukis Affandi sedang berada di sana, melukis selama beberapa bulan. Untuk itu Affandi menyéwa rumah (bukan apartemén!) dan kami bisa tinggal bersamanya selama beberapa hari. Kartika dengan anaknya yang sulung, Hélfi juga ada di sana. Pada waktu itu Kartika sedang menghadapi perceraian dengan suaminya yang pertama, Sapto Hudoyo.

Yang menjadi masalah ialah kami tidak punya uang buat membeli karcis keréta api untuk melanjutkan perjalanan. Tadinya bermaksud akan meminjam dari Affandi tapi ternyata Affandi harus membiayai supirnya yang harus dioperasi usus buntunya pulang ke Indonésia, karena kalau dioperasi di Roma biayanya jauh lebih tinggi. Atun (begitu biasanya kami panggil sehari-hari) tak habis akal. Dia menélépon Kang Ilén Surianegara yang ketika itu menjadi Wakil Dutabesar di KBRI Bonn. Kepada Kang Ilén dia minta tolong supaya menélépon koléganya, Dutabesar RI di Roma agar meminjami kami uang untuk membeli karcis keréta api ke Paris. Uang itu akan kami bayar kembali kalau sudah menerima uang di negeri Belanda. Entah apa yang dikatakan Kang Ilén kepada koléganya itu, yang jelas kami oléh Pak Dubes tidak diberi pinjaman uang, tetapi beliau menyuruh pegawai KBRI untuk membelikan karcis keréta api ke Paris buat kami berdua. Dan karena yang menyuruh Dutabesar, maka karcis yang dibeli untuk kami itu kelas utama, yang paling mahal. Waktu kami sudah naik ke dalam keréta api malam itu, ternyata tempat kami merupakan kompartemén dengan tempat tidur yang cukup méwah. Begitu masuk ke dalam kompartemén itu, Atun langsung berkata, "Buat apa kita dibelikan tempat seperti ini? Kita kan bisa tidur sambil duduk bersandar di kelas yang murah. Karcis untuk kompartemén ini niscaya mahal dan kita harus membayarnya nanti!" Dan tidak hanya sekali saja dia mengatakan hal itu melainkan berulang-ulang sepanjang malam, sehingga kami tidak bisa tidur. Akhirnya saking kesal, saya bilang: "Sudahlah tak usah ngomong saja sampai tak bisa tidur! Lebih baik nikmati kemewahan yang nanti harus kita bayar ini. Kalau kau ngomong terus, kita tidak bisa tidur, tidak menikmati kemewahan yang ada, yang toh nanti harus kita bayar juga!"

Kesan pertama kalau bertemu dengan Atun, dia pendiam, halus, santun, bicaranya perlahan. Atun bukan orang yang suka konflik. Dia selalu menghindarkan pertengkaran. Untuk itu dia lebih banyak mengalah. Dia lebih suka mengadakan pendekatan yang tidak menimbulkan gaduh. Dia juga pemurah dan selalu ingin membantu orang lain. Pada waktu dia menjadi redaktur kebudayaan majalah *Siasat,* para pengarang dan seniman yang membutuhkan uang selalu datang kepadanya kalau ada kesulitan, kadang-kadang dengan memberikan jaminan berupa karangan entah sajak, cerita péndék, terjemahan, ésai, atau skétsa. Kalau kemudian karangan atau skétsa itu dimuat, honornya akan dia perhitungkan dengan uang muka yang sudah diambil penciptanya. Tentu saja tanpa bunga. Menghérankan sekali pada waktu itu ia seperti punya uang segudang, sebab setiap orang yang datang kepadanya tidak pernah pulang dengan tangan hampa. Tapi bahwa ia pun memerlukan uang, kelihatan waktu ia—mungkin atas saran kakaknya, Saléh, yang di Cianjur membuka toko sepatu Bata—menjadi agén sepatu Bata. Atun membuka toko sepatu di bilangan Roxy. Segera saja kawan-kawannya seniman tahu akan tempat usahanya yang baru. Maka dia bukan saja harus memberikan uang muka kepada para pengarang atau pelukis yang datang membawa karangan atau skétsa untuk dimuat dalam *Siasat,* melainkan juga harus memberi kesempatan mengutang kepada meréka yang membutuhkan sepatu atau sandal. Mungkin karena itu dia menjadi juragan sepatu Bata hanya tahan beberapa bulan.

Meskipun termasuk pendiam, bukan berarti Atun tidak bisa tertawa lepas. Terutama kalau bertemu dengan saya atau kawan-kawan akrab yang lain. Ketika saya tinggal di Jepang, kami menjadi jarang bertemu. Tapi lebih inténsif bersurat-suratan. Kalau saya berkesempatan berliburan ke tanahair, selalu memerlukan mengadakan pertemuan dengan kawan-kawan, terutama dengan Atun. Sering Atun berkata, "*Resep ari aya Ajip téh, bisa seuri ngeunah!*" (Senang kalau ketemu Ajip, bisa senang tertawa). Mémang untuk bisa tertawa, orang harus mempunyai simpanan ingatan yang sama sebagai latar-belakang, sehingga kalau tersentuh satu saja dawai yang terentang di antara meréka, akan menyebabkan meréka pecah tertawa berderai-derai.

Persahabatan kami tidak terbatas pada kami berdua, melainkan juga dengan isteri dan sanak-saudara kami yang lain. Kalau saya menghadapi masalah karena ulah salah seorang anak saya, atau ada anak saya yang masuk rumah sakit, Atun dengan penuh perhatian menanyakannya melalui télépon atau surat. Begitu juga ketika Tinés sakit, kami berusaha agar bisa menjenguknya, baik ketika berliburan di tanahair, maupun di negara tempat dia ditempatkan. Menjelang saat-saat terakhir hidupnya, saya bersama isteri pernah menjenguknya ke Bonn. Atun selalu berusaha agar menyenangkan hati Tinés, tetapi Tinés juga berusaha agar penyakitnya tidak merisaukan suami dan keluarganya. Hal demikian dari kedua pihak terkadang malah menimbulkan ketegangan dengan voltasi tinggi, sehingga bagi yang tidak mengenal keduanya dengan baik niscaya akan timbul sangkaan bahwa keduanya sedang tidak berbaik.

Atun selalu ingin tahu apa yang sedang saya kerjakan. Sebaliknya dia sendiri tidak mau ketahuan sedang mengerjakan apa. Kalau ada buku saya yang terbit dan dia ketahui dari orang lain karena dia sendiri belum menerimanya, maka dia menélépon atau menulis surat menagih seperti saya punya utang. Sebaliknya kalau ada bukunya yang terbit, dia tidak pernah mengirimi saya. Kalau saya desak mengapa dia tidak mengirimi saya bukunya yang baru, jawabnya selalu, "Tidak, itu bukan buku untuk Ajip. Kalau nanti Atun menerbitkan roman yang bagus, Ajip akan jadi orang pertama yang dikirimi bukunya." Agaknya bagi dia buku-buku biografi yang banyak dia tulis itu bukanlah karya yang patut dibanggakan. Cita-citanya yang utama ialah menulis karya sastera yang utama. Tapi kalau ada naskah karya sastera yang dia selesaikan, sayalah orang yang diberi kesempatan pertama membaca naskahnya karena dia ingin diterbitkan oléh Pustaka Jaya. Maka kalau terbit saya lebih dahulu memperoléhnya daripada dia. *Ladang Perminus* saya anggap bagus untuk diterbitkan oléh Pustaka Jaya. Tetapi Diréktur Pustaka Jaya yang menggantikan saya setelah saya pergi ke Jepang tidak berani melakukannya. Karena itu diserahkan kepada penerbit lain. Tapi saya harus membelinya karena Atun tidak mengirimi saya.

Pada masa partai-partai politik mengikuti langkah PKI yang membentuk Lékra (Lembaga Kebudayaan Rakyat) sebagai wadah buat para seniman dan budayawannya, kami berpendapat bersama beberapa kawan di Bandung untuk tidak masuk ke salah satu kubu yang kami anggap hanya akan mengkotak-kotakkan seniman dan budayawan menurut paham politik yang dianutnya—dan kami tahu bahwa banyak seniman dan budayawan yang sebenarnya tidak tahu benar akan paham politik itu, jadi hanya ikut-ikutan atau agar ikut mendapat kesempatan saja. Kami mau bébas mandiri. Akibatnya kami dicurigai oléh semua pihak. Hal yang sangat kami rasakan ketika kami ikut serta dalam Konperénsi Karyawan Pengarang seluruh Indonésia (KKPI) karena hanya kami delegasi dari Bandung saja yang bukan penandatangan Manifés Kebudayaan.

Apalagi karena dalam konperénsi itu Toto S. Bachtiar dan saya sebagai jurubicara dari Jawa Barat menolak konperénsi itu diketuai oléh perwira tentara (Kepala G-5 ABRI) yang sama sekali bukan pengarang.

Dalam hidup sehari-hari sebagai konsékuensi dari sikap tidak mau masuk salah satu kubu itu, saya mengambil langkah yang berlainan dengan Atun. Meskipun saya mempunyai kawan di hampir semua kubu, tetapi semuanya tidak ada yang saya dekati. Apalagi pada waktu itu saya tinggal di kampung saya di Jatiwangi (sejak akhir 1960), sehingga kesempatan untuk bertemu dengan meréka juga sempit sekali. Sebaliknya Atun, mungkin karena pekerjaannya sebagai wartawan LKBN "Antara", dekat atau mendekati berbagai pemimpin kubu itu.

Ketika Nasakom dijadikan pedoman dalam pelaksanaan mengatur masyarakat secara politis, sehingga mau tak mau orang harus memilih kelompok, Atun dan saya dan beberapa orang kawan lainnya, memutuskan untuk masuk ke dalam kelompok A, walaupun kami tidak masuk ke dalam satu organisasi agama yang ada. Kami mencoba dekat dengan semua kelompok agama, bukan saja yang Islam melainkan juga yang non Islam.

Pada tahun 1964 ketika isyu tentang perlu dibentuknya Angkatan Kelima yang dilontarkan oléh Ketua PKI D.N. Aidit menjadi perdébatan keras, sehingga Aidit terdesak karena pérs—kecuali yang kiri—mengucilkannya, Atun yang ketika itu menjadi anggota Pengurus PWI Jawa Barat, menyelenggarakan ceramah atas nama PWI Jawa Barat dengan meminta D.N. Aidit berbicara tentang Angkatan Kelima. Saya menghadiri acara ceramah itu, sengaja datang dari Jatiwangi. Tetapi setelah ceramah selesai, Atun saya ajak ke rumah yang ketika itu saya séwa sebagai tempat berkumpul dengan teman-teman sepaham. Waktu itu pun ada beberapa kawan yang ikut bersama kami. Di situ saya kritik Atun habis-habisan karena dengan acara yang diselenggarakannya itu, ia memberikan forum kepada Aidit yang sedang kelimpungan karena dikucilkan. Seingat saya pada waktu itu Atun mengakui kekeliruannya. Dan dengan demikian hubungan di antara kami tidak sampai retak.

Setelah terjadi Gestapu, Atun bersama Dajat Hardjakusumah yang menjadi atasannya di LKBN "Antara" Bandung, difitnah telah menerima Ketua PWI Karim D.P. dan Sékjénnya, Satyagraha, yang pada tg. 2 Oktober pergi ke Bandung, sehingga Dajat dan Atun ditangkap. Mengenai hal ini telah saya tulis dalam kenangan saya tentang Dajat dalam bahasa Sunda yang telah diterjemahkan ke dalam bahasa Indonésia oléh Hawé Setiawan dan dimuat dalam buku *Ramadhan K.H. Tiga Perempat Abad*.[1] Mungkin karena tahu bahwa saya satu-satunya orang yang membéla keduanya agar tidak dipecat oléh PWI (yang secara resmi dituntut oléh Wakil Ketua PWI Jawa Barat Létnan Sudjono) padahal pada waktu itu menentang keinginan penguasa mempunyai risiko yang berat, Atun menganggap bahwa persahabatan dari pihak saya mémang tulus. Padahal bagi saya kalaupun orang lain yang diperlakukan demikian (dan bukan sahabat dekat seperti Atun dan Dajat) saya akan tetap membélanya juga.

Pada waktu Atun dicalonkan sebagai anggota DKJ pertama kali, Mochtar Lubis (Wakil Ketua Akadémi Jakarta) secara khusus bertanya kepada saya tentang keterlibatan Atun dengan Gestapu karena berita tentang Atun ditahan bersama Dajat dimuat dalam pérs Jakarta juga dan di samping itu ada juga kawan-kawan Atun yang memberatkannya karena melihat persahabatan Atun dengan orang-orang kiri. Setelah saya berikan jaminan pribadi saya (itu yang diminta Mochtar Lubis) bahwa keterlibatan Atun dengan Géstapu itu hanyalah fitnah yang dibuat oléh penguasa Jawa Barat yang ingin menyingkirkan

---

1 Lihat Ajip Rosidi dkk (éditor), *Ramadhan K.H. Tiga Perempat Abad* (Jakarta: Pustaka Jaya, 2007).

Dajat dari LKBN "Antara" Bandung yang ingin dia kuasai, Akadémi Jakarta mengangkat Atun menjadi anggota DKJ (1971–1974). Sampai sekarang pun saya tetap merasa héran, mengapa Mochtar Lubis meminta jaminan saya secara pribadi untuk Atun, karena saya tahu betul bahwa hubungan Mochtar Lubis dengan Atun sudah berlangsung sejak jaman Jepang, jadi jauh lebih lama daripada dengan saya, dan hubungan meréka sangat mesra.

Bahwa Atun mempunyai sahabat di kalangan orang kiri, bukanlah rahasia. Dia pun banyak bersahabat dengan orang sosialis, Islam maupun Kristen. Pada tahun 1950-an, para pengarang dan seniman umumnya bergaul secara terbuka, tidak dibatasi oléh pagar-pagar yang timbul oléh perbédaan paham politik atau agama. Hubungan persahabatan itu umumnya berdasarkan hubungan manusiawi semata, jadi bukan keterikatan karena sama pandangan politik, keyakinan agama atau kesamaan kepentingan. Sebagai orang yang mau bersahabat dengan siapa saja, Atun punya sahabat di segala kalangan dan lapangan. Misalnya Pramoedya Ananta Toer yang sangat individualistis dan boléh dikatakan hampir tidak punya sahabat, menganggap Atun sebagai sahabatnya. Salah satu sebabnya mungkin karena pada waktu pernikahannya dengan Maimunah, Pram yang tidak mempunyai uang di sakunya, pada waktu mau membayar mahar meraba-raba pada sakunya yang kosong, ditolong oléh Atun dengan mengambil dompétnya sendiri sambil berkata, "Ini dompétmu, Pram, tadi terjatuh di mobil". Pram datang ke tempat pernikahan di rumah mertuanya di jalan Tamansari, Jakarta mémang dijemput oléh Atun dan Nugroho Notosusanto dengan mobil. Pram mengakui kejadian itu dalam surat kepada anaknya yang dimuat dalam *Nyanyi Sunyi Seorang Bisu* I (1995), walaupun di situ dikatakan bahwa Pram meraba-raba saku yang tak ada uangnya itu karena harus membayar buku nasihat pernikahan karangan Nazaruddin

Latief. Pram tidak ingat bahwa pada waktu menikah mempelai harus membayar mahar kepada pengantin. Tindakan Atun yang bijaksana pada saat yang kritis itu, niscaya berbekas dalam pada hati Pram. Peristiwa itu juga melukiskan kearifan Atun pada waktu melihat ada kawan yang menghadapi kesulitan.

Tidak hanya terhadap Pram saja Atun bersikap demikian. Dalam buku *Ramadhan K.H. Tiga Perempat Abad* ada pengakuan beberapa orang yang merasa ditolong oléh Atun pada waktu meréka membutuhkan bantuan, walaupun meréka sendiri tidak meminta, misalnya yang diakui oléh Saini K.M. dan Nanéng Daningsih.

Saya kira banyak teman lain yang mendapat bantuan Atun walaupun ia tidak meminta, semata-mata karena kearifan Atun melihat kawan yang menghadapi kesukaran. Dan dalam membantu Atun tidak mempertimbangkan apa pandangan politik, agama atau asal-usul orang itu. Dia memandangnya sebagai sesama manusia yang perlu dibantu.

Pabélan, 6 April 2006.

Utuy T. Sontani: Pengarang Drama

DALAM BUKU-BUKU selalu dicantumkan bahwa Utuy lahir di Cianjur bulan Méi tahun 1920. Tetapi pada suatu waktu ia pernah berkata kepada saya: "Sebenarnya aku dilahirkan tahun 1918, tetapi supaya tampak lebih muda, kusebut saja tahun 1920." Mengingat bahwa ia waktu belajar di Taman Siswa Bandung sekelas dengan Héndra Gunawan sang pelukis, sedangkan Héndra selalu menyebutkan bahwa dia lahir tahun 1918, maka pengakuan Utuy itu saya kira wajar. Mémang ada saja kemungkinan dua orang yang di sekolah duduk dalam kelas yang sama usianya terpaut beberapa tahun. Namun kalau benar demikian niscaya Utuy tak perlu berkata seperti itu kepada saya.

Saya sendiri tidak menganggap pengakuan itu anéh, karena saya tahu ada beberapa pengarang kita yang lain yang memberikan tahun kelahiran yang lebih kemudian dari tahun kelahirannya yang benar. Seperti Aoh K. Hadimadja yang lahir tahun 1911 pada tahun 1950-an selalu mengatakan bahwa dia lahir tahun 1915. Begitu juga Trisnoyuwono yang lahir tahun

1925, selalu mengaku dilahirkan tahun 1929. Ketika usia meréka telah lanjut biasanya meréka kembali kepada tahun kelahiran yang sebenarnya, mungkin supaya mengesankan lebih tua. Tetapi Utuy tak pernah sempat memberi pernyataan tentang tahun kelahirannya yang benar secara tertulis. Karena itu secara resmi dia masih juga disebut lahir tahun 1920.

Mengaku lahir lebih muda atau lebih tua dari yang sebenarnya mudah saja dilakukan di Indonésia. Dan sering dilakukan ketika orang hendak masuk sekolah atau bekerja. Banyak orangtua yang "terpaksa" melakukan hal itu agar anaknya bisa diterima di sekolah yang menetapkan bahwa meréka hanya akan menerima murid baru anak yang berusia tertentu. Yang tidak mudah ialah memeriksa kebenarannya karena pada masa sebelum perang anak-anak orang Indonésia kebanyakan lahir tanpa disertai akta kelahiran. Hanya keturunan ningrat atau yang memeluk agama Kristen saja yang kelahirannya diberi saksi berupa akta kelahiran. Anak orang kebanyakan yang umumnya beragama Islam cukup dicatat di kelurahan saja. Dan kita tahu tidak ada kelurahan yang mempunyai dokuméntasi yang rapih dan lengkap di Indonésia.

Ketika saya bertemu di Moskwa (ternyata pertemuan kami yang terakhir) pada tahun 1975, Utuy berusia 57 tahun. Atau 55 tahun menurut vérsi "resmi". Perbédaan dua tahun itu tidak kelihatan. Malah nampak lebih muda walaupun ketika itu dia dirawat di rumah sakit. Yang jelas nampak lebih gemuk dan lebih séhat daripada 13 tahun sebelumnya—yaitu tahun 1963 saat paling akhir saya bertemu dengan dia di Fakultas Sastera UI (Universitas Indonésia) di Rawamangun. Saya ketika itu tinggal di Jatiwangi dan kalau ke Jakarta tidak lagi mengunjunginya di rumahnya di Pekulitan, Jatinegara.

Selama lebih dari satu jam saya menéngoknya di rumah sakit, dia banyak bicara dan banyak tertawa. Mungkin karena kami pada akhirnya bertemu lagi setelah sekian lama berpisah dan mungkin juga karena kami bercakap-cakap dalam bahasa Sunda (seperti selalu demikian kami lakukan jika bertemu) yang sangat dia cintai. Selama dia mengembara di Cina dan Moskwa, kesempatan mempergunakan bahasa Sunda sangat sedikit sekali. Pada waktu itu saya merasa bahwa Utuy bersikap terbuka seperti sikapnya dahulu sebelum dia aktif dalam Lékra.

***

Pertemuan kami yang terakhir sebelum itu, yaitu pada tahun 1963 di Fakultas Sastera UI Rawamangun, mémang kurang akrab, bahkan sebaliknya. Utuy marah karena saya membuat pernyataan dalam pérs bahwa BPB (Beungkeutan Pangulik Budaya) Kiwari memecatnya sebagai anggota bersama beberapa orang anggota lain yang aktif dalam Lékra, karena BPB Kiwari mempunyai paham yang berlainan dengan lembaga kebudayaan yang bernaung di bawah payung PKI (Partai Komunis Indonésia) itu. Utuy menyerang saya, "Sebagai salah seorang pendiri Kiwari apakah saya boléh dipecat? Pendiri tidak bisa dipecat!" teriaknya murka.

Sia-sia saja saya katakan bahwa pemecatan itu dilakukan oléh pengurus setelah mengadakan rapat dan bahwa keputusan pengurus itu merupakan konsékwénsi logis dari kegiatan Utuy sendiri yang aktif di dalam Lékra yang jelas mempunyai paham yang berlainan dengan Dasar Pendirian BPB Kiwari.

BPB Kiwari didirikan di Jakarta tahun 1957 oléh beberapa orang pengarang, ilmuwan dan seniman asal Sunda yang berada di Jakarta sekitar majalah kebudayaan *Kiwari* yang dipimpin oléh Rukasah S.W. BPB Kiwari sempat menyatakan pendiriannya mengenai kesenian dan kebudayaan yang dijadikan se-bagai pegangan (Dasar Pamadegan) para anggotanya. Meskipun majalah *Kiwari* kemudian menghentikan penerbitannya tetapi sebagai organisasi penelaah budaya BPB Kiwari terus berjalan dengan mengadakan pertemuan bulanan membahas terutama berbagai segi kebudayaan Sunda. Pada tahun 1959 dalam Kongrés Nasionalnya di Solo, Lékra berhasil mengajak masuk para seniman penting seperti Pramoedya Ananta Toer, Utuy T. Sontani, dan lain-lain ke dalam kubunya. Karena aktivitas Utuy di Lékra kian meningkat antaranya dengan mengemukakan pendapat-pendapat yang tidak sejalan dengan Dasar Pamadegan BPB Kiwari, maka Pengurus BPB Kiwari mengadakan rapat khusus membahas hal itu dan berakhir dengan melakukan pemecatan terhadap Utuy dan Boejoeng Saléh. Pada tahun itu mémang ketegangan antara para seniman yang bergabung dalam Lékra dengan yang di luarnya kian meningkat. Lékra atau tokoh-tokohnya sering mengemukakan tuduhan yang bukan-bukan terhadap para seniman yang tidak (mau) sepaham dengan meréka.

Pemecatan BPB Kiwari terhadapnya itulah yang menyebabkan Utuy bérang dan mencari-cari saya untuk menyatakan protésnya. Agaknya Utuy mendengar bahwa saya akan berbicara dalam séminar yang diselenggarakan oléh Fakultas Sastera UI. Dia sengaja datang ke kampus UI di Rawamangun pada saat séminar dilangsungkan, tetapi tidak bisa masuk ke ruang séminar, sehingga dia tunggu saya sampai séminar selesai.

Sejak pertemuan di Rawamangun itu saya tidak pernah berjumpa lagi dengan Utuy sampai saya dengar bahwa dia berangkat ke RRC (Républik Rakyat Cina) untuk pengobatan penyakitnya. Ketika terjadi Gestapu (Gerakan Séptémber Tigapuluh), Utuy bersama ratusan orang Indonésia lain yang menjadi tamu pemerintah RRC, *kapahung* di RRC. Meréka tidak bisa pulang ke tanahairnya.

***

Keadaan politik kian memanas. Anjuran agar secara tegas membuat garis antara "kawan" dan "lawan" yang dilontarkan oléh Ketua PKI D.N. Aidit, menyebabkan hubungan antara para seniman yang tadinya akrab menjadi tegang dan penuh curiga.

Mengikuti PKI dengan Lékra, PNI (Partai Nasional Indonésia) mendirikan LKN (Lembaga Kebudayaan Nasional) yang langkah-langkah politiknya hanya mengikuti langkah Lékra dan PKI saja. Apalagi dengan pernyataan-pernyataan Ketua Umumnya, Sitor Situmorang, yang sangat gemar memukul kawan-kawannya sendiri sesama seniman budayawan, memojokkan meréka dengan menuduhnya anti Manipol-Usdék, kontra révolusi, dékadén, dll. Sementara itu partai-partai yang lain pun mendirikan organisasi kebudayaannya masing-masing. Yang terpenting NU mendirikan Lesbumi (Lembaga Seniman Budayawan Muslimin Indonésia) yang dipimpin oléh Usmar Ismail dan Asrul Sani.

Dalam situasi seperti itulah Utuy memberikan ceramah mengenai kesusasteraan Sunda yang téksnya kemudian dimuatkan dalam majalah *Jaman Baru* terbitan resmi Lékra.[1] Dia yang seumur hidupnya tidak suka akan téori, dalam tulisan itu mencoba menerapkan téori tentang pertentangan kelas dalam menganalisa kesusasteraan Sunda, yaitu menganggapnya terbagi menjadi kelas atas (ménak) dan kelas bawah (rakyat).

Terhadap tulisan Utuy itu, saya membuat bantahan yang dimuat dalam surat kabar NU *Duta Masjarakat* yang dipimpin oléh H. Mahbub Djunaidi. Bantahan itu kemudian saya tulis vérsi bahasa Sundanya yang dimuatkan dalam surat kabar bahasa Sunda *Sipatahoenan*[2]. Saya agak keras menyerang dan mengéjék Utuy dalam tulisan itu, sehingga saya dengar Utuy marah

1 Lihat *Jaman Baru* Novémber 1964

2 Tulisan vérsi basa Sunda itu kemudian dimuat dalam buku saya *Dur Panjak!* (1966)

dan pernah mencari-cari saya di Jakarta dan Bandung. Sayang tidak sampai bertemu, karena saya lebih banyak di Jatiwangi.

Saya dengar dia mengatakan bahwa dia akan membalas tulisan saya itu. Tetapi entah mengapa tulisannya yang membantah tulisan saya itu tak pernah muncul. Yang kemudian membalas tulisan saya itu dalam *Jaman Baru* adalah BS (= Bakri Siregar)—tokoh Lékra yang lain yang juga saya kenal secara pribadi. Mungkin mengikuti stratégi dan taktik pertempuran yang diatur oléh komandan Lékra? Pencantuman hanya inisial BS (bukan nama lengkap) mungkin untuk menyesatkan orang agar menyangka bahwa yang menulisnya adalah Boejoeng Saléh, tokoh Lékra yang orang Sunda.

***

Saya mengenal Utuy dengan baik secara pribadi. Meskipun usia kami berbeda 20 tahun, tetapi kami berdua selalu ber-*silaing-déwék* (ber-aku-engkau) kalau bercakap (kami selalu berbicara bahasa Sunda) dan ia sendiri tak pernah memperlakukan saya sebagai anak-anak.

Perkenalan pertama mungkin sekitar tahun 1953, mestinya di kantor Sidang Pengarang Balai Pustaka yang dipimpin oléh Achdiat K. Mihardja, karena pada waktu itu Utuy menjadi anggota Sidang Pengarang Balai Pustaka. Kemudian Balai Pustaka sebagai penerbit dihapuskan. Fungsinya hanya menjadi percétakan belaka. Kemudian dihidupkan kembali sebagai penerbit dengan nama Perpustakaan Perguruan Kementerian P.P. dan K. Achdiat diangkat menjadi Kepala Jawatan Pendidikan Masyarakat, tapi Utuy bersama sejumlah anggota Sidang Pengarang Balai Pustaka yang lain diparkir di ruang perpustakaan Balai Pustaka. Saya sering menemui Utuy di situ. Yang bersama Utuy diparkir di situ antaranya Sanusi Pané, Tatang Sastrawiria, Rusman Sutiasumarga, Hasan Amin, Syafi'i

R. Batuah, dan beberapa orang lagi. Tak ada tugas yang harus meréka kerjakan, maka kebanyakan jarang masuk. Kalau sekali datang meréka menandatangani buku hadir sekaligus untuk beberapa hari atau beberapa minggu. Agar tidak ketahuan, meréka sengaja menggunakan beberapa macam péna waktu membubuhkan tandatangan pada daftar hadir itu.

Sebagai anak muda yang berminat kepada kesusasteraan dan mulai menulis karya-karya sastera yang dimuat dalam majalah-majalah terkemuka waktu itu, saya banyak menghabiskan waktu di ruang perpustakaan itu, ngobrol dengan para sasterawan terkemuka yang duduk tidak ada kerja di situ. Meréka juga senang kalau saya datang, karena bisa ngobrol menghabiskan kejemuan yang dihadapinya setiap hari. Saya tidak begitu ingat, apakah meréka ditempatkan di situ karena meréka dipindahkan ke Jawatan Pendidikan Masyarakat bersama Achdiat tapi karena di kantor jawatan itu tidak ada ruang buat meréka maka meréka dititipkan di situ, atau entah bagaimana. Hanya kemudian ketika Balai Pustaka dikembalikan fungsinya sebagai penerbit (mula-mula dengan nama Perpustakaan Perguruan Kementerian P.P. dan K. tapi kemudian memakai nama Balai Pustaka lagi) sebagian meréka kembali ke Balai Pustaka, tapi Utuy pindah ke Kantor Jawatan Kebudayaan di jalan Kimia.

Pada waktu itu saya baru membaca tulisan Pramoedya Ananta Toer yang disiarkan melalui Mimbar Penyiaran Duta yang dipimpinnya tentang pengarang pésimis terbesar di Indonésia, yaitu Utuy T. Sontani. "Puncak pésimisme di kalangan pengarang Indonésia ada dalam jiwa Utuy T. Sontani", tulis Pram. "Pésimisme yang disebabkan karena ketololan keliling inilah yang membekukan kegiatan dan semangat kerjanya."

Utuy sendiri menyatakan pésimismenya yang dikutip oléh Pram dalam tulisannya itu, "Aku ingin orang bisa mempercayai manusia lagi. Tetapi kepercayaan pada manusia sekarang ini sudah pudar. Yang ada hanya keinginan tahu, *nieuwsgierigheid*. Bagaimana engkau bisa mempercayai manusia kalau manusia yang kau hendaki itu tidak ada. Dan kalau engkau berada di lingkungan binatang, bagaimana bisa engkau mengharapkan dapat bersinggungan dengan manusia?" dan "Bangsa Indonésia ini kubagi hanya dalam dua bagian, yang menggerutu dan (yang) berteriak-teriak. Bagaimana pun juga engkau berteriak dan menggerutu, kapal yang kautunggangi tetap berjalan, dan terus berjalan dan pada suatu waktu yang tertentu dan tidak bisa ditawar-tawar lagi, kapalmu akan dihujani oléh air terjun dan tenggelam ke dasar air."[3]

Pram menganggap Utuy lumpuh karena tidak menulis lagi, kalau soré hanya membboncéngkan anaknya naik mobilétnya yang sudah tua mencari hawa. Kendaraan roda dua yang populér pada awal tahun 1950-an itu yang mémang dengan setia selalu dikendarai Utuy dari rumahnya di Pekulitan, Jatinegara, ke kantornya di Balai Pustaka atau ke tempat lain. Gambaran Utuy pada waktu itu selanjutnya seakan tak dapat dipisahkan dari mobilétnya.

Menurut pendapat saya karangan-karangan Utuy yang kemudian tidak menyuarakan pésimisme yang mendalam tetapi memperlihatkan tumbuhnya sikap individualistis yang mulai merasa dan menganggap kehadiran orang lain hanyalah menimbulkan gangguan saja. Salah sebuah drama Utuy yang banyak dipentaskan pada tahun 1950-an ialah *Sayang Ada Orang Lain,* antaranya pernah dipanggungkan dengan suksés di Gedung Kesenian Jakarta dengan sutradara Nugroho A.N. dan pemain antara lain S. Éfféndi (penyanyi) sebagai Haji Salim dan Fatimah Adi sebagai isteri. Dalam drama itu, kehadiran Haji Salim yang memergoki si isteri berselingkuh dengan orang lain

---

3 Mimbar Penyiaran Duta, 1953 yang dimuat al. dalam warta sepekan *Siasat.*

dan memberitahukan hal itu kepada Suminta (suami) dianggap telah menimbulkan konflik antara suami-isteri itu.

Individualisme dalam karangan-karangan Utuy memuncak dalam dramanya *Sang Kuriang* (1959) yang merupakan libréto tapi tak pernah ada komponis yang membuatkan lagunya. (Untuk vérsi bahasa Sunda, Utuy sendiri yang membuatkan lagu atau lebih tepat memilih dari lagu yang sudah tersedia, tapi tak pernah sempat dipentaskan).

Sebenarnya Utuy telah beberapa kali mengerjakan karya berdasarkan cerita *sasakala*[4] rakyat tentang asal mula Gunung Tangkuban Parahu dan danau Bandung yang sangat terkenal di Jawa Barat itu. Pertama kali dia menterjemahkan naskah *gending karesmén*[5] yang aslinya ditulis dalam bahasa Sunda oléh R.T.A. Soenarja (1954) yang pernah dipentaskan dalam Pekan Raya Gelanggang Wanita di Jakarta. Téks asli dan terjemahannya diterbitkan bersama sebagai buku pada tahun yang sama. Kemudian Utuy menulis sendiri sandiwara péndék "Sangkuriang – Dayang Sumbi" baik dalam bahasa Indonésia maupun dalam bahasa Sunda. Tidak jelas mana yang lebih dahulu ditulisnya. Vérsi bahasa Sunda dimuat dalam majalah *Warga* (Bogor, 1953) dan vérsi bahasa Indonésia dimuat dalam majalah kebudayaan *Indonésia* (terbitan BMKN, Jakarta. 1953).

Dalam sandiwara péndék itu Utuy memperlihatkan visi yang berlainan dengan vérsi Soenarja maupun vérsi lainnya yang waktu itu telah berédar.

Drama *Sang Kuriang* yang disebutnya sebagai libréto vérsi bahasa Indonésia terbit pertama kali dalam majalah *Seni*

---

4 Cerita sasakala ialah dongéng yang menceritakan asal-usul suatu tempat, gunung, sungai, tabu, dll.

5 Gending karesmén (Sunda): semacam opera dengan lagu-lagu tembang Cianjuran atau kawih.

(1955) kemudian diterbitkan sebagai buku oléh Balai Pustaka (1959). Sementara itu vérsi bahasa Sundanya dimuat pertama kali dalam sk. *Sipatahoenan* (1959) dan kemudian diterbitkan sebagai buku oléh penerbit Bhratara (1964). Dari waktu penerbitan vérsi bahasa Sunda yang berselang beberapa tahun dari vérsi bahasa Indonésia, jelas bahwa *Sang Kuriang* vérsi bahasa Indonésia lebih dahulu ditulis daripada vérsi bahasa Sundanya.

***

Utuy sudah menulis sejak sebelum perang. Karangannya yang pertama ditulis dalam bahasa Sunda dan dimuat bersambung dalam surat kabar bahasa Sunda *Sinar Pasoendan*. Judulnya *Mahala Bapa* (Membinasakan Ayah). Tapi di samping itu pada waktu yang bersamaan ia juga memuatkan cerita lain berjudul *Tambéra* dalam sk. *Sipatahoenan*. Pada masa sebelum perang terbit beberapa surat kabar di Bandung di antaranya dalam bahasa Sunda (ada juga yang dalam bahasa Indonésia dan bahasa Belanda). Menjelang kedatangan Jepang, karyanya *Tambéra*, yang melukiskan masa awal kedatangan Belanda di pulau Bandanéira, terbit sebagai buku kecil tipis berjilid-jilid. Tetapi pada masa pendudukan balatentara Jepang, semua surat kabar dan penerbitan berbahasa daérah dilarang. Di Bandung hanya diperboléhkan terbit sebuah surat kabar dan itu pun berbahasa Indonésia. Sebagai pengarang muda Utuy dianjurkan agar menulis dalam bahasa Indonésia yang segera dilakukannya dengan penuh gairah. Dia merasa tidak mempunyai kesulitan menulis dalam bahasa Indonésia sebab ketika bersekolah di Taman Siswa Bandung dia mendapat pelajaran bahasa Indonésia yang cukup inténsif. Sajak-sajak yang dia kirimkan ke sk. *Asia Raya* di Jakarta ada yang dimuat. Hal itu menyebabkan dia diundang untuk menghadiri Konferénsi Kebudayaan di Jakarta yang memberi kesempatan bertemu dengan sasterawan-sasterawan terkemuka yang dikaguminya seperti Sanoesi Pané, S. Takdir Alisjahbana, Armijn Pané, dll. Kehadirannya di Konferénsi itu juga menyebabkan dia kemudian bekerja di Kantor Poetera (Poesat Tenaga Rakjat) cabang Bandung. Poetera adalah organisasi bentukan balatentara Jepang yang dipimpin oléh Empat Serangkai (Bung Karno, Bung Hatta, Ki Hadjar Déwantara, dan K. H. Mas Mansoer). Poeteralah yang memberinya ilham untuk menulis drama alégorisnya *Suling*.

Kemudian setelah terbit sk. *Tjahaja* di Bandung, hampir setiap minggu ada saja buah tangannya yang dimuat di sana, terutama sajak. Pada waktu itu juga dia menulis ulang *Tambéra* dalam bahasa Indonésia, diperluas sehingga menjadi lebih tebal. Setelah Agrési Militer Belanda I (1947) dia mengungsi ke Tasikmalaya dan bekerja di kantor kabupatén. Dia menulis *Bunga Rumahmakan* yang menjadi populér karena sering dipentaskan oléh berbagai perkumpulan sandiwara. Di situlah ia menikah dengan janda yang sudah mempunyai dua orang anak perempuan. Kemudian dari Utuy sendiri mempunyai tiga orang anak, dua laki-laki dan seorang perempuan.

***

Sepulang mengungsi Utuy tidak kembali ke Bandung, melainkan ke Jakarta dan bekerja sebagai anggota Sidang Pengarang di Balai Pustaka. Dia menerbitkan karya-karya yang ditulisnya pada jaman Jepang dan masa révolusi, yaitu *Bunga Rumah Makan* (drama), *Suling* (alégori bersajak), dan *Tambéra* (roman). *Tambéra* mendapat sambutan yang menggembirakan. Pada tahun 1951 ia menerbitkan kumpulan cerita péndék yang pernah dimuat dalam majalah-majalah yang diberinya judul *Orang-orang Sial* dan juga drama satu babak yang berlainan dengan *Bunga Rumah Makan, Awal dan Mira* ditulis seperti cerita péndék. Selanjutnya begitulah drama-drama Utuy ditulis, sehingga orang dapat membacanya seperti membaca cerita. *Awal dan Mira* mendapat hadiah sastera nasional tahun 1952 dari BMKN untuk drama. Utuy menulis banyak drama satu babak yang diterbitkan dalam majalah-majalah, terutama majalah *Indonesia* dan *Siasat*. Pada tahun 1950-an itu Utuy dianggap sebagai penulis drama Indonésia yang paling kuat dan produktif. Penulis drama sebelumnya seperti Usmar Ismail dan Él-Hakim (Abu Hanifah) tidak lagi menghasilkan sesuatu. Usmar memindahkan perhatiannya kepada filem.

Meskipun ia terutama menulis dalam bahasa Indonésia, namun tetap saja ia merasa bahwa yang paling memuaskan hatinya adalah kalau menulis dalam bahasa Sunda. Bukan hanya sekali dia menyatakan bahwa bagi kepuasan hatinya dia masih terus menulis dalam bahasa Sunda, walaupun bukan karya asli. Cerita-cerita péndék yang dimuat dalam *Orang-orang Sial* diterjemahkannya (atau ditulisnya kembali) dalam bahasa Sunda dan dimuatkan satu demi satu dalam majalah *Sunda* yang dipimpin oléh M.O. Koesman dan terbit di Bandung (1952–1954). Pada tahun 1953 ia mengumumkan *Sangkuriang-Dayang Sumbi* vérsi Sunda dalam majalah *Warga*, di samping vérsi bahasa Indonésia dalam majalah *Indonésia*. Pada tahun 1955 dia mengumumkan libréto *Sang Kuriang* dalam majalah *Seni* (1955) sedang vérsi bahasa Sundanya dimuat dalam sk. *Sipatahoenan* (1959). Kemudian keduanya dibukukan juga.

Sepanjang yang saya ketahui, pada waktu itu Utuy lebih dahulu menulis karyanya dalam bahasa Indonésia dan kemudian dia tulis vérsi bahasa Sundanya. Dia hanya menulis ésai yang langsung dalam bahasa Sunda, tapi jumlahnya tidak banyak, mungkin hanya dua atau tiga saja. Salah satunya yang penting ialah "Kakayaan Batin Ki Sunda" yang mengemukakan pendapatnya yang orisinal mengenai tokoh Sang Kuriang dan Si

Kabayan. Kedua tokoh cerita rakyat Sunda yang terkenal itu oléh Utuy ditafsirkan sebagai ciri dua segi yang berbéda pada batin orang Sunda. Sang Kuriang adalah maniféstasi manusia-berbuat yang penuh percaya diri dapat melaksanakan hal yang mustahil (membuat telaga dan perahu hanya dalam semalam), sedangkan Si Kabayan adalah manusia individualis yang "geus teu naon-naon ku naon-naon" (sudah tidak terpengaruh oléh apa pun juga).[6]

***

Pada tahun 1959, Utuy memenuhi permintaan Kongrés Lékra di Solo untuk duduk menjadi anggota pengurus pusatnya. Pada tahun 1956 pun Utuy pernah menerima télégram dari Kongrés Lékra yang memintanya duduk sebagai anggota pengurus pusat, tetapi dia tolak. Permintaan yang kedua diterimanya mungkin karena bujukan sahabatnya ketika masih bersekolah di Bandung, yaitu Héndra Gunawan. Sejak itu sering saya baca berita tentang ceramah-ceramah Utuy yang diselenggarakan oléh Lékra dalam berbagai kesempatan yang isinya penuh propaganda politik, seperti mendukung Manipol Usdék, di samping menghantam kaum kontra révolusi dan kaum anti-Manipol yang masa itu menjadi téma utama kegiatan PKI dan Lékra. Juga tentang sétan désa dan sétan kota yang waktu itu menjadi topik utama propaganda orang kiri. Hal itu menarik karena sebelum menjadi aktivis Lékra Utuy boléh dikatakan tidak mau berbicara di depan publik, apalagi tentang hal yang menyangkut politik.

Dramanya *Si Kabayan* diterbitkan oléh Penerbit Lékra (1959). Sebenarnya agak ganjil, drama tentang orang yang

6 "Kakayaan Batin Ki Sunda", majalah *Kiwari* no. 5 (1957).

kerjanya menipu orang lain dengan pura-pura menjadi dukun karena menganggap bahwa orang lain itu hanya patut menjadi permainan oléh manusia yang menganggap dirinya sudah mencapai tingkat "*teu naon-naon ku naon-naon*" (tidak terpengaruh oléh apapun juga), artinya sudah mencapai tingkat keindividualistisan yang paling tinggi, diterbitkan oléh penerbit yang menganut paham réalisme sosialis.

Betapapun perjalanan Utuy T. Sontani yang individualistis-pésimistis menjadi aktivis Lékra yang bersemangat révolusionér sangat menarik untuk diteliti secara psikologis dan sosiologis. Cukup banyak seniman dan bukan seniman yang terperosok ke dalam Lékra karena kelihaian PKI dalam memanfaatkan situasi dan kesulitan seseorang untuk kepentingan politiknya. Utuy menerima tawaran Kongrés Lékra untuk duduk sebagai anggota pengurus pusatnya itu terjadi pada waktu Utuy sedang dalam kesulitan karena bubungan atap rumahnya ambruk sementara naskahnya dikembalikan oléh penerbit Pembangunan. Pada waktu itulah Héndra Gunawan datang dan meminta Samanjaya (Oey Hay Djoen) yang memimpin penerbit Lékra menolong dengan memberinya uang muka buat naskah *Si Kabayan*, sehingga rumahnya bisa diperbaiki. Padahal sekitar waktu itu dia sendiri pernah menyampaikan kepada saya bahwa ia sedang menunggu paling tidak mengharapkan datang undangan dari Kedutaan Besar Amérika Serikat untuk berkunjung ke negeri Paman Sam.

Bagi orang yang polos seperti Utuy uluran-uluran tangan yang datang pada saatnya yang tepat itu merupakan pertolongan yang akan dia balas dengan sungguh hati. Utuy bukan hanya memberikan ceramah dan kuliah (dia mengajar di Universitas Seni Rakyat yang didirikan oléh Lékra di Bandung), tetapi juga sering memberi ceramah yang isinya sesuai dengan propaganda PKI tentang sétan désa dan sétan kota. Dia juga menulis drama *Si Kampéng* yang merupakan éksemplar yang paling tepat untuk menjadi contoh bagaimana pengarang terkenal seperti Utuy menyesuaikan ciptaannya dengan pesanan partai yang dianutnya. Dibandingkan dengan drama-drama yang ditulis Utuy sebelumnya, *Si Kampéng* sangat sangat rendah sekali mutunya.

***

Pada awal tahun 1965, Utuy berangkat ke Peking (sekarang Beijing) untuk berobat. Kesempatan berobat di RRC langsung ditawarkan oléh Ketua PKI D.N. Aidit yang sudah dikenalnya sejak bekerja di Kantor Poetera pada masa Jepang di Bandung. Menurut rencana semula isterinya akan berangkat bersama, tetapi pada saat terakhir dibatalkan namun dijanjikan akan menyusul. Tapi belum lama dia di RRC terjadilah Gestapu sehingga dia (bersama ratusan orang Indonésia lainnya yang menjadi tamu pemerintah RRC untuk menghadiri acara peringatan 1 Oktober 1965) tidak bisa pulang. Dari RRC Utuy kemudian pergi ke Uni Soviét. Di Moskwa dia ditolong oléh Dr. V. Sikorsky dan diangkat sebagai dosén di Institut Bahasa-bahasa Timur. Oléh lembaga tersebut, Utuy dihormati, sehingga pernah para mahasiswanya menyelenggarakan pertunjukan drama karya Utuy, *Bunga Rumah Makan,* sehubungan dengan peringatan ulang tahunnya yang ke-55. Karangan-karangan Utuy seperti *Tambéra* sudah diterjemahkan dan diterbitkan dalam bahasa Rusia.

Ketika pada tahun 1975 saya mendapat undangan dari Menteri Kebudayaan Uni Soviét untuk berkunjung ke negerinya di Moskwa saya sempat menjenguk Utuy di rumah sakit. Ketika itu Utuy sedang terbaring sakit. Dia kelihatan sangat gembira karena bertemu dengan saya yang sudah lama tidak pernah bersua (sejak dia aktif dalam Lékra kami hampir tidak pernah bertemu), tetapi nampaknya terutama karena selama pertemuan itu kami bercakap-cakap dalam bahasa Sunda, yang sudah lama tak dapat dilakukannya karena di Rusia jarang sekali ada orang yang bisa berbahasa Sunda. Selama pertemuan itu dia berkali-kali meminta kepada saya agar membujuk isterinya supaya mau menemaninya di Rusia.

Tetapi setelah saya kembali ke tanahair dan melaksanakan permintaannya itu, isterinya setelah berunding dengan anak-anaknya memutuskan untuk tidak memenuhi keinginan suaminya. Hal itu saya sampaikan dengan surat kepada Utuy, tetapi dia tidak membalas surat saya itu. Karena itu berita bahwa dia meninggal pada tg. 17 Séptémber 1979 sangat mengejutkan. Utuy mémang sejak lama sakit-sakitan, tetapi kelihatannya dia sudah berko-éksisténsi dengan penyakitnya sehingga tidak ada sangkaan akan segera meninggalkan dunia yang fana ini.

William Saroyan: Orang Arménia di Amérika

PADA TAHUN 1956, ketika Pak (Moh.) Said pimpinan Taman Siswa Jakarta untuk pertama kali hendak pergi ke luar negeri atas undangan UNESCO, beliau bertanya kepada saya apa yang saya inginkan sebagai oléh-oléh. Dengan spontan saya menjawab, "Saroyan".

Beliau bertanya, "Apa itu?"

Maka saya jelaskan bahwa William Saroyan adalah pengarang Amérika keturunan Arménia yang karangan-karangannya amat sangat saya sukai. Tetapi ketika beliau menanyakan apa judulnya, saya hanya dapat menyebut *The Human Comedy* dan *My Name is Aram* saja. Maka saya tambahkan, "Apa saja karangan Saroyan saya suka."

Pada waktu itu saya baru membaca karya Saroyan yang berjudul *Komédi Manusia* dan *Tujuh Puluh Ribu Orang Arménia* yang diterjemahkan ke dalam bahasa Indonésia oléh Anas Ma'ruf, diterbitkan oléh Balai Pustaka di samping terjemahan beberapa cerita péndéknya yang dimuat dalam majalah-majalah. Dan di toko buku loak di Senén, saya mendapat buku saku *My Name is Aram* yang sudah rusak. Buku itu memuat beberapa cerita péndék Saroyan tentang Aram, anak Arménia yang lahir dan hidup di Amérika. Nama itu kemudian digunakan buat anak Saroyan sendiri. Cerita-cerita péndék yang dimuat di dalamnya sangat kocak dan hidup sekali. Beberapa buah telah diterjemahkan ke dalam bahasa Indonésia dan dimuat dalam berbagai majalah, bahkan ada yang diterjemahkan beberapa kali oléh beberapa orang.

Saya sendiri pernah menterjemahkan salah sebuah cerita péndék dari buku itu ke dalam bahasa Sunda dan dimuat dalam majalah *Kiwari*. Sebuah cerita péndék yang lain pernah pula saya terjemahkan ke dalam bahasa Indonésia dan dimuat dalam majalah *Siasat*. Tetapi setelah dimuat baru saya sadar bahwa saya menterjemahkan "shepherd" dengan "tukang kayu". Saya merasa malu sekali dan sejak itu tidak pernah mencoba menterjemahkan lagi.

Ternyata Pak Said membawa beberapa belas judul buku karya Saroyan sebagai oléh-oléh buat saya. Ada roman, drama, dan kumpulan cerita péndék. "Pengarang ini tidak terkenal," kata beliau ketika menyerahkan kepada saya buku-buku yang dalam setiap jilidnya diberi catatan: *Untuk Ajip dari Bapakmu, Said*. "Bapak mencarinya di toko-toko buku besar, pelayannya tak ada yang kenal William Saroyan. Buku-buku ini Bapak peroléh di toko buku loak."

Saya merasa héran juga mendengar bahwa William Saroyan tidak dikenal oléh para pelayan toko buku di Amérika. Padahal ia pernah memperoléh Hadiah Pulitzer pada tahun 1940-an. Mungkin karena para pelayan toko buku Amérika bukan orang yang gemar membaca (sastera). Mungkin karena para pelayan toko buku lebih suka membaca karya-karya *bestseller* yang silih berganti setiap minggu. Karena setiap tahun ada pemenang Hadiah Pulitzer, niscaya tidak semuanya diketahui dan dihafal oléh para pelayan toko buku.

Saroyan sendiri seperti pernah saya baca, menolak Hadiah Pulitzer yang dianggapnya tidak ada sangkut-pautnya dengan seni. Hadiah demikian disebutnya hanyalah urusan dagang belaka.

Dengan mendapat buku-buku karya Saroyan dari Pak Said itu, saya menjadi lebih banyak membaca Saroyan. Ada beberapa kumpulan cerita péndek, antaranya kumpulan cerita péndéknya yang pertama *The Daring Young Man on the Flying Trapeze* (1934) yang sekaligus menempatkan pengarangnya sebagai bintang harapan dalam sastera Amérika. Kumpulannya yang lain: *Inhale and Exhale*, *Little Children*, *Dear Baby*, di samping *My Name is Aram*. Juga ada roman *The Adventures of Wesley Jackson*, *Rock Wagram*, di samping *The Human Comedy*. Sedang dramanya yang saya peroléh adalah *My Heart's in the Highlands* dan *The Best Time of Your Life* dan kumpulan lakon péndék *Razzle Dazzle*. Tak berlebihanlah kalau dikatakan bahwa sayalah orang Indonésia yang paling banyak membaca Saroyan pada waktu itu. Kebanyakan tentang orang Amérika yang berasal dari Arménia. Saroyan selalu memperlihatkan kebanggaannya sebagai keturunan Arménia, tetapi dia juga memperlihatkan optimisme yang tinggi sebagai orang Amérika. Bahasanya mengalir lancar dengan pandangan yang dihangati sikap humoristis yang menunjukkan keluasan hatinya, dan ceritanya kebanyakan melukiskan hidup sehari-hari kaum pekerja dan kelas menengah rendahan dalam berbagai situasinya.

Saroyan seorang yang bébas yang sejak masih muda menetapkan dirinya untuk hidup sebagai pengarang dengan menyadari segala konsékuénsinya. Sebelum ada karangannya yang diterbitkan orang dia telah membombardir para redaktur berbagai majalah dengan karangan-karangannya. Dan setelah ada karangannya yang lolos saringan redaksi dan dimuat, maka dia pun membombardir lebih hébat lagi redaksi majalah-majalah itu dengan karangan-karangannya.

Karangannya yang pertama yang mendapat perhatian para kritisi sastera ialah cerita péndék berjudul “The Daring Young Man on the Flying Trapeze”. Cerita itu memenangkan Hadiah O. Henry untuk cerita péndék terbaik tahun 1934. Di dalam cerita itu dia mengandaikan hidupnya sebagai pemain akrobat di atas tali yang terayun-ayun. Tidak syak lagi, cerita péndék itu merupakan salah sebuah karangannya yang terbaik dan merupakan salah satu cerita yang kuat. Cerita péndék itu kemudian diterbitkan bersama cerita-cerita péndéknya yang lain dengan judul seperti cerita péndék itu. Sejak itu Saroyan banyak sekali menulis dan menerbitkan buku kumpulan cerita péndék. Dramanya *The Best Time of Your Life* mendapat Hadiah Pulitzer tahun 1943—yang dia tolak.

Salah satu kebiasaan Saroyan ialah memberi judul karangannya dengan kalimat yang cukup panjang seperti “The Summer of the Beautiful White Horse”, “A Nice Old Fashioned Romance with Love Lyrics and Everything”, “Najari Levon’s Old Country Advice to the Young American on How to Live with a Snake”, “Twenty is the Greatest Time in Any Man’s Life”, dll.

Saya kadang-kadang bertanya dalam hati, tidakkah kebiasaan banyak pengarang Indonésia yang suka membuat judul karangan (cerita péndék) dengan kalimat panjang itu merupakan pengaruh dari Saroyan, mengingat banyak cerita péndéknya yang diterjemahkan dan dimuat dalam berbagai majalah Indonésia. Tak syak lagi Saroyanlah pengarang Amérika yang cerita péndéknya paling banyak diterjemahkan dan dimuat dalam majalah sastera dan juga dalam média lain di Indonésia.

Salah satu akibat négatif dari oléh-oléh Pak Said itu terhadap saya, ialah bahwa setelah membaca buku-buku Saroyan itu saya merasa jenuh. Ceritanya mémang menarik, karena mengisahkan hidup sehari-hari, terutama di lingkungan Saroyan sendiri, misalnya di kalangan orang Amérika asal Arménia. Dia suka sekali menulis tentang Frésno, tempat kelahirannya (dan juga ternyata tempat dia meninggal). Bahasanya lincah dan mudah dicerna, sehingga kemudian banyak karyanya yang dianggap sebagai karya klasik bahasa Inggris yang banyak diterbitkan sebagai édisi bacaan permulaan bagi meréka yang baru belajar bahasa tersebut, misalnya *Mama I Love You*. Dalam beberapa karyanya dia menyentuh rasa kemanusiaan kita yang paling halus, terutama dalam *The Human Comedy*.

Tetapi saya segera merasa jemu dengan dunia yang itu-itu juga. Buku-bukunya hampir tidak ada yang pernah saya baca ulang. Ketika Anas Ma'ruf hendak menerbitkan kembali terjemahan *Komédi Manusia*, saya beritahu bahwa dalam cetakan pertama buku terjemahan tersebut ada yang tertinggal, yaitu dédikasi pengarang yang ditujukan kepada ayahnya, Anas meminjam buku saya dan mempergunakannya sebagai pegangan ketika ia memperbaiki terjemahannya. Waktu buku itu dikembalikan saya membacanya sekali lagi dan tetap terharu seperti ketika saya membacanya pertama kali. Saroyan menyampaikan falsafah hidupnya secara sederhana: "every man in the world is better than somebody else; and not as good as somebody else," kata guru Sejarah Kuna Miss Hicks kepada Homer Macauley, anak tanggung yang karena perang terpaksa bekerja malam sebagai pengantar télégram.

Saya sendiri punya téori (untuk pribadi saja) bahwa karya sastera berupa cerita rékaan ada dua macam. Yang pertama yang mengisahkan manusia yang luar biasa terlibat dalam peristiwa yang luar biasa pula seperti dalam karya-karya Fyodor Dostoyevski dan John Steinbeck. Yang kedua, yang menceritakan manusia biasa dengan pengalaman yang biasa dalam hidup sehari-hari seperti dalam karya-karya Anton Chekhov dan William Saroyan. Saya lebih menyukai jenis yang kedua, walaupun bisa mengagumi dan menikmati jenis yang pertama.

Tapi kalau saya pernah merasa jenuh membaca Saroyan, tidak demikian membaca Chekhov. Saya tak pernah jemu membaca Chekhov yang dalam karangan-karangannya tidak hanya mengambang di permukaan hidup, melainkan mengendap sampai ke dasarnya.

Ketika saya membaca berita bahwa William Saroyan meninggal, yaitu pada tanggal 19 Méi 1981 karena kangker, maka saya cari lagi buku-bukunya. Di toko buku di Osaka saya hanya menemukan *The Human Comedy* dan *My Name is Aram*. Dua buku karangannya yang pertama saya baca. Ditambah dengan *The Daring Young Man on the Flying Trapeze*, ketiganya menurut hémat saya paling mewakili Saroyan, karena merupakan karya utamanya yang terbit pada permulaan kariérnya sebagai pengarang.

Sebelum meninggal, Saroyan mengundang para wartawan dan mengatakan, "Saya tahu setiap orang yang hidup pasti mati. Tapi selama ini saya mengira bahwa diri saya sendiri merupakan kekecualian," Pernyataan yang khas Saroyan, seperti humor pahit yang sering membersit dalam karangan-karangannya.

Menurut surat wasiat yang ditulisnya, maka semua honorarium buku-bukunya yang jumlahnya berjuta-juta dollar Amérika Serikat akan menjadi milik Yayasan William Saroyan yang berpusat di San Francisco.

Kawabata Yasunari: Peraih Nobél

TAIPÉI 1970.

Laki-laki tua kerémpéng dengan mata yang hitam-tajam dan rambut kejur kaku itu berjas biru-tua kehitaman, naik ke atas panggung yang megah-marak. Hadirin hening menyimakkan kata-kata yang meluncur dari mulutnya. Kata-kata dalam bahasanya sendiri, bahasa Jepang, padahal kebanyakan hadirin tidak memahaminya. Seorang penterjemah ke dalam bahasa Inggris menjembatani jurang itu.

Si laki-laki tua berbicara dengan nada rendah, sikapnya pun rendah hati. Dia berbicara tentang keheningan dan tentang Hadiah Nobél yang diterimanya dua tahun sebelumnya. Menurut dia, hadiah yang tinggi derajatnya itu diberikan kepadanya semata-mata berkat jasa penterjemahnya ke dalam bahasa Inggris, sehingga karyanya dibaca oléh panitia Hadiah Nobél. Tanpa terjemahan ke dalam bahasa Barat, tidaklah mungkin Panitia Nobél membaca karya-karyanya dan mencalonkannya sebagai penerima hadiah. Karena itu dia mengucapkan terimakasih kepada penterjemah buku-bukunya ke dalam bahasa Inggris yaitu E. Seidensticker yang juga hadir dalam pertemuan itu dan bertindak sebagai penterjemahnya dalam acara tersebut.

Itulah Kawabata Yasunari yang pada tahun 1968 menjadi orang Asia kedua yang memperoléh Hadiah Nobél untuk kesusasteraan sejak Rabindranath Tagore yang memperoléhnya sebagai orang Asia pertama pada tahun 1913. Ada jarak waktu lebih dari setengah abad antara keduanya.

Bersama-sama dengan Taufiq Ismail, Arief Budiman, Sori Siregar dan Djohan Nasution, saya menghadiri Konferénsi Sasterawan Asia ketiga yang diselenggarakan oléh organisasi pengarang Taiwan itu sebelum melanjutkan perjalanan ke Séoul, Koréa Selatan, untuk menghadiri Kongrés PEN yang ke-37. PEN Club adalah organisasi para Penyair, Éditor, Penulis Ésai dan Pengarang Roman internasional. Pada waktu itu di Indonésia tidak ada (lagi) organisasi PEN Club, maka kami diundang hanya sebagai peninjau belaka. Pada tahun 1950-an di Indonésia pernah didirikan PEN Club oléh Achdiat K. Mihardja, S. Takdir Alisjahbana, Anas Makruf, dan lain-lain. Tapi tidak pernah terdengar kegiatannya.

Kawabata sebagai Wakil Ketua PEN Club Internasional dan pemenang Hadiah Nobél menjadi bintang Konferénsi Sasterawan Asia itu. Sifatnya yang pendiam dan rendah hati sungguh berbéda sekali dengan Lin Yutang yang juga menghadiri konferénsi itu sebagai tamu kehormatan. Lin Yutang yang menulis banyak buku dalam bahasa Inggris itu selalu mengenakan pakaian tradisional Cina dan berbicara dalam bahasa Cina dan dia selalu tampil untuk memanfaatkan kesempatan berbicara.

***

Selama beberapa hari bersama-sama di Taiwan, baik dalam sidang-sidang maupun dalam perjalanan-perjalanan wisata, kami mendapat kesempatan untuk bercakap-cakap dengan pemenang hadiah Nobél tersebut. Tapi apa yang hendak dibicarakan? Nama Kawabata baru kita dengar di Indonésia setelah dia mendapat Hadiah Nobél. Itu pun hanya namanya saja dari berita. Buku-bukunya sendiri tidak pernah sampai. Paling tidak, saya sendiri sampai saat itu baru sempat membaca sebuah cerita péndék saja buah tangannya, yaitu "Tahi Lalat" (*Mole*) yang dimuat dalam bungarampai sastera Jepang Modéren susunan Donald Keene (*Modern Japanese Literature*). Karya sastera Jepang modéren yang sudah saya pernah baca di samping bungarampai itu hanya dua buah roman karya Mishima Yukio, yaitu *The Sound of Waves (Siosai*) dan *The Temple of the Golden Pavillion (Kinkakuji).*

Maka yang dapat dilakukan hanyalah bercakap-cakap tentang hal itu dan hal-hal umum saja—melalui terjemahan yang dilakukan oléh salah seorang cucunya yang cantik. Namun saya ingat, Djohan sempat membuat beberapa buah potrét, ketika kami bersama-sama dengan semua peserta konferénsi dalam perjalanan menuju ke luar kota memenuhi undangan seorang gubernur provinsi, berhenti di jalan untuk beristirahat. Kawabata nampaknya bukan orang yang ramah atau suka bercakap-cakap, paling tidak dengan orang yang belum dikenalnya dengan baik. Dia pendiam dan lebih suka tidak diganggu dengan percakapan. Kalau ada yang mengajaknya bercakap, dia menebarkan senyuman, tapi matanya memandang entah ke mana.

Baru kemudian saya membaca bahwa dia mémang éksén-trik. Dia makan tidak menurut jadwal seperti umumnya orang Jepang, melainkan kapan saja bila merasa lapar, tengah malam pun jadi. Pikirannya pun sering tak hadir sementara dia berhadapan dengan orang lain, sehingga konon ada wartawan wanita yang sudah diterima untuk menginterviunya dibiarkan berjam-jam sampai menangis dan baru setelah wanita itu menangis, Kawabata menjadi kebingungan karena tidak tahu mengapa ada wanita yang menangis di hadapannya.

Dalam perjalanan dari Taipéi ke Séoul saya singgah di Tokyo dan di situ sempat membeli semua bukunya—dan karya para pengarang Jepang lain—yang ada dalam terjemahan Inggris. Maka ketika kemudian bertemu lagi dengan Kawabata di pelabuhan udara Hanéda hendak berangkat ke Séoul dengan pesawat yang sama, saya paling tidak sudah tahu karyanya yang penting itu apa dan apa peranannya dalam sejarah perkembangan sastera Jepang.

***

Kawabata dilahirkan pada tahun 1899 di Osaka, tapi segera menjadi yatim piatu karena kedua orangtuanya meninggal tak lama kemudian. Dia pun diasuh oléh kakéknya, tetapi kakéknya pun meninggal ketika dia baru berusia 16 tahun. Kematian yang berturut-turut yang dialaminya ketika kecil itu dan hidupnya yang yatim piatu itu, sangat mempengaruhi karya-karyanya. Kesepian dan keheningan, begitu juga suasana bau-maut senantiasa terasa mengambang dalam karya-karyanya. Para pengeritik dan pengamat karya-karya Kawabata mengatakan bahwa dalam karya-karyanya selalu dipertentangkan kemudaan dengan maut, sehingga hal itu menjadi téma utama karya-karyanya.

Tahun 1920 ia memasuki jurusan Sastera Inggris Universitas Kerajaan Tokyo, tetapi kemudian pindah ke jurusan Sastera Jepang. Sejak usia 15 tahun dia telah memuatkan karangan dalam majalah-majalah, namun baru pemuatan karangannya dalam *Shinshicho* yang dia terbitkan bersama mahasiswa-mahasiswa lain pada tahun 1921 yang mendapat perhatian Kikuchi Kan (1888–1948), pengarang roman dan drama terkemuka. Kikuchi Kan di Indonésia dikenal sebagai pengarang *Chichi Kaéru* sandiwara yang pada masa pendudukan Jepang disadur oléh

Usmar Ismail menjadi *Ayahku Pulang* dan kemudian dibuatnya menjadi filem dengan judul *Dosa Tak Berampun* (1950).

Kikuchi Kan pada tahun 1923 menerbitkan majalah *Bungéi Shunju* dan Kawabata duduk menjadi salah seorang staf redaksinya. Kawabata pun menikmati perlindungan pengarang yang lebih tua itu, sehingga ia mendapat kesempatan memasuki dunia sastera dan seni secara lebih leluasa. Melalui Kikuchi Kan pulalah Kawabata berkenalan dengan Yokomitsu Riichi (1898–1947), pengarang penting lain sebayanya. Bersama dengan Kataoka Téppéi, meréka berdua menerbitkan majalah *Bungéi Jidai* pada tahun 1924 yang menjadi wadah kelompok pengarang muda yang menyebut dirinya "Shinkankaku-ha" (Kaum Persépsionis Baru). Kawabata dan Yokomitsu menjadi orang-orang terkemuka gerakan tersebut yang banyak memberi harapan. Meréka menjadi lawan para penganut aliran réalisme dan berusaha memandang hidup dari sudut pandang yang sama sekali baru serta menciptakan karya-karya kréatif yang gayanya bersifat baru.

Keharuman nama Kawabata sebagai pengarang muda kian semerbak ketika pada tahun 1925 mengumumkan karyanya *Izu no Odoriko* (Penari Izu), cerita cemerlang yang merupakan karya Kawabata yang paling digemari dan paling populér di Jepang. Sampai sekarang pun para pelajar maupun para pembaca umum masih tetap menyukainya.

Kawabata lebih dikenal sebagai pengarang roman. Banyak romannya yang sudah diterjemahkan ke dalam bahasa Inggris dan bahasa-bahasa dunia lain seperti bahasa Perancis, Jerman, Rusia, dan lain-lain, bahkan juga ke dalam bahasa Indonésia—kebanyakan melalui terjemahan bahasa Inggris—misalnya *Yukiguni* (Daérah Salju), *Sénbazuru* (Seribu Bangau), *Yama no Oto* (Suara Gunung), *Numéréru Bijo* (Rumah Perawan), *Mizuumi* (Danau), *Utsukushisa to Kanashimi* (Kecantikan dan Kepiluan), dll. Tetapi sebenarnya Kabawata pun banyak menulis cerita péndék dan ésai, bahkan drama. Pada masa mudanya bahkan dia pun menulis sajak. Sayang hanya sedikit saja cerita péndéknya yang telah diterjemahkan ke dalam bahasa asing. Yang paling banyak diterjemahkan ialah *Izu no Odoriko.*

Di samping *Izu no Odoriko* yang memuat 4 buah cerita, paling tidak ada 9 lagi buku kumpulan cerita péndék Kawabata, atau paling tidak yang juga memuat cerita péndék, yaitu *Kanjo Soshoku* (Perhiasan Perasaan) yang memuat 35 cerita, *Ténohira no Shosétsu* (Kisah-kisah di Telapak Tangan) yang memuat 111 cerita, *Aisuru Hitotachi* (Orang-orang Kesayangan) yang memuat 9 buah cerita, *Kogén* (Dataran Tinggi) yang memuat 16 cerita dan ésai, *Hana no Warutsu* (Walza Bunga*), Izu no Tabi* (Perjalanan ke Izu) yang memuat 25 cerita dan ésai, *Gékka no Mon* (Pintu Gerbang di bawah Sinar Bulan) yang memuat 22 cerita dan ésai, *Kinjuu* (Burung dan Binatang Buas), *Aishuu* (Dukacita) yang memuat cerita dan ésai, dll. Yang istiméwa ialah cerita-cerita yang dimuat dalam *Ténohira no Shosétsu,* karena mémang benar-benar ceritanya péndék-péndék, setiap cerita hanya 2–3 halaman saja, paling panjang 7 halaman. Begitu péndék sehingga dianggap dapat ditulis di atas telapak tangan. Karena itu pulalah maka judulnya pun *Kisah-kisah di Telapak Tangan.*

Dalam cerita *Penari Izu* Kawabata memperlihatkan perhatiannya terhadap kehidupan anak wayang yang berkelana dari satu tempat ke tempat yang lain di semenanjung Izu untuk mengadakan pertunjukan kesenian. Perhatian Kawabata terhadap kehidupan anak wayang nampak pula dalam karya-karyanya yang lain yang melukiskan para penari atau anak wayang lain di Asakusa, yang merupakan pusat kehidupan pertunjukan rakyat di Tokyo. Di antara karya-karya yang melukiskan kehidupan anak wayang atau orang-orang lain yang hidup di Asakusa ialah roman *Asakusa Kurénaidan* (Gerombolan Mérah Asakusa) dan cerita-cerita péndék "Asakusa Matsuri" (Féstival Asakusa), "Asakusa no Kyukancho" (Burung Béo Asakusa), "Asakusa no

Onna" (Perempuan Asakusa), "Asakusa no Shimai" (Saudara Perempuan di Asakusa), "Niji" (Pelangi), "Niwatori to Odoriko" (Ayam dan Penari), dll. Di samping itu masih ada lagi karya Kabawata yang mengisahkan para penari di luar lingkungan Asakusa dan semenanjung Izu seperti "Hana no Warutzu", "Onsén yado" (Rumah Penginapan Sumber Airpanas), dll.

***

Pada tahun 1944 Kawabata mendapat Hadiah Kikuchi Kan untuk karyanya *Yuuhi* (Matahari Senja). Tahun 1948 ia terpilih menjadi Ketua PEN Club Jepang. Pada tahun itu pula mulai diterbitkan kumpulan karya lengkapnya yang pertama, *Kawabata Yasunari Zénshu* yang baru selesai 6 tahun kemudian (1954) sebanyak 16 jilid. Karya lengkapnya yang terbit kemudian terdiri dari 35 jilid yang masing-masing tebalnya antara 500–600 halaman, ditambah dengan dua jilid yang berisi catatan harian dan surat-suratnya.

Pada masa sesudah peranglah Kawabata banyak menulis karya-karya yang dianggap orang sebagai karyanya terbaik berupa roman yang sudah banyak diterjemahkan ke dalam bahasa-bahasa asing. Karya utamanya *Yukiguni* sudah ditulisnya pada masa sebelum perang, walaupun terus-menerus mengalami penulisan ulang. Bahkan setelah Kawabata meninggal di lacinya masih didapati orang naskah yang berupa penulisan ulang karya yang paling terkenal itu untuk kesekian kalinya.

Untuk karyanya *Yama no Oto*, Kawabata menerima Hadiah Sastera Noma (1954). Ia pun dipilih menjadi anggota Akadémi Seni Jepang. Dan tahun itu pula dia memperoléh hadiah untuk romannya *Sénbazuru*.

Tahun 1957 PEN Club mengadakan kongrés di Jepang untuk pertama kalinya. Sebagai Ketua PEN Club Jepang yang menjadi penyelenggara kongrés, Kawabata diangkat sebagai

Wakil Ketua PEN Club Internasional. Pada tahun itu ia pergi ke Éropah sebagai utusan PEN dan bertemu dengan para sasterawan terkenal seperti T.S. Eliot, François Mauriac, dan lain-lain.

Medali Kebudayaan dari pemerintah Jepang diberikan kepadanya tahun 1961. Dan tahun 1968 ia mendapat Hadiah Nobel untuk kesusasteraan—justru pada saat ia sudah lama tidak menulis karya kréatif yang baru. Karyanya yang terakhir berjudul *Kata-udé* (Tangan Sebelah) ditulis tahun 1963. Menurut sebagian orang, kegersangan penciptaan itulah yang menyebabkan dia bunuh diri pada tg. 16 April tahun 1972. Kawabata melakukan bunuh diri dengan mengisap gas. Konon dia merasa malu karena mendapat hadiah tertinggi sastera padahal dia sendiri tidak mampu lagi berkarya. Tapi itu hanya dugaan belaka, karena Kawabata tidak meninggalkan catatan apapun juga ketika meninggal, padahal biasanya orang Jepang sebelum melakukan bunuh diri menulis catatan yang memberikan keterangan mengapa dia melakukan tindakan itu.

Yang jelas, sebuah naskah roman yang belum selesai ditemukan di lacinya setelah dia meninggal, di samping révisi atas *Yukiguni* yang sudah disebut. Roman itu tentang gadis yang sakit setelah ayahnya wafat, berjudul *Tanpopo* (Rumput Berbunga Kuning).

Secara anumerta Kawabata memperoléh tanda jasa Matahari Terbit Kelas Satu dari Kaisar Jepang dan dialah pengarang Jepang pertama yang memperoléh penghargaan setinggi itu.

Catatan

Dalam bahasa Indonésia telah terbit beberapa terjemahan karya Kawabata (kebanyakan melalui bahasa Inggris), yaitu *Negeri Salju* (Yukiguni) oléh Anas Makruf; *Rumah Perawan, Kuil Kencana,* dan *Kecantikan dan Kepiluan* oléh Asrul Sani dan *Seribu Bangau* oléh Max Arifin. Terjemahan langsung dari bahasa Jepang dilakukan oléh Prof. Matsuoka Kunio atas beberapa cerita péndék Kawabata yang agak panjang-panjang seperti "Izu no Odoriko", "Hana no Warutzu", "Niji", "Yoru no Saikoro" (Dadu Malam Hari) dll, yang dibukukan dengan judul *Penari-penari Jepang* sedangkan terjemahan atas *Yukiguni* berjudul *Daérah Salju*.

Setengah Abad dengan Mochtar Lubis

KETIKA MELANJUTKAN sekolah ke Jakarta pada tahun 1951, mulailah saya membaca karya-karya sastera Indonésia modéren secara inténsif. *Athéis* (Achdiat K. Mihardja), *Pembébasan Pertama* (Amal Hamzah), *Awal dan Mira* dan *Tambéra* (Utuy T. Sontani), *Perburuan, Percikan Révolusi* dan *Keluarga Gerilya* (Pramoedya Ananta Toer), *Jalan Tak ada Ujung* (Mochtar Lubis), dll. saya lahap dari toko buku loak di jalan Kramat Bunder. *Awal dan Mira* dan *Jalan Tak Ada Ujung* tahun 1952 mendapat Hadiah Sastera Nasional dari BMKN. Tahun 1952 sajak dan cerita péndék saya mulai dimuat dalam majalah-majalah nasional seperti *Mimbar Indonésia, Siasat, Indonésia, Zénith*, dll. Jalan untuk bertemu dan berkenalan dengan para sasterawan yang karya-karyanya saya baca itu pun terbuka.

Pertemuan pertama dengan Mochtar Lubis saya kira di Balai Budaya, kira-kira bulan April 1955. Ketika itu pengarang Amérika yang terkenal, Richard Wright, menghadiri Konferénsi Asia Afrika di Bandung sebagai wartawan dan sebelum kembali ke negerinya mengadakan pertemuan dengan para sasterawan

Indonésia. Mochtar Lubislah yang menjadi tuan-rumahnya selama di Jakarta. Pada waktu itu Mochtar Lubis memimpin sk. *Indonésia Raya* yang banyak menghujat Presidén Sukarno antara lain karena peranannya dalam pengerahan romusha di jaman Jepang dan karena pernikahannya dengan Hartini yang menimbulkan héboh nasional. Sejak itu saya pun kadang-kadang memuatkan tulisan dalam *Indonésia Raya* dan *Masa dan Dunia* (édisi Minggu *Indonésia Raya*).

Berlainan dengan H. Rosihan Anwar pemimpin sk. *Pedoman* yang angkuh dan enggan bergaul dengan para sasterawan yang muda-muda (padahal di jaman Jepang dia pun banyak menulis sajak dan cerita péndék), Mochtar Lubis sangat terbuka. Kalau saya datang mengantarkan tulisan untuk sk. *Indonésia Raya* ke kantornya di percétakannya di bilangan Pintu Air, kalau tidak sedang sibuk menulis tajuk rencana, dia menyempatkan untuk berbincang-bincang.

Yang saya ingat sampai sekarang ialah nasihatnya agar berdisiplin kalau menulis. "Biasakanlah menulis setiap hari, jangan menunggu-nunggu ilham yang tak keruan datangnya, dengan demikian kita bisa menyelesaikan roman di tengah kegiatan kita sehari-hari yang lain," katanya. Pada waktu itu ia sendiri sedang menulis roman *Senja di Jakarta* yang setiap hari ditulisnya 5-10 halaman di antara kesibukannya menulis Tajuk Rencana dan kesibukan lain untuk surat kabarnya. Sayang bahwa nasihat itu tak dapat saya laksanakan. Kalau menulis karya sastera saya biasanya sekali jalan dalam waktu yang singkat dan tidak menyicilnya setiap hari 5-10 halaman.

Pada tahun 1956 Mochtar membongkar korupsi Sékjén Departemén Penerangan Roeslan Abdulgani, tetapi kemudian dia sendiri diajukan ke Pengadilan dan dijatuhi hukuman. Dia menolak keputusan Pengadilan dan naik banding. Padahal saya dengar Jaksa Agung Suprapto waktu itu sudah membisiki agar dia menerima hukuman itu (hanya percobaan beberapa bulan), supaya dengan demikian dia bébas. Kalau dia mengajukan banding, selama keputusan belum keluar dia terpaksa terus ditahan. Tapi Mochtar menolak saran Jaksa Agung karena kalau dia menerima keputusan pengadilan berarti dia mengaku bersalah. Soal prinsip itulah yang menyebabkan Mochtar sejak tahun 1956 itu terus ditahan tanpa diadili oléh pemerintah Orde Lama sampai masa Orde Baru (1966), kl. sepuluh tahun lamanya.

Selama ditahan itu, tak selamanya ditempatkan dalam penjara. Buat beberapa lama Mochtar menjadi tahanan rumah. Pada masa-masa menjadi tahanan rumah itulah saya menjadi lebih dekat, karena sering datang menjenguk ke rumahnya di jalan Bonang, bersama kawan yang lain (biasanya dengan Ramadhan K.H., pernah juga dengan Réndra yang ketika itu masih tinggal di Yogyakarta), tetapi sering sendirian saja atau bersama isteri saya. Saya ketika itu sudah tidak tinggal lagi di Jakarta, jadi kalau sekali-sekali ke Jakarta, saya mengunjungi kawan-kawan dan mengunjungi Mochtar di rumahnya selalu menjadi salah satu acara saya di Jakarta.

Hubungan kami sudah kian akrab, saya memanggilnya "Bang Mochtar" atau "Abang". Isterinya saya panggil "Ceu Hally" karena dia orang Sunda. Yang sangat mengesankan ialah bahwa walaupun berada dalam tahanan bertahun-tahun, Mochtar selalu riang gembira. Kami terbahak-bahak mentertawakan berbagai kebijaksanaan politik atau ucapan-ucapan dan tindakan Presidén Sukarno yang ketika itu kian memperlihatkan mégalomanianya. Dan yang sangat saya kagumi (karena saya sendiri tak dapat melakukannya), selama dalam tahanan Mochtar memanfaatkan waktunya untuk mempelajari berbagai kepandaian. Dia belajar bertukang sehingga selama dalam tahanan rumah itu dapat merénovasi rumahnya dan membuat banyak mébelér. Dia belajar menanam anggrék, sehingga ada jenis anggrék yang disebut dengan namanya sebagai hasil percobaan silang-menyilang mengawinkannya. Dia belajar bahasa Spanyol, sehingga dapat berkoréspondénsi dengan baik dalam bahasa tersebut. Dia belajar melukis dan membuat keramik sehingga menjadi pelukis yang sering berpaméran. Dia juga belajar kungfu. Dia belajar yoga, yang selalu dilaksanakannya setiap hari meskipun sedang dalam perjalanan. Misalnya kalau dia menginap di rumah yang kami tinggali di Osaka, setiap pagi dia melakukan yoga dengan mengangkat kaki ke atas dan kepalanya di bawah.

Atas desakan International Press Institute, dia sempat bébas sejenak dari tahanan rumah, saya kira tahun 1961. Kebébasan itu dia pakai untuk memenuhi undangan menghadiri kongrés organisasi tersebut di Israél. Tetapi begitu dia kembali ke tanahair, dia ditangkap dan dimasukkan lagi ke penjara. Kalau tak salah dituduh ikut dalam komplotan hendak membunuh Presidén Sukarno bersama-sama dengan tokoh-tokoh politik yang dianggap anti-Sukarno seperti S. Sjahrir, Subadio Sastrosatomo, Anak Agung Gdé Agung, dan lain-lain. Bertahun-tahun dia ditahan bersama dengan orang-orang yang dianggap musuh Sukarno seperti Mr. Moh. Roem, M. Natsir, Sjafruddin Prawiranegara, Isa Anshari, E.Z. Muttaqien, dll. Tempat tahanannya berpindah-pindah, antaranya pernah di RTM (Rumah Tahanan Militér) Jl. Budi Utomo, Jakarta, dan di penjara Madiun. Setelah Orde Lama hampir tumbang meréka sebagai tahanan dipindahkan lagi ke Jakarta, ditempatkan di Wisma Keagungan, di Kota, sebelum dibébaskan pada bulan Juli 1966.

Waktu ditahan di Wisma Keagungan saya pernah menjenguk Bang Mochtar, tapi hari itu hari Rabu dan kalau hari Rabu Bang Mochtar main ténis. Jadi saya hanya bertemu dengan para tahanan lain seperti Pak Natsir, Pak Sjafruddin, Pak Isa Anshari, dan lain-lainnya. Bagaimana mengatur agar dalam tahanan pun latihan main ténis setiap hari Rabu tetap dapat dilaksanakan, niscaya memerlukan diplomasi tersendiri, padahal sepanjang yang saya kenal Bang Mochtar bukan orang yang pandai berdiplomasi. Dia selalu mengatakan secara terus-terang apa yang ada dalam pikirannya. Mungkin karena pada waktu itu kekuasaan Presidén Sukarno sudah hampir tumbang, maka meréka yang dianggap musuhnya mendapat perlakuan lebih lunak.

Setelah dibébaskan (tanpa prosés pengadilan tapi juga tanpa ganti rugi), Bang Mochtar bersama Ceu Hally sempat berkunjung ke Bandung. Waktu itu saya memimpin *Madjalah Sunda* di Bandung. Saya mengundang keduanya makan siang di rumah bersama kawan-kawan yang lain, dan kemudian menulis tentang Mochtar Lubis sebagai sajian utama nomor penerbitan berikutnya dengan memasang skétsa wajah Mochtar Lubis pada kulit depan *Madjalah Sunda*.

Setelah bébas, Bang Mochtar bersama beberapa sasterawan menerbitkan majalah sastera *Horison*. Ketika hendak mencétak nomor-nomor pertama, rupanya tidak punya uang untuk membeli kertas, sehingga Bang Mochtar minta tolong kepada sahabatnya, Akil Prawiradiredja dan Kang Akil kemudian meminta iparnya, Sukada Sumawijaya agar membantunya. Peristiwa kecil itu diingat Bang Mochtar seperti ternyata disebut dalam buku *Mochtar Lubis Wartawan Jihad* (1992) yang terbit ketika usianya menjadi tepat 70 tahun, menunjukkan bahwa Bang Mochtar tidak mudah melupakan kebaikan orang kepadanya.

Bang Mochtar menerbitkan kembali sk. *Indonésia Raya* yang tetap bercorak pérs jihad. Sebagai kurban kesewenang-wenangan Orde Lama di bawah pimpinan Presidén Sukarno, pada mulanya Bang Mochtar melalui *Indonésia Raya* mendukung Orde Baru di bawah pimpinan Jénderal Suharto, malah sampai mendukung Golkar sebagai lembaga yang diharapkan akan mengadakan pembaharuan politik. Tetapi pada masa Orde

Baru yang mulai dikuasai oléh para cukong (istilah konglomerat belum lahir), korupsi sudah menggerogoti pemerintah dan negara, sehingga Bang Mochtar menjadikan pembongkaran korupsi sebagai salah satu jihad *Indonésia Raya*. Dengan bantuan bahan-bahan antara lain dari sahabatnya, Kang Adang (H.I. Martalogawa) yang bekerja di Pertamina tapi disingkirkan oléh Ibnu Sutowo, *Indonésia Raya* membongkar korupsi dalam perusahaan minyak negara Pertamina, walaupun tak sampai tuntas karena kepala negara tetap hendak melindunginya. Akhirnya *Indonésia Raya* dibréidel bersama-sama dengan surat-surat kabar lain antaranya *Harian Kami*, sk. *Pedoman, Abadi*, dll. sehubungan dengan peristiwa Malari (1974). Sedangkan Bang Mochtar sendiri sempat ditangkap dan ditahan beberapa bulan lamanya oléh pemerintah Orde Baru yang tadinya dia sokong melalui *Indonésia Raya*.

Sejak itu Bang Mochtar tidak mencoba menerbitkan lagi surat kabar. Di samping memimpin *Horison*, Bang Mochtar memimpin Yayasan Obor Indonésia (YOI) yang mulanya hanya menyediakan naskah-naskah untuk diterbitkan oléh para penerbit lain di Indonésia, namun kemudian aktif sebagai penerbit. Buku-buku karya sasteranya yang tadinya dipercayakan kepada saya untuk diterbitkan oléh Pustaka Jaya, ditarik semua untuk diterbitkan oléh YOI.

Kalau kebetulan ke Jepang atau mau ke negara lain tetapi léwat ke Jepang, biasanya Bang Mochtar (kadang-kadang bersama Ceu Hally) sengaja singgah beberapa hari di rumah kami di Osaka—saya waktu itu menjadi orang kontrakan di Osaka Gaidai (Universitas Studi Asing Osaka). Dalam kesempatan itu biasanya kami banyak berbicara tentang keadaan bangsa dan negara yang kian mencemaskan. Kami juga berbicara tentang para bapa pendiri bangsa dan negara yang banyak kami kenal secara pribadi, seperti Bung Hatta, M. Natsir, Sjafruddin

Prawiranegara, M. Roem, dll yang kian kecéwa melihat perkembangan bangsa dan negara yang meréka perjuangkan, meréka dirikan dan pertahankan dari penjajahan kembali oléh Belanda, membusuk karena ulah para pemimpin Angkatan 45 yang serakah dan korup.

Sejak terpilih menjadi salah seorang anggota "Panitia Tujuh" yang oléh para seniman dipercaya untuk membentuk lembaga yang kemudian bernama Déwan Kesenian Jakarta (DKJ), Mochtar Lubis tak pernah lepas dari Taman Ismail Marzuki (TIM). Ketika DKJ membentuk Akadémi Jakarta (1970), Mochtar menjadi salah seorang dari sepuluh anggota yang diangkat untuk seumur hidup, malah menjadi Wakil Ketua AJ. Yang menjadi Ketua AJ adalah S. Takdir Alisjahbana. Mochtar pernah memberikan ceramah di TIM tentang Manusia Indonésia yang menggégérkan karena dia dengan terus terang menelanjangi sifat-sifat bangsa Indonésia yang négatif.

Pada suatu hari—mungkin 10 tahun yang lalu—saya di Osaka diberitahu oléh Ramadhan K.H. bahwa Bang Mochtar sudah beberapa lama dirawat di rumah sakit di Singapura. Karena dia memberikan nomor téléponnya, maka saya langsung menélépon Bang Mochtar ke rumah sakit itu dan berbicara lebih dari seperempat jam sambil banyak tertawa. Bang Mochtar mengatakan bahwa ia sudah hampir pulang dan bahwa selama dirawat di Singapura dia banyak melukis sehingga kalau pulang ke Jakarta akan mengadakan paméran. Tapi tak sampai dua minggu kemudian saya menerima surat dari Bang Mochtar yang sudah kembali ke Jakarta. Kalimat pertamanya membuat saya héran, "Adinda, sudah lama rasanya kita tak berhubungan...." Bukankah tak sampai dua minggu sebelumnya kami berbicara melalui télépon lebih dari seperempat jam? Saya perhatikan titimangsa surat itu ditulis, kalau-kalau ditulis di Singapura sebelum saya menéléponnya. Tidak. Surat itu ditulis di Jakarta setelah dia kembali dari Singapura. Apakah Bang Mochtar mulai pikun? Saya tertawa sendiri karena pikiran yang saya anggap mustahil itu.

Tetapi selama bertahun-tahun setelah peristiwa itu, dalam pembicaraan dengan Bang Mochtar yang asyik, tiba-tiba saja terasa ada yang hilang terputus. Dan hal itu kian sering terjadi, sehingga akhirnya kami diberitahu bahwa menurut dokter Bang Mochtar terserang alzheimer—penyakit yang menggerogoti mémori orang yang diserangnya.

Pada syukuran ulang tahunnya yang diadakan oléh YOI yang saya hadiri karena kebetulan sedang cuti di tanahair, Bang Mochtar tidak mengenal saya lagi. Dia bertanya kepada orang yang duduk di sebelahnya—kebetulan isteri saya—sambil menunjuk kepada saya, "Siapa orang itu?" padahal beberapa menit sebelumnya kami asyik bicara tentang Jepang.

Ketika Ceu Hally meninggal, saya duduk di samping Bang Mochtar di atas bangku yang menghadapi jenazah almarhumah yang dibaringkan dan dikelilingi oléh ibu-ibu yang datang melawat. Rumah ramai dan Bang Mochtar sebentar-sebentar bertanya kepada Ira—anaknya yang bungsu: "Ibu mana?" Barangkali Bang Mochtar berpikir begitu banyak tamu di rumah seharusnyalah isterinya duduk juga di sana menghadapi para tamu. Dia tidak tahu bahwa isteri yang ditanyakannya ada juga di sana, tetapi sebagai jenazah. Menyaksikan hal itu, tak terasa hati saya menangis diiris-iris.

Karena itu saya selalu batal kalau hendak menéngok Bang Mochtar ke jalan Bonang, yang saya dengar konon kian mundur keséhatannya sehingga lebih banyak terbaring, dirawat oléh Ira. Rasanya takkan tahan saya melihat Mochtar Lubis yang dalam bayangan saya orang gagah perkasa, berpostur tinggi besar, selalu bicara lantang dan banyak tertawa gembira—terbaring tak berdaya di ranjang sakit. Hati saya memilih lebih baik menyimpan bayangan Bang Mochtar yang gagah séhat selalu optimis.

Tapi pada hari Jum'at tg. 25 Juni 2004 saya menjenguk H.

Misbach J. Biran yang sudah hampir tiga bulan siang malam berada di rumah sakit Médistra sehubungan dengan anaknya, Sukma Ayu, yang belum juga siuman. Waktu saya datang ke tempat Misbach biasanya duduk, dia tidak kelihatan. Sementara saya menéngok ke kiri ke kanan mencari Misbach, terdengar ada yang memanggil, "Mang Ajip! Mang Ajip!"

Waktu saya téngok, ternyata Ira, anak Bang Mochtar Lubis. Dia sedang menunggu ayahnya keluar dari ruang ICU, hendak dipindahkan ke kamar biasa. Bang Mochtar telah beberapa hari dirawat di ICU dan keadaannya sekarang membaik, sehingga bisa pindah ke kamar biasa. Ira mengira saya datang ke sana mau menéngok ayahnya. Saya katakan tidak, karena saya tidak tahu bahwa Bang Mochtar dirawat. Saya katakan kepada Ira bahwa selama ini saya tak mau menéngok ke jalan Bonang karena... "Sedih, ya!" katanya memotong. "Mang Atun juga kalau datang suka menangis."

Waktu Bang Mochtar keluar dari ruang ICU di atas ranjang terlentang, saya mengikutinya sampai ke kamarnya yang baru. Dia tidak mengenal saya. Tetapi wataknya yang penggembira masih tetap. Karena penuh lendir, maka dalam mulutnya lidahnya selalu bergerak-gerak seperti orang mengunyah sesuatu. Ira bertanya, "Bapa makan apa?" dan dijawab: "Ayam goréng."

Ada suasana cerah karena Ira suka bergurau dengan ayahnya yang sudah tak berdaya. Namun di balik keriangan itu saya merasakan kepedihan yang sangat menusuk, karena raga yang terlentang tak berdaya itu adalah salah seorang anak bangsa Indonésia yang selama hidupnya selalu menentang kezaliman dan ketidakadilan, yang selalu memperjuangkan martabat manusia kalau ada yang hendak menginjak-injaknya. Apa yang diperjuangkannya tidak berhasil, tetapi ia tergelétak tak berdaya bukanlah karena ia menyerah dalam perjuangan jihadnya itu, melainkan karena adanya rongrongan penyakit yang datang menyerang dari tempat yang tak masuk dalam perhitungan.

Pada akhirnya setiap manusia akan takluk kepada ketentuan takdir yang telah ditetapkan oléh Tuhan yang Maha Kuasa. Allahu Akbar! Engkau terimalah Abang saya, Mochtar Lubis yang Kaupanggil agar bertemu dengan isterinya tercinta Ceu Hally yang sudah lebih dahulu Engkau panggil, ampunilah segala kekhilafan dan kekeliruannya, terimalah iman Islamnya dan berilah keduanya tempat yang mulia di hadirat-Mu. Amin, amin ya Robbal'alamin.

Mh. Rustandi Kartakusumah yang Ékséntrik

MH. RUSTANDI Kartakusumah adalah pengarang yang fénoménal di Indonésia. Mulai dengan menulis sajak, drama, dan ésai dalam bahasa Indonésia, kemudian lebih mencurahkan perhatian kepada penulisan ésai dan cerita (péndék dan roman) dalam bahasa Sunda. Kalau karya-karya kréatifnya dalam bahasa Indonésia tidak atau sedikit sekali mendapat perhatian para kritikus, maka karya kréatifnya dalam bahasa Sunda disambut para pembaca dengan antusias. Dengan karya-karya kréatifnya dalam bahasa Sunda itu, Rustandi membuktikan bahwa karya sastera bermutu itu harus (bisa juga) digemari pembaca. Rustandi menganggap bahwa karya sastera Indonésia (kebanyakan) jauh dari pembaca, hanya dibaca oléh lingkungan terbatas.

Mh. Rustandi menerbitkan drama *Prabu dan Puteri* (1950) dan kumpulan sajak *Rekaman dari Tujuh Daérah* (1951), dan sejak akhir tahun 1940-an, sajak-sajak dan ésainya dimuat dalam majalah-majalah terkemuka waktu itu seperti *Indonésia, Pudjangga Baru, Mimbar Indonésia, Siasat* dll. Tapi tidak pernah ada kritikus yang membicarakannya, seakan-akan karya-

karyanya itu tidak patut mendapat perhatian. Kritikus Indonésia terkemuka H.B. Jassin misalnya tidak pernah membahas karya Mh. Rustandi Kartakusumah. Dan lebih dari itu, dia tidak pernah memasukkan karya Rustandi dalam antologi yang disusunnya. Dalam *Gema Tanah Air* (1948) tidak masuk, mungkin karena pada waktu bungarampai itu disusun Rustandi belum (banyak) memuatkan karyanya dalam majalah. Tetapi juga dalam édisi révisi *Gema Tanah Air* yang memasukkan sajak-sajak Toto S. Bachtiar, Harijadi S. Hartowardojo, Sakti Alamsjah dan lain-lain yang karya-karyanya muncul dalam majalah bersamaan bahkan lebih kemudian dari Rustandi, tidak ada karya Rustandi yang dimuat. Juga dalam bungarampai yang dianggap "sambungan" dari *Gema Tanah Air*, yaitu *Angkatan 66,* karya Rustandi tidak ada yang dimuat.

Tentu saja menjadi hak penyusun antologi sepenuhnya untuk memilih mana karya yang patut dimuat atau yang tak patut dimuat dalam bungarampai yang disusunnya, namun dalam kasus Jassin sebagai penyusun bungarampai, masuk atau tidak dalam antologi yang disusunnya merupakan pengakuan terhadap kehadiran seorang sasterawan dalam kehidupan sastera Indonésia. Dengan selalu dihindarkannya memasukkan karya Mh. Rustandi dalam antologi yang disusunnya, Jassin seakan hendak menyatakan bahwa karya Mh. Rustandi tidak bermutu, karena itu dia tidak diakui sebagai sasterawan.

Hal itu niscaya ada hubungannya dengan kritik Rustandi terhadap Jassin yang sering dilontarkannya. Menurut Rustandi, kritéria Jassin dalam menilai karya sastera tidak jelas. Banyak karya tidak bermutu yang disanjungnya, sebaliknya banyak karya bermutu yang ditolak atau disisihkannya. Apakah kritik Rustandi itu timbul karena karya-karyanya sendiri tidak ada yang dianggap patut dimasukkan ke dalam antologi yang disusun Jassin ataukah tidak, niscaya memerlukan penelitian yang lebih cermat. Terutama karena dalam karangan-karangannya

Rustandi sering memuji karangannya sendiri, sehingga menimbulkan antipati, setidak-tidaknya tertawaan orang.

Namun kenyataan bahwa ada karya Rustandi yang pernah mendapat hadiah (antaranya dari BMKN tahun 1960 untuk dramanya *Kembang Mérah yang Mérah Semwa,* 1958, walaupun hadiah itu ditolaknya), menunjukkan bahwa bagaimana pun karya Rustandi itu (ada yang) bermutu. Sikap Jassin yang selalu menyisihkannya dari semua antologi yang disusunnya menimbulkan kesan bahwa ada persoalan pribadi di antara meréka berdua. Kenyataan itu juga menunjukkan bagaimana pun Jassin yang dianggap sebagai "Paus Sastera Indonésia" oléh Gayus Siagian (walaupun dengan nada mengéjék) dan sebagai "custodian of Indonesian literature" oléh Prof. Dr. A. Teeuw, dalam penilaiannya belum dapat bersikap betul-betul obyéktif. Nampak sekali bédanya sikap Jassin kepada Rustandi dengan sikapnya kepada L.K. Bohang dan Katili yang sama-sama berasal dari Gorontalo. Karya meréka mendapat tempat dalam antologi yang disusun oléh Jassin, walaupun mutu karya Rustandi tidak ada di bawahnya.

Dalam sastera dan budaya Indonésia Rustandi mémang lebih diperhatikan orang karena ésai-ésainya. Dalam ésai-ésainya Rustandi sering mengemukakan hal-hal yang tidak dilihat oléh penulis yang lain. Ésainya tentang Ciliwung yang dimuat bersambung dalam ruangan "Gelanggang" warta sepekan *Siasat,* misalnya menunjukkan kenyataan sehari-hari yang terabaikan dari perhatian kita umumnya. Yaitu kecenderungan bangsa kita yang mengikuti anjuran S. Takdir Alisjahbana supaya mengikuti orang Barat, tapi ternyata tidak kesampaian. Kita hanya menjadi Pak Turut orang Belanda. Dan itu pun ternyata tidak kesampaian juga, sehingga kita hanya ikut-ikutan kelakuan orang Indo saja.

Rustandi berkali-kali mengatakan bahwa ada dua kecenderungan bangsa kita. Yang pertama yang pro Barat seperti dianjurkan oléh S. Takdir Alisjahbana. Dan yang pro Timur atau kebudayaan sendiri seperti yang dianjurkan oléh Sanoesi Pané. Dia sendiri menempatkan diri di barisan Sanoesi Pané dan menjadi pengeritik—atau lebih tepat pengéjék—sikap Takdir yang keras. Karena itu dia sangat kesengsrem oléh Bung Karno ketika dalam Manipol ada uraian tentang pentingnya kepribadian bangsa. Téma itu sering kita jumpai dalam cerita-cerita yang ditulis Rustandi seperti dalam *Mércédés 190*[1] dan "Laligar Kembang di Paris" (dimuat dalam *Amanat Dina Napas Panungtungan*).

Di samping ketiga judul karya dalam bahasa Indonésia yang telah disebut, Rustandi banyak menulis roman remaja yang dimuat bersambung dalam majalah-majalah bahasa Indonésia. Sayang sampai sekarang belum ada yang terbit sebagai buku. Juga roman-romannya dalam bahasa Sunda yang dimuatkan bersambung dalam *Manglé* dan *Gondéwa* belum dibukukan, antara lain karena meskipun saya ingin membukukannya namun saya tidak berhasil mendapatkan majalah yang memuatnya yang lengkap. Mémang kita selalu berhadapan dengan kenyataan bahwa kita sebagai bangsa tidak menganggap penting dokuméntasi.

Ketika pada awal tahun 1960-an terjadi konflik antara pemilik (R. H. Oeton Muchtar dan R.H.E. Rohamina Sudarmika) dengan redaksi (Wahyu Wibisana dkk.) dan diakhiri dengan mundurnya semua anggota redaksi dari majalah berbahasa Sunda *Manglé,* Mh. Rustandi masuk menjadi redaktur. Selama beberapa tahun menjadi redaktur *Manglé,* Rustandi melaksanakan konsépnya yang selama ini sering dia kemukakan kalau dia mengeritik H.B. Jassin dan para pengarang Indonésia yaitu bahwa karya-karya sastera yang dianggap oléh Jassin bermutu

---

1 Kemudian diterbitkan sebagai buku dengan pengantar Ajip Rosidi (Jakarta, Girimukti Pasaka, 1993).

itu tidak dibaca orang. Dia membuktikan bahwa karya sastera yang bermutu juga disukai oléh pembaca. Dia menulis roman-roman yang dimuat bersambung dalam *Manglé,* yang ternyata digemari pembaca. Yang paling terkenal ialah *Mércédés 190* yang mendapat sambutan penuh antusias dari para pembaca. Kemudian Rustandi menulis roman yang lain yang juga dimuat bersambung tetapi tak sampai tamat karena dia keburu bertengkar dengan pemilik majalah sehingga keluar dari sana. Tetapi yang paling mengesankan adalah karena selama duduk dalam redaksi majalah *Manglé,* Rustandi berhasil membimbing para pengarang muda sehingga meréka kemudian menjadi penulis terkemuka yang besar sumbangannya terhadap kesusasteraan Sunda antara lain Aam Amalia, Ningrum Djulaéha, Adang S., Suhana Darmatin, dll.

Ketika jaman Nasakom, Rustandi masuk dan aktif di LKN, yang merupakan lembaga kebudayaan yang didirikan oléh PNI (Partai Nasional Indonésia). Dalam lembaga itu bahkan dia pernah duduk menjadi salah seorang ketua di pimpinan pusat (yang menjadi Ketua Umumnya adalah Sitor Situmorang). Karena LKN seperti yang sering disuarakan oléh Ketua Umumnya langkah-langkahnya seiring dengan Lékra (Lembaga Kebudayaan Rakyat) yang berada dalam kubu PKI (Partai Komunis Indonésia), maka tidak usah héran bahwa Rustandi mengajar juga di Unséra (Universitas Seni Rakyat) yang didirikan oléh Lékra di Bandung.

Saya sendiri tidak begitu tahu tentang kegiatan Rustandi sebagai salah seorang Ketua LKN atau pengajar di Unséra, karena pada waktu itu saya dengan beberapa kawan terutama di Bandung menolak untuk masuk ke dalam salah satu lembaga kebudayaan yang merupakan kubu-kubu yang bersembunyi di ketiak partai-partai. Bahkan Rustandi pernah menyebut saya sebagai DI-TII/Soska yang anti-Manipol sehingga dia saya tempéléng. Pada waktu itu dituduh sebagai anti-Manipol sama dengan dituduh PKI pada masa Orde Baru. Bisa berakhir dengan penjara bahkan kehilangan nyawa.

Tapi saya kira Rustandi bukan organisator yang piawai, sehingga tidak banyak bahkan tidak ada langkah penting yang dilakukannya sebagai Ketua LKN. Setelah peristiwa Gestapu (Oktober 1965), Rustandi tidak kelihatan aktif dalam organisasi yang mana pun. Dia pernah duduk menjadi redaktur majalah *Gondéwa* dan memuatkan karangan-karangannya di sana di samping membimbing bakat-bakat muda seperti Éddy D. Iskandar, Holisoh M.E., Jati Marjati Wihardja, Rukmana Hs., dll. yang kemudian banyak sumbangannya bukan hanya terhadap kesusasteraan Sunda melainkan juga terhadap kesusasteraan Indonésia karena ada di antaranya yang juga menulis dalam bahasa Indonésia, seperti Éddy D. Iskandar dan Jati Marjati Wihardja. Majalah *Gondéwa* adalah majalah bahasa Sunda yang diarahkan untuk bacaan orang-orang muda kota agar meréka tertarik terhadap bacaan dalam bahasa ibunya. Sayang umurnya tidak lama. Setelah itu Rustandi hanya menulis ésai atau artikel dalam sk. *Pikiran Rakyat* atau majalah *Manglé.* Fokusnya terutama mengenai kebudayaan, kesenian atau sastera Sunda. Tapi itu pun hanya sampai tahun 1980-an. Sesudah itu sedikit demi sedikit dia mundur dari kegiatan seni dan sastera, walaupun ketika beberapa tahun tinggal di rumah saya di Pasarminggu bersama anak saya, Titi, dan suaminya Buyung, dia hampir setiap malam naik ojég untuk menyaksikan pertunjukan di TIM. Bahkan setelah tinggal di rumah jompo Cibubur pun dia kadang-kadang masih memerlukan menghadiri acara kesenian yang menarik hatinya di TIM atau tempat lain.

Hanya setelah fisiknya kian lemah dan ingatannya kian menurun, dia tidak lagi hadir kalau ada acara kesenian. Beberapa tahun terakhir, dia bahkan tidak lagi membaca surat kabar. Yang datang menjenguknya pun jarang sekali. Waktu terakhir kali saya menjenguknya beberapa minggu sebelum dia meninggal, dia masih mengenali saya, tetapi tidak mengenali Sugiarta Sriwibawa dan Ahmad Rivai yang datang bersama.

Innalillahi wainna ilaihi roji'un. Rustandi meninggal pada hari Jum'at tg. 10 April, beberapa hari menjelang usianya tepat 87 tahun. Terlepas dari adanya penilaian négatif dan prasangka yang timbul karena tingkah-lakunya yang mémang ékséntrik, Rustandi adalah salah seorang pemikir kebudayaan Indonésia yang mendalam dan banyak sumbangannya berupa tulisan sejak 1950–1980-an yang sayang sekali sampai sekarang masih tersembunyi dalam tumpukan majalah dan surat kabar yang memuatnya. Mudah-mudahan semuanya itu menjadi amal soléh yang akan menjadi kendaraannya tatkala bersimpuh di hadirat Allah SWT. Mudah-mudahan Allah mengampuni segala kekurangan dan kekhilafannya, menerima iman Islamnya dan memberi tempat yang mulia di hadirat-Nya. Amin.

S. Sudjojono: Penggalan Kenangan

KETIKA PADA tahun 1955 saya pertama kali melihat lukisan "Jalan Lempeng" karya S. Sudjojono, saya belum pernah bertemu dengan pelukisnya. Tetapi karya S. Sudjojono tahun 1940 itu sangat berkesan pada saya sehingga saya menulis sajak dengan judul seperti itu dengan menyebut nama pelukisnya juga. Sajak itu kemudian dimuatkan dalam buku kumpulan sajak saya *Jeram* (1970).

Ternyata saya bukan yang pertama menulis sajak tentang lukisan tersebut. Beberapa likur tahun kemudian saya menemukan sajak Rivai Apin tentang lukisan tersebut juga yang dimuat dalam majalah *Pantja Raja*.

Pada pertengahan tahun 1950-an itu, nama S. Sudjojono sebagai pelukis sudah terkenal. Peranannya sebagai pendiri dan pengambil inisiatif pembentukan PERSAGI (Persatuan Ahli Gambar Indonésia) pada masa sebelum perang yang merupakan organisasi pelukis Indonésia yang pertama dan peletak dasar senilukis Indonésia modéren sudah diakui.

Meskipun pada waktu itu orang memandang Affandi lebih penting sebagai pelukis, namun tak ada yang dapat mengecilkan apalagi menidakkan peranan S. Sudjojono yang telah merumuskan gagasan-gagasan pokok tentang kesenian dan kesenirupaan Indonésia modéren. Anggapan bahwa dialah "bapak" senilukis Indonésia modéren tumbuh pada waktu itu. Para pengeritik senirupa dengan tidak ragu menyebutnya sebagai Bapak Senilukis Indonésia Modéren.

Tapi pada waktu itu S. Sudjojono sendiri sibuk dengan politik. Kedudukannya sebagai anggota parlemén yang terpilih dalam Pemilu 1955 sebagai calon dari PKI, nampaknya tidak banyak memberinya kesempatan untuk melukis. Dalam dunia senilukis gagasannya tentang réalisme sebagai satu-satunya aliran yang paling tepat buat Indonésia, karena dianggapnya paling dapat diterima oléh rakyat, menimbulkan kontrovérsi karena bertentangan dengan gagasan-gagasannya sendiri semasa PERSAGI yang menekankan pentingnya seniman mencipta secara jujur dan didorong oléh "keinginan dari dalam" tanpa memperhitungkan akan dipahami oléh orang banyak atau tidak, akan disukai oléh rakyat atau tidak.

Oléh sebagian pelukis muda yang kebanyakan pernah menjadi muridnya dalam melukis seperti Zaini, Wakidjan, Nashar, Syahri, dan lain-lain, sikapnya yang berubah menjadi memuja réalisme itu dikaitkan dengan perhatiannya yang kian besar terhadap politik, terutama dengan kedudukannya sebagai anggota parlemén yang jelas merupakan kedudukan politik. Karena itu ada seniman-seniman muda yang tidak mau memandangnya lagi sebagai seniman atau pelukis, melainkan hanya sebagai politikus.

Kesempatan pertama bertemu muka dengan Sudjojono saya masih ingat, yaitu di bekas kantor Wakil Presidén di jalan Merdéka Selatan, Jakarta. Dr. Moh. Hatta sudah mengundurkan diri sebagai Wakil Presidén dan jabatan tersebut dibiarkan lowong (sampai tahun 1972, ketika Sri Sultan Hamengku

Buwono IX diangkat sebagai Wakil Presidén oléh Presidén Jénderal Suharto), tetapi saya tidak tahu kantor itu pada waktu itu dipakai untuk apa.

Saya datang ke situ pada suatu soré pada tahun 1957 karena diundang untuk menghadiri pertemuan yang akan membicarakan hal-hal yang bertalian dengan kesenian dan kebudayaan. Saya tidak ingat lagi siapa yang mengundang kami. Begitu juga saya tak ingat lagi siapa-siapa saja yang lain yang menghadiri pertemuan itu.

Yang masih saya ingat dengan jelas ialah bahwa dalam pertemuan itu S. Sudjojono hadir. Saya mengingatnya mungkin karena pada waktu itulah saya pertama kali melihatnya, tapi mungkin juga karena waktu dia berbicara di podium dia beberapa kali menyebut nama saya. Agaknya meskipun sudah menjadi anggota parlemén dia mengikuti majalah-majalah kesenian dan kesusasteraan yang terbit pada waktu itu dan membaca tulisan saya yang dimuat di dalamnya. Sedang isi pembicaraannya yang masih saya ingat ialah bahwa persoalan kesenian itu kongkrit, sekongkrit ikan asin.

Menghubungkan kesenian dengan ikan asin rasanya terlalu jauh dan hampir-hampir tidak mungkin. Tetapi Sudjojono mempergunakannya sedemikian rupa sehingga terasa sangat tepat dalam usahanya meyakinkan para pendengar dan terutama pihak pemerintah yang selama itu menganggap kesenian sebagai sesuatu yang abstrak dan hanya ada dalam angan-angan para seniman saja.

Tidak sampai setahun setelah itu, saya membaca dalam surat kabar berita bahwa S. Sudjojono bersama dengan A.S. Dharta yang menjadi Sékjén Lékra (Lembaga Kebudayaan Rakjat yang menjadi *onderbow* PKI dalam bidang kebudayaan) dipecat karena berbuat selingkuh dengan wanita bersuami. Kecuali dipecat sebagai anggota partai keduanya juga dicopot dari kedudukannya sebagai anggota parlemén (Sudjojono) dan anggota Konstituante (A.S. Dharta).

Sejak itu Sudjojono seakan-akan menarik diri dari lingkungan pergaulan kesenian. Dia kembali memusatkan perhatian kepada melukis bersama dengan isteri barunya, penyanyi sériosa Rose Pandanwangi yang dinikahinya setelah bercerai dengan suaminya yang pertama. Sedangkan isteri lama diceraikannya, walaupun sudah mempunyai banyak anak. Untuk beberapa lama Sudjojono tak pernah lagi kelihatan muncul dalam pertemuan-pertemuan kesenian. Juga terhadap kawan-kawan lamanya dia seperti menghindar.

Berlainan dengan A.S. Dharta, Sudjojono sama sekali tidak berusaha untuk diréhabilitasi oléh partainya. Dia seperti benar-benar menyatakan selamat tinggal kepada dunia politik dan kehidupan partai. Juga pada idéologi yang menjadi dasar partai tersebut. Hal itu nampak dalam lukisan-lukisan yang dibuatnya setelah dipecat.

Réalisme nampaknya telah ditinggalkannya, paling tidak sekarang tidak lagi dianggap sebagai satu-satunya aliran seni yang dianutnya karena dianggap paling tepat untuk rakyat Indonésia. Lukisan-lukisannya yang belakangan lebih dekat dengan karya-karyanya jaman PERSAGI, meskipun ada juga lukisan-lukisannya yang réalistis.

Memilih Réalisme

Sesudah Déwan Kesenian Jakarta (DKJ) berdiri (1968) dan menyelenggarakan acara-acara berbagai bidang kesenian secara tetap, termasuk menyelenggarakan pameran lukisan, S. Sudjojono mulai nampak kembali muncul dalam pertemuan-pertemuan kesenian, terutama kalau ada diskusi tentang senilukis. Paméran tunggalnya sempat diselenggarakan oléh DKJ beberapa kali dan di samping itu dia juga beberapa kali diminta memberikan ceramah atau mengemukakan makalah dalam diskusi yang diselenggarakan oléh DKJ di Taman Ismail Marzuki (TIM).

Ceramahnya yang saya ingat benar ialah ketika dia mengisahkan pengalamannya sebagai seniman yang terlibat dalam perjuangan menegakkan kemerdékaan. Saya bertindak sebagai moderator ceramah di Téater Aréna itu. Dalam ceramah yang téksnya kemudian dimuatkan dalam majalah *Budaya Jaya*, Sudjojono menceritakan sikapnya mengapa pada suatu waktu dia memilih réalisme sebagai anutan seninya, dan mengapa kemudian hal itu ditinggalkannya lagi.

Dalam ceramah itu mémang banyak pertanyaan yang diajukan orang mengenai hal itu. Dan ia sendiri agaknya merasa bahwa salah satu kepenasaranan orang-orang terhadap dirinya adalah berkenaan dengan hal tersebut.

Sudjojono seorang yang lancar berbicara dan berbicara dengan dia sangat menyenangkan. Hal itu kemudian sering saya alami ketika saya sekeluarga pindah ke daérah Pejatén juga, tak jauh dari rumahnya. Dua orang anak saya yang ketika itu masih duduk di SD setiap hari Saptu belajar melukis kepadanya. Pada ketika itu Sudjojono menerima orang baik anak-anak maupun yang sudah déwasa untuk belajar melukis kepadanya, sedangkan isterinya mengajar main piano dan menyanyi.

Yang belajar melukis kepada Sudjojono tidak hanya orang Indonésia. Banyak juga orang asing yang datang belajar, misalnya ada orang Jepang dan orang Méksiko. Ratu Aminah Hidayat yang pernah menjadi Ketua V Konstituante dan menjadi anggota DPR-GR serta menjadi Ketua Komité Perdamaian Dunia, ketika usianya mendekati 70 tahun mulai belajar melukis kepada S. Sudjojono dan kemudian sempat menyelenggarakan paméran tunggal di TIM.

S. Sudjojono sangat antusias ketika melihat lukisan yang dibuat anak-anak saya. "Meréka berbakat, Mas Ajip! Kalau melihat lukisannya, meréka bukan anak-anak lagi. Meréka sudah seniman!" Karena itu ia memberikan keringanan keuangan kepada saya dengan membayar uang kursus meréka lebih murah. Maksudnya supaya meréka terus belajar melukis, jangan sampai terhenti karena halangan keuangan. Tetapi kian besar minat meréka terhadap melukis kian berkurang. Hal itu sangat mengecéwakan gurunya, Sudjojono. Setiap kali bertemu yang pertama ditanyakan Sudjojono kepada saya ialah apakah kedua anak saya itu terus melukis? Sayang kalau sampai berhenti, katanya berulang-ulang.

"Menggambar itu bisa dipelajari, Mas. Orang bisa dididik untuk bisa menggambar, menjadi tukang gambar," katanya tidak hanya sekali. "Tetapi menjadi seniman itu lain. Seniman tidak bisa dididik. Seniman itu lahir!"

"Masyarakat kita mémang belum bisa menghargai seniman dan karya seninya," katanya pula suatu waktu. "Saya sendiri selama ini hidup dari kepandaian saya menggambar. Saya pasang harga untuk orang yang meminta saya buatkan potrétnya. Saya memasang harga standar untuk satu méter persegi dan selalu saya katakan terus terang kepada pemesan itu bahwa yang meréka bayar hanyalah hasil keterampilan saya sebagai tukang gambar saja. Untuk seninya meréka tak usah bayar!"

Tetapi ia pun bukan orang yang keblinger memuja "inspirasi" sebagai dasar berkesenian. Bukan hanya sekali dia mengatakan dan menulis juga tentang pentingnya "téknik". "Téknik" harus dikuasai oléh setiap seniman. Dan réalisme menurut pendapatnya merupakan batu uji yang baik bagi seniman dalam soal téknik. Hanya meréka yang menguasai "téknik" bisa melukis réalistis. Dan hanya meréka yang menguasai téknik réalisme yang baik yang bisa melukis abstrak atau aliran modéren lainnya.

Melalui réalisme orang dapat diketahui apakah dia seniman yang sungguh-sungguh atau hanya berpetualang saja.

Sudjojono tidak menolak lukisan abstrak, tetapi dalam jalan pikiran Sudjojono lukisan abstrak itu merupakan kelanjutan dari naturalisme dan réalisme.

Pandangan demikian niscaya berdasarkan pengamatannya sendiri pada perkembangan para pelukis. Bapak senilukis abstrak sendiri, terutama Picasso yang sebelum melukis abstrak, membuktikan dirinya sebagai pelukis réalis yang piawai.

Guru

Tanpa sepengetahuannya, saya pernah mengusulkan kepada Menteri Pendidikan dan Kebudayaan (waktu itu Dr. Daoed Joesoef), agar kepada S. Sudjojono diberikan gelar Doktor Kehormatan oléh salah satu unversitas negeri kita. Sebagai alasan saya kemukakan peranan Sudjojono sebagai peletak dasar senilukis Indonésia modéren dan juga sebagai guru dari sekian banyak pelukis yang sekarang menjadi kebanggaan kita di antaranya Zaini, Nasjah Djamin, Srihadi Sudarsono, Nashar, Trubus, Fadjar Sidik, dan banyak lagi. Affandi dan Héndra Gunawan sendiri pernah menyatakan bahwa meréka pernah belajar kepada Sudjojono.

Saya kemukakan juga dalam usul itu bahwa jangan sampai hendaknya pemberian gelar kehormatan demikian didahului oléh negara lain seperti yang terjadi dengan Affandi yang mendapat gelar Doktor Kehormatan dari Universitas Nasional Singapura. Menurut hémat saya pantaslah kalau salah sebuah IKIP kita memberikan penghormatan demikian kepada Sudjojono buat jasa-jasanya mendidik anak-anak muda bangsa kita sehingga kemudian meréka menjadi pelukis yang berhasil meningkatkan mutu kesenian kita dan mengangkat nama Indonésia di dunia internasional.

Usul saya itu tidak mendapat tanggapan. Dan S. Sudjojono sampai meninggal tidaklah mendapat penghargaan dari pemerintah kecuali Anugerah Seni (yang diperoléhnya tahun 1969) padahal dia mempunyai kelebihan yang mencolok dibandingkan dengan para penerima Anugerah Seni yang lain. Di samping jasanya meletakkan dasar-dasar seni rupa Indonésia modéren, jasanya mendorong (atau lebih tepat: menghasut) anak-anak muda yang belajar melukis kepadanya untuk berani hidup sebagai pelukis yang pada masa itu tidak menjanjikan masa depan yang cerah, tidaklah dapat dinafikan.

Kalau dihitung, mungkin sampai sekarang mungkin lebih banyak Sudjojono menghasilkan pelukis yang sungguh-sungguh dari antara anak didiknya daripada lembaga senirupa yang manapun juga yang sekarang ada di Indonésia. Lembaga-lembaga pendidikan seni rupa yang ada sampai sekarang (1988) lebih banyak menghasilkan ahli senirupa dan ahli grafis daripada menghasilkan pelukis. Bahkan para lulusan jurusan senilukis murni pun setelah lulus banyak yang tidak menjadi pelukis, melainkan bergerak di bidang lain, di antaranya ada yang hidup sebagai pemusik pop, ada pula yang menjadi model. Apapun sebabnya, jasa S. Sudjojono yang berhasil menghasut para pemuda untuk berani memilih hidup sebagai pelukis sangatlah menonjol.

Bahwa kemudian dia sering berbéntrok paham dengan murid-muridnya itu, niscaya merupakan soal lain dan tidak menghapuskan kenyataan bahwa ia telah berhasil menghasut meréka menjadi pelukis.

Zaini, Pelukis Pekerja

DI ANTARA tujuh orang anggota DPH (Déwan Pekerja Harian) Déwan Kesenian Jakarta (1976–1979), Zaini adalah yang paling baik keséhatannya. Dia tidak pernah sakit. Dia selalu bekerja dengan riang. Dia selalu optimis. Dia tidak pernah berat hati karena sesuatu soal. Semuanya dia anggap gampang. Dia selalu penuh humor. Dia selalu gembira. Karena itu berita dia meninggal pada hari Ahad 25 Séptémber 1977 pagi, sama sekali tidak masuk akal.

Tapi banyak kenyataan yang tidak masuk akal. Apalagi kalau menyangkut Ajal. Jika akan tiba, tak ada cara atau sebab yang dapat mengélakkan Ajal, meskipun dibénténg seberapa tebal. Zaini meninggal terjatuh selagi berolahraga lari-lari yang dilakukannya setiap pagi dengan tekun sejak bertahun-tahun.

Dengan meninggalnya Zaini, bukan hanya Déwan Kesenian Jakarta dan Lembaga Pendidikan Kesenian Jakarta saja yang merasa kehilangan. Melainkan dunia kesenian Indonésia pada umumnya. Zaini seorang pelukis, termasuk yang pernah menerima Anugerah Seni dari pemerintah Républik Indonésia (1972), yang secara tekun tetap melukis dari hari ke hari, dari bulan ke bulan, dari tahun ke tahun dan selalu menunjukkan peningkatan mutu karya-karyanya. Paméran tunggalnya yang terakhir, Oktober 1976, diselenggarakan di Taman Ismail Marzuki atas sponsor Déwan Kesenian Jakarta, mendapat sambutan yang menggembirakan.

Zaini dilahirkan di Pariaman, Sumatera Barat. Pernah belajar di Institut Pendidikan Kayutanam di bawah pimpinan Moh. Sjaféi. Dia mulai belajar melukis di jaman Jepang, di Kéimin Bunka Shidosho, antara lain di bawah bimbingan S. Sudjojono. Ketika pemerintah Républik Indonésia yang baru berdiri hijrah ke Yogyakarta karena tekanan Belanda yang mau menjajah kembali, Zaini bersama para pelukis lainnya pindah ke Madiun kemudian ke Solo, bergabung dengan SIM (Seniman Indonésia Muda). Menjelang pengakuan kedaulatan (1950), Zaini bersama beberapa kawannya pindah lagi ke Jakarta dan bergabung dengan GPI (Gabungan Pelukis Indonesia) yang didirikan antara lain oléh Affandi sebelum berangkat ke India. Pada tahun 1952 dia menyelenggarakan paméran berempat dengan Oesman Éffféndi, Basuki Resobowo, dan Trisno Sumardjo. Pada waktu itu dia banyak melukis dengan pastél, dengan warna-warna yang lembut-samar, memberikan suasana puitis yang sendu.

Média pastél kemudian digantinya dengan cat plakat, yang juga menghasilkan lukisan-lukisannya yang penting. Tapi kemudian dia beralih kepada cat minyak, monotipe, dan akrilik. Pada tahun-tahun terakhir sepanjang yang saya ikuti, dia jarang mempergunakan média selain cat minyak dan akrilik, kecuali monotipe kalau dia membuat rencana kulit buku—yang kadang-kadang dia pakai cat air juga.

Bagamana pun semua média senilukis itu dikuasainya dengan baik. Dia melukis dengan cat minyak, akrilik dan monotipe, cat air atau pun cat plakat, sama bagusnya dengan kalau dia melukis dengan pastél. Dia menguasai semua média senilukis itu begitu rupa, sehingga dengan semua média itu dia dapat mengékspresikan seninya dengan sama indah, walaupun menurut pendapat pribadi saya, karya-karya pastél dan monotipe Zaini adalah yang terbaik.

Di samping melukis, Zaini banyak membuat ilustrasi dan rencana kulit buku. Hal itu dikerjakannya sejak sekitar tahun 1950. Banyak buku penting terbitan Balai Pustaka, terutama yang berupa karya sastera baik asli maupun terjemahan, yang rencana kulit dan ilustrasinya dibuat oléh Zaini. Yang saya ingat di antaranya: *Meréka yang Dilumpuhkan* (karya Pramoedya Ananta Toer), *Rumahmati di Sibéria* (karya Fyodor Dostoyewski yang diterjemahkan oléh M. Radjab), *Katahati dan Perbuatan* (kumpulan karya Trisno Sumardjo), *Tandus* (kumpulan karya S. Rukiah), dan lain-lain. Buku kumpulan cerita péndék saya (*Tahun-tahun Kematian*) dan S.M. Ardan (*Terang Bulan Terang di Kali*) pertama kali diterbitkan oléh Gunung Agung dengan rencana kulit yang dibuat oléh Zaini. Pembuatan rencana kulit buku masih terus dikerjakannya sampai saat-saat terakhir hayatnya. Buku terakhir yang baru terbit yang rencana kulitnya dia buat adalah bungarampai karya sastera Indonésia yang saya susun berjudul *Laut Biru Langit Biru* (Dunia Pustaka Jaya, 1977).

Keistiméwaan Zaini adalah kemampuannya dalam mengorganisir sesuatu, terutama yang berhubungan dengan senirupa, misalnya mengadakan paméran-paméran. Karena sifatnya yang terbuka serta suka akan humor, maka dia dapat mendekati dan diterima oléh para pelukis Indonésia lainnya, baik yang lebih tua maupun yang jauh lebih muda daripadanya. Dia seakan-akan tidak pernah terlibat dalam berbagai pertikaian paham yang sering dan banyak sekali terjadi di antara para pelukis dan seniman kita. Itu bukan berarti dia tidak mempunyai pendirian. Tetapi dia selalu berhasil mengajak setiap pelukis tanpa menyinggung-nyinggung perbédaan paham yang mungkin ada di antara meréka. Kalau sekali-sekali hal itu terjadi, maka dia akan segera dapat mengatasinya dengan humornya.

Keistiméwaannya itulah barangkali yang menyebabkan dia senantiasa aktif dalam berbagai organisasi kesenian dan kebudayaan—kecuali Lekra (Lembaga Kebudayaan Rakyat). Tahun 1950-an sampai pertengahan tahun 1960-an, dia aktif di BMKN (Badan Musawarat Kebudayaan Nasional) walaupun tidak selalu duduk sebagai pengurus, misalnya menyelenggarakan Latihan Melukis setiap pekan di Balai Budaya. Bersama-sama dengan Oesman Éfféndi dan Trisno Sumardjo dia pun pernah mendirikan Yayasan Seni dan Design Indonésia. Dia membantu paméran pertama yang diselenggarakan oléh LKN (Lembaga Kebudayaan Nasional) dan paméran yang diselenggarakan oléh Lesbumi (Lembaga Seniman dan Budayawan Muslimin Indonésia) sehubungan dengan ulang tahun NU yang ke-40. Dia pun aktif dalam penyelenggaraan paméran lukisan Indonésia yang diadakan sehubungan dengan Asian Games yang pertama di gedung Bank Indonésia jalan Thamrin. Zaini pun turut mendirikan dan aktif dalam Yayasan Indonésia yang menerbitkan majalah *Horison*. Kecuali duduk sebagai pendiri dan anggota pengurus Yayasan dan sebagai anggota redaksi majalah sastera tersebut, ia banyak membuat ilustrasi cerita péndék dan menulis Catatan Kebudayaan di dalamnya. Dan dalam DKJ (Déwan Kesenian Jakarta) dia menjadi anggota sejak mulai didirikan tahun 1968, yaitu dia terpilih sebagai anggota untuk périod 1968–1970, 1971–1972, 1973–1976, 1976–1979. Sejak tahun 1970 dia masuk menjadi anggota DPH (Déwan Pengurus Harian) dan seharusnya berakhir pada akhir tahun 1979. Praktis sejak 1970 bahkan juga sejak 1968, dialah yang menjadi penyelenggara paméran-paméran senirupa yang diadakan di TIM (Taman Ismail Marzuki), yang nonstop dari minggu ke minggu. Setiap bulan pada awalnya ada dua paméran, tetapi kemudian menjadi empat paméran (karena ada dua ruang paméran) yang disponsori oléh DKJ. Dan semuanya itu ditangani oléh Zaini.

Tentang senilukis Zaini, Trisno Sumardjo menulis dalam tahun 1957: "Zaini adalah penyaring yang ékspprésif. Ésénsi yang diperoléhnya dari dunia luar dijadikan dunia kepunyaan sendiri dan dituangkannya dalam bentuk ésénsiil. Ia tak memberi penjelasan tentang alam di sekitar ésénsi itu, hingga penonton disuruh menebak. Ésénsi tadi kadang-kadang seperti senja ataupun malam, kadang-kadang seperti cahaya matahari. Baik matahari atau keremangan itu merupakan kekuatan atau kekuasaan besar, ada kalanya seperti lambang, meskipun tidak dimaksudkan. Kesederhanaannya dalam bentuk terbawa oléh kekagumannya terhadap yang mengandung inti besar (magistral). Dalam hal caranya ia mencapai keunikan warna dan bentuk dengan cat minyak, cat air, dan pastél..." (*Almanak Seni*, BMKN, Jakarta, 1957).

Kecuali mengadakan paméran di tanahair, Zaini sering ikut serta dalam paméran-paméran di luar negeri. Tahun 1953 dia ikut dalam Biennale Sao Paolo yang kedua. Dia pun pernah mengadakan paméran di Amérika Serikat, India, Jepang, negeri Belanda. Menurut rencana tahun yang akan datang dia akan berpaméran di Éropah dan Afrika.

Zaini melukis dengan tekun, setiap hari setelah lari-lari di sekitar tempat tinggalnya di Tomang, dia melukis untuk satu dua jam, kemudian baru berangkat ke TIM. Jadwal kerjanya itu dilakukan dengan setia. "Kalau tidak demikian, payah. Yang pokok kan kita harus tetap kréatif, bagi saya ya melukis." Begitu sering dikatakannya. Dan dari sikapnya itulah kemudian saya pernah mengatakan dalam kata pengantar untuk paméran tunggalnya yang terakhir (1976), bahwa yang penting bagi Zaini adalan senilukis dan melukis, di luar itu "Gampang lah!". Sikap seperti itu adalah sikap setia yang dilaksanakan dengan konsékwén, dia telah pilih senilukis maka yang lain-lain harus disisihkan.

Tapi kecuali dia sendiri melukis dengan giat dan tekun, Zaini pun orang yang tak henti-hentinya menggesa agar orang-

orang menulis buku tentang senilukis atau pelukis Indonésia. Demikianlah atas kegigihannya mendesak-desak itu telah terbit buku *Radén Saléh* yang ditulis oléh Baharuddin Mara Sutan, *Senilukis Indonésia Baru* karya Sanénto Juliman, *Senilukis Indonésia dalam Sorotan* yang ditulis oléh Sudarmadji. Dan yang akan terbit adalah buku tentang seni patung yang ditulis oléh Wiyoso, Jim Supangkat, dan Sanénto Juliman. Zaini juga yang mendorong saya untuk menulis serangkaian buku tentang para pelukis Indonésia terkemuka yang bersifat informatif untuk anak-anak dan para remaja sehingga meréka memiliki aprésiasi terhadap senilukis. Yang sudah saya tulis adalah tentang Affandi dan yang sedang dikerjakan adalah tentang S. Sudjojono. Zaini pun sudah setuju bahwa saya akan menulis tentang dirinya. "Sehabis saya menyelesaikan buku tentang Sudjojono saya akan mulai menginterviu kau," kata saya kepadanya. Buku tentang Sudjojono akan selesai bulan Séptémber ini. Dan rencananya buku tentang Zaini akan saya garap bulan Oktober. Tapi Allah jugalah yang Maha Kuasa menentukan segala sesuatu yang terjadi. Zaini dipanggil-Nya pada tanggal 25 Séptémber 1977 pukul 06.00 pagi.

***

Zaini pertama kali saya kenal sekitar tahun 1953 ketika saya mulai mengikuti paméran-paméran dan kegiatan-kegiatan senilukis di Jakarta. Ketika itu dia baru saja mendapat pujian yang luas atas paméran berempatnya (dengan Oesman Éffèndi, Basuki Resobowo, dan Trisno Sumardjo). Tapi dia tidak banyak terpengaruh oléh pujian-pujian itu, seperti dia pun kemudian saya tahu tidak banyak terpengaruh oléh kecaman-kecaman yang dilontarkan kepada karya dan dirinya. Dia tidak pernah ambil pusing terhadap hal itu. Yang penting baginya adalah berkarya, melukis.

Sikapnya yang suka ambil gampang kadang-kadang bisa juga menjéngkélkan karena mengenai hal-hal yang buat orang lain penting. Misalnya tentang tahun kelahirannya. Bagi siapapun tahun kelahiran itu penting. Tapi bagi Zaini tidak. Setiap kali menyelenggarakan paméran dia énak saja menyebut tanggal dan tahun kelahiran yang berbéda-béda. Karena itu ada berbagai macam data tentang tanggal dan tahun kelahirannya. Ada yang bulan Agustus 1924, ada yang bulan Maret 1926, dan ada pula variasi di antara keduanya. Namun kadang-kadang dia lahir tahun 1928! Kalau hal itu kita kemukakan kepadanya, dia akan dengan énténg menjawab, "Yah kan sama saja. Yang penting saya pernah lahir. Pilih saja salah satu."

Mungkin asalnya karena tidak ada catatan yang pasti tentang tanggal kelahirannya. Hal yang agak biasa dengan para pelukis kita. Affandi yang selama ini mengumumkan bahwa dia lahir di Cirebon dalam tahun 1910, baru-baru ini ternyata konon menemukan catatan yang menyebutkan bahwa dia lahir tahun 1907, sehingga tahun 1977 ini akan genap berusia 70 tahun. S. Sudjojono yang selama ini dikatakan lahir tahun 1913, tiba-tiba saja menganggap bahwa dia merasa lebih cocok lahir tahun 1917, sesuai dengan keinginan isterinya yang kedua.

Dan mémang catatan tanggal kelahiran tidak penting dibandingkan dengan usahanya mencatatkan diri dalam sejarah kesenian dan kebudayaan bangsa dengan karya-karya yang memperkaya khazanah kehidupan rohani bangsa. Zaini dalam hidupnya yang rélatif péndék, kl. hanya sekitar setengah abad lebih sedikit, ternyata telah menyumbangkan karya-karyanya secara maksimal. Oléh salah seorang penulis tentang senilukis kita, dia disebut sebagai salah seorang pelukis Indonésia yang paling produktif. Konon sekitar 2.000 (dua ribu) karya telah diselesaikannya selama hayatnya. Artinya apabila dia melukis sejak usia belasan tahun, maka sedikitnya setiap pekan dia selesaikan sebuah lukisan, baik lukisan cat minyak, akrilik, pastél, cat plakat, cat air, dan lain-lain.

Ketika dia meninggal masih ada beberapa lukisan yang belum diselesaikannya. Kesemuanya itu membuktikan bahwa dia masih belum mandeg sebagai pelukis. Bukan saja produktivitasnya, melainkan juga kréativitasnya. Dia senantiasa tidak merasa puas dengan apa yang sudah diciptanya. Mudah-mudahan dia akan merasa lega bersimpuh di hadirat Tuhan yang menciptakan dan sekarang memanggilnya.

25–26 Séptémber 1977.

Mengenang Zaini

PERKENALAN SAYA dengan Zaini dimulai dengan membaca berita atau resénsi tentang pamérannya berempat dengan Trisno Sumardjo, Basuki Resobowo, dan Oesman Éfféndi pada awal tahun 1950-an, atau melalui ilustrasinya dalam majalah *Kisah* dan dalam buku-buku terbitan Balai Pustaka. Sebelumnya sudah saya lihat pula skétsa atau vinyétnya yang dimuat dalam majalah-majalah *Siasat, Indonésia,* dan lainnya.

Secara pribadi pertemuan kami mungkin di jalan Garuda 66, bangunan yang diséwa oléh Taman Siswa untuk perumahan para pamongnya yang pada hari Ahad beranda depannya digunakan sebagai tempat latihan melukis oléh para pelukis anggota GPI (Gabungan Pelukis Indonésia), yang antara lain didirikan oléh Affandi sebelum pengembaraannya ke India dan kemudian ke Éropah yang pertama.

Zaini orang yang mudah bergaul, gurauannya kadang-kadang bermata dua, namun semuanya seperti dianggap mudah saja. Semuanya seperti tidak ada yang diambil hati. "Maumulah!" katanya ringan ketika saya menanyakan tahun berapa sebenarnya dia dilahirkan sebab dalam keterangan paméran dan dalam tulisan-tulisan tentang senilukis Indonésia kadang-kadang dia disebut lahir tahun 1922, kadang-kadang tahun 1924, bahkan 1926.

Bersama dengan Oesman Éffêndi, Basuki Resobowo, dan Trisno Sumardjo, Zaini pernah menggarap "order" dari sebuah penerbit untuk melukis wajah para pahlawan nasional dan tokoh sejarah, di samping adegan sejarah yang penting-penting. Agaknya penerbit itu akan membuat réproduksi lukisan-lukisan itu untuk dijual kepada pemerintah yang akan membagikannya ke sekolah-sekolah. Sayang bahwa "proyék" itu tidak sampai terlaksana. Situasi politik tanahair berubah dengan cepat dengan timbulnya gerakan-gerakan daérah, sehingga negara kita terjerumus dalam kesulitan ékonomi yang parah, maka pembelian besar-besaran seperti itu tak mungkin dilaksanakan. Saya sendiri sering mampir ke tempat meréka melukis, di sebuah gedung di jalan Garuda, Jakarta. Saya pernah melihat lukisan-lukisan tokoh-tokoh dan adegan-adegan sejarah yang sudah meréka selesaikan. Entah di mana lukisan-lukisan itu sekarang.

Lukisan Zaini lembut. Mula-mula dia banyak melukis dengan pastél. Warnanya terasa puitis. Pemandangan alam berupa gunung-gunung dan danau sering menjadi obyék lukisannya. Lukisan cat minyaknya juga berwarna lembut. Belakangan saya melihat bahwa hal itu mungkin pengaruh pelukis Inggris J.M.W. Turner (1775–1851) yang juga sapuan catnya sangat halus dan lembut, memperlihatkan permainan cahaya dan warna yang halus.

Zaini mempunyai kemampuan praktis misalnya menyelenggarakan paméran atau pekerjaan organisasi lainnya. Karena itu dia sering diajak atau diminta membantu berbagai kegiatan yang diadakan oléh berbagai organisasi, terutama yang bertalian dengan senilukis atau paméran lukisan. Di samping membuat ilustrasi dalam majalah-majalah, dia juga duduk dalam redaksi majalah kesenian, misalnya dalam majalah *Seni* (1955) yang diterbitkan oléh Gunung Agung. Dia juga saya minta menjadi ilustrator majalah *Prosa* bersama Nashar (1955). Dia aktif membantu BMKN, misalnya menyelenggarakan penerbitan *Almanak Seni* (1957). Dia aktif membantu penyelenggaraan paméran lukisan nasional yang diadakan sehubungan dengan peresmian Asian Games (tahun 1960) bertempat di Gedung Bank Indonésia di jalan Thamrin. Dia membantu Sitor dari LKN (Lembaga Kebudayaan Nasional), tetapi juga membantu Asrul dari Lesbumi (Lembaga Seniman Budayawan Muslimin Indonésia) waktu hendak menyelenggarakan paméran lukisan. Dia seperti tidak terikat oléh paham yang dianut oléh organisasi-organisasi itu—meskipun dia tak pernah terdengar membantu Lékra (Lembaga Kebudayaan Rakyat).

Pada waktu DKJ dibentuk (1968), Zaini menjadi anggota DKJ angkatan pertama (1968–1970). Dalam DKJ angkatan kedua (1971–1972) sampai kelima (1977–1979), dia duduk di DPH yang ditugaskan menangani persoalan senirupa. Dia meninggal ketika menjalani tugasnya sebagai anggota DPH DKJ 1977–1979. Dia yang menangani Biennale Senilukis Indonésia yang diselenggarakan dua tahun sekali oléh DKJ dan diikuti oléh semua pelukis dari seluruh Indonésia.

Zaini tidak pernah mengeluh. Prinsip hidupnya adalah menerima apa adanya dengan hati yang tabah. Apabila ia melihat hidangan makan siang (waktu saya jadi Ketua DPH DKJ, semua anggota DPH saya ajak makan siang bersama di ruang khusus agar bisa sekalian membicarakan masalah-masalah pekerjaan yang sedang dihadapi) yang sangat sederhana, maka dia berkata, "Wah, istiméwa hari ini!" Tetapi karena menu makanan selalu sederhana setiap hari, maka Zaini selalu berkata, "Wah, istiméwa hari ini!"

Dengan ucapan itu maka dia mendapat tambahan lauk secara imajinér dan dapat makan apa adanya dengan énak. Apa pun yang dihidangkan akan dinikmati oléh Zaini dengan sepenuh hati, seakan-akan mémang makanan istiméwa lezatnya. Zaini sendiri makan tidak banyak. Hanya pada acara-acara tertentu dia makan banyak.

Dalam bulan Puasa H. 1397, beberapa orang seniman mengadu arguméntasi karena perbédaan paham, Zaini datang menengahi, "Kenapa sih?" Maka masing-masing pihak mengemukakan pendapat dan pendiriannya sendiri-sendiri. Setelah selesai mendengarkan kedua belah pihak, Zaini memberikan fatwa: "Itu namanya iyyaka na'budu waiyyaka nasta'in. Kepala sama berbulu, pendapat berlain-lain. Tak baik bertengkar dalam bulan Puasa."

Anggota DPH DKJ yang lain, Alam Surawijaya, sebaliknya dari Zaini. Alam selalu sakitan dan selalu mengeluh. Segala apa pun membuat dia mengeluh. Bahkan berita yang menyenangkan sekalipun, misalnya menerima honorarium dari filem disampaikannya dengan mengeluh karena kurang besar.

Alam mengusulkan agar rapat pléno DKJ yang dilangsungkan dalam bulan Puasa diselenggarakan sambil berbuka puasa. Dan dia pula yang mengusulkan berbagai makanan yang énak-énak, tapi ketika tiba waktunya makan, Alam sendiri makan hanya sedikit sekali. Saya bertanya mengapa dia makan sedikit, padahal dia sendiri yang memesan makanan itu. Dan Alam menjawab, "Saya mémang makan hanya sedikit, Bung. Bukan hanya waktu buka seperti sekarang, waktu sahur pun saya makan sedikit."

"Lalu mengapa Bung Alam memesan berbagai makanan yang énak-énak?" tanya saya penasaran.

"Itulah. Saya suka kepingin makan banyak makanan yang énak. Tapi saya takut kalau makan terlalu banyak. Saya kan menderita tekanan darah tinggi, Bung. Tapi kalau makan sedikit sebenarnya saya takut juga, karena saya menderita maag," sahutnya.

Lalu Zaini menengahi, "Kalau begitu Bung Alam ini hayya'alasholah, hayya 'alalfalah. Begitu salah begini salah.

Hidup salah mati pun salah."

Apabila ia sedang merasa kesal terhadap seseorang maka Zaini tidak mau menyebut nama orang itu. Apabila hendak membicarakan orang itu juga maka dia hanya menyebut "si Upik itu" (kalau orangnya perempuan), atau "si Buyung itu" (kalau orangnya laki-laki). Tapi kalau kesalnya kepada orang tersebut sudah tidak ketulungan maka Zaini akan menyebutnya dengan sebutan "Si Buyung ngéng ngong", atau "Si Upik ngéng ngong".

Tak seorang pun di antara kami yang tahu arti "ngéng ngong" itu. Tapi seingat saya tidak ada juga yang mau bertanya mengenai hal itu kepada Zaini. Kami merasa cukup kalau sudah tahu siapa orang yang dia maksud.

Apabila sedang rapat atau sedang sidang pléno, Zaini jarang sekali angkat bicara, kecuali kalau ditanya atau diminta. Biasanya dia hanya mendengarkan sambil tak henti-hentinya membuat skétsa dengan potlot atau ballpoint yang ada di tangannya. Kadang-kadang membuat skétsa wajah orang yang sedang berbicara, atau yang duduk berhadapan dengan dia. Tapi apabila ada pembicara yang ngawur, atau pembicaraannya menyimpang dari masalah yang sedang dibahas, maka dia segera mengangkat kepala dan memberi koméntar, "Bagus itu! Bagus itu!" dengan nada yang khas.

Kami sudah tahu apabila Zaini berbicara seperti itu, artinya dia mengéjék si pembicara itu, maka meledaklah tawa kami. Tapi apabila orang yang berbicara itu tamu dari luar, maka kami harus bisa menahan tawa kami, supaya orang yang bersangkutan tidak merasa tersinggung.

Zaini senantiasa bersikap ambil gampang dan dia hidup dengan mudah. Tak ada yang dapat membikin hatinya susah. Dia hidup tidak réwél. Dan ternyata ia juga meninggal tidak réwél.

Orang Islam mengenal do'a yang meminta kepada Allah SWT agar apabila dijemput Ajal, tidak usah berlama-lama mengalami sakaratul Maut. Saya tidak tahu apakah Zaini mengenal do'a itu, atau apakah dia pernah mengemukakannya kepada Allah. Tapi ia barangkali sama sekali tidak mengalami sakaratul Maut ketika terjatuh selagi lari-lari pagi di sekitar rumahnya di Tomang pada hari Ahad tanggal 25 Séptémber 1977. Dia ditemukan sudah meninggal.

Armijn Pané
Pengarang *Belenggu*

ARMIJN PANÉ meninggal dunia!

Berita yang saya baca tanggal 17 Fébruari 1970 itu sungguh sukar dipercaya! Berjenak-jenak saya terpukau dan mengulang-ulang baca berita itu. Kalau berita itu saya dengar bulan Novémber 1969, atau sebelumnya, barangkali saya tidak akan seterkejut itu benar, karena sejak 1958 usaha saya menghubungi pengarang salah seorang dari tiga pendiri majalah *Poedjangga Baroe* itu senantiasa sia-sia. Dia pindah dari jalan Cemara—sejak bercerai dengan isterinya yang pertama—dan alamatnya yang baru di jalan Setiabudi ada saya catat. Tapi surat-surat saya ke alamat yang baru tersebut selalu saya terima kembali dengan catatan "Tidak Dikenal", sehingga saya mengira Armijn sudah pindah entah ke mana. Sementara itu saya pun mendengar bahwa ia sudah menikah lagi tapi harus terus dirawat karena sakitnya (sering) kumat. Selama kira-kira sepuluh tahun hubungan kami terputus. Tapi tiba-tiba akhir tahun 1969 hubungan itu tersambung kembali. Ada yang memberi tahu saya bahwa dia mémang tinggal di rumah jalan Setiabudi yang alamatnya ada pada saya: Waktu saya bersama dengan Saudara Ramadhan K.H. (yang menjadi motor acara-acara DKJ di TIM) untung-untungan mendatangi alamat tersebut untuk menemui Armijn Pané buat memintanya berceramah sebagai pengisi acara ceramah sastera bulan Januari 1970, ia nampak séhat. Agaknya selama itu dia tetap tinggal di situ. Walau agak pucat dan kelihatan jauh lebih tua dari ketika paling akhir saya melihatnya kl. sebelas-dua belas tahun sebelumnya, namun tidak kelihatan bahwa dia sakit. Perkataannya jelas dan runtut. Bahkan dia mengajukan pertanyaan-pertanyaan yang tajam dan tidak tersangka-sangka, sehingga kami segera terlibat dalam percakapan-percakapan asyik sekitar sastera dan kehidupan kebudayaan secara umum.

Antaranya dia bertanya: "Mengapa Saudara teringat kepada saya dan justru meminta saya untuk berceramah?" Pertanyaan yang sebenarnya tidak usah ditanyakan atau tidak bisa dijawab dengan singkat. Mestinya Armijn tahu akan peranannya dalam sejarah kesusasteraan Indonésia. Adalah wajar kalau dia diminta untuk menjelaskan posisinya itu.

Sekian belas tahun terputus hubungan dengan kehidupan kesusasteraan khususnya dan kehidupan kebudayaan umumnya menyebabkan Armijn Pané bersikap sangat hati-hati sekali. Mémang praktis sejak pertengahan kedua tahun 1950-an, Armijn seolah-olah mengundurkan diri dari kehidupan sosial—baik sastera maupun umum.

Waktu saya telah dapat meyakinkannya tentang betapa pentingnya pengalaman-pengalaman dan pengetahuannya selama ia berkecimpung dalam dunia sastera dan kebudayaan terutama sebagai salah seorang pendiri dan penggerak majalah *Poedjangga Baroe* yang menjadi pusat kegiatan kebudayaan masa sebelum perang, bagi generasi sekarang dan bagi kepentingan penelitian sejarah sastera Indonésia, barulah dia menyatakan kesediaannya dan bersama-sama kami ketika itu menentukan judul ceramahnya: Pengalaman-pengalaman batinnya sebagai pengarang.

Seperti yang dapat diikuti dalam surat-surat kabar dan majalah-majalah, ceramah itu sendiri berlangsung suksés pada tanggal 15 Januari 1970. Armijn mengemukakan pentingnya sastera keagamaan dan adanya pengarang keagamaan dalam bahasa Indonésia, karena menurut pendapat Armijn belumlah ada pengarang keagamaan itu. Saya sendiri karena alasan-alasan téknis—waktu itu kebetulan saya tidak punya uang untuk karcis keréta api dari Bandung ke Jakarta—tak dapat menghadiri ceramah tersebut. Untunglah saya sempat dua kali bertemu dengan Armijn Pané sebelum beliau meninggal. Yang pertama bersama Saudara Ramadhan ketika meminta beliau berceramah pada bulan Désémber 1969 dan yang kedua pada awal Januari saya menemuinya lagi ke rumahnya, sendirian.

Pada paruh pertama tahun 1950-an, saya sering datang mengunjungi Armijn di rumahnya di jalan Cemara. Biasanya saya datang dengan sepéda ketika hari sudah malam. Armijn selalu menerima saya dengan tangan terbuka. Dia sama sekali tidak menganggap saya sebagai anak-anak (umur saya masih belasan tahun, sedang Armijn sekitar setengah abad), melainkan selalu memperlihatkan sikap seakan menghadapi kawan sesama pengarang. Tetapi pada suatu kali ketika saya berkunjung ke rumahnya, dia mengemukakan pendapat-pendapat yang mengejutkan karena dia berbicara bukan mengenai masalah yang sedang kami percakapkan. Saya mencoba menanggapinya sebaik-baiknya tetapi rasanya ada yang tidak nyambung. Dia malah marah-marah tak tentu ujung-pangkalnya. Pengalaman malam itu menyebabkan saya menulis karangan péndék yang dimuat dalam majalah *Mimbar Indonésia*. Setelah karangan itu terbit, baru ada yang memberi tahu saya bahwa Armijn Pané menderita penyakit saraf. Hal itu menyebabkan saya merasa menyesal telah menulis karangan yang dimuat dalam majalah *Mimbar Indonésia* itu. Armijn Pané sendiri tak pernah menanggapi tulisan saya itu, mungkin karena tidak (pernah) membacanya. Sejak itu saya tidak pernah lagi mengunjungi Armijn ke rumahnya di jalan Cemara.

Dalam kedua pertemuan kembali di rumah jalan Setiabudi itu Armijn kelihatan séhat dan penuh semangat.

"Saya sedang mengerjakan tiga buah roman," katanya pada pertemuan kami yang pertama akhir Désémber 1969. "Sebuah tentang kehidupan tahun 1927-an. Yang kedua tentang kehidupan tahun 1935-an. Dan yang satu lagi tentang keadaan sekarang. Tapi baru satu yang siap."

Berita itu sangat menggembirakan, sehingga serta-merta saya menghubungi sebuah penerbit supaya segera mengejar naskah yang sudah siap itu. Karya Armijn, *Belenggu,* merupakan roman yang paling baik yang ditulis orang Indonésia pada masa sebelum perang.

Tapi pada pertemuan kedua ketika saya tanyakan lebih lanjut tentang roman itu, Armijn menjelaskan: "Bagian akhirnya sudah siap. Tinggal tengahnya, karena saya menyusun roman selalu dari ujung dahulu. Kalau bagian akhir sudah siap, baru saya mulai mengerjakan awalnya. Kemudian kedua ujung itu saya cari titik pertemuannya di tengah," Tapi ia berjanji akan segera menyiapkan naskah itu dan akan memberi kesempatan kepada saya untuk membacanya sebelum diserahkan kepada penerbit.

Di samping itu ia mempunyai naskah berupa kumpulan sajak yang telah diserahkannya kepada penerbit Gunung Agung yang diharapkan akan mau menerbitkannya.

Ketika saya anjurkan agar ésai-ésainya dikumpulkan, ia nampak sedikit terkejut, "Apakah akan ada manfaatnya?" dia bertanya.

Setelah saya yakinkan bahwa ésai-ésai yang ditulisnya sebelum perang akan banyak memberikan bahan buat para penelaah sastera sekarang dalam meneliti situasi jaman itu, dia berkata, "Baiklah. Selama ini tidak pernah saya fikirkan bahwa itu akan ada manfaatnya. Tapi dengan alasan kesejarahan seperti yang saudara kemukakan, saya akan mencoba mengumpulkannya."

"Tambahan pula," kata saya, "sajak, cerita péndék, dan drama-drama saudara semuanya sudah dikumpulkan dan sudah terbit berupa buku. Mengapa ésai-ésai tidak? Saudara adalah salah seorang penulis ésai dan penelaah sastera Indonésia yang mula-mula, menjadi pelopor dalam masa-masa permulaan sejarahnya. Ésai-ésai itu akan menjelaskan pandangan saudara sebagai orang yang langsung terlibat dalam kehidupan sastera waktu itu terhadap keadaan masa tersebut."

***

Saya pertama kali berkenalan dengan Armijn Pané pada tahun 1953 atau 1954. Kalau tidak salah menjelang Kongrés Kebudayaan yang diselenggarakan oléh BMKN (Badan Musyarawat Kebudayaan Nasional) di Solo. Ia menaruh perhatian terhadap saya sebagai anak muda yang mulai mengumumkan sajak-sajak dan cerita péndék antaranya dalam majalah *Indonésia, Siasat,* dan *Mimbar Indonésia.* Ada juga yang dimuat dalam majalah *Membimbing.* Armijn menjadi redaktur majalah tersebut. Saya sering mengunjunginya di rumahnya dan kami bercakap-cakap sekitar sastera. Ia pernah memberi saya hadiah cetakan ketiga *Belenggu* yang baru terbit (dengan sebuah kata pengantar khusus) dan buku *Sanjak-sanjak Muda Mr. Muhammad Yamin.* Ketika sekali waktu saya agak lama tidak mengunjunginya, tatkala saya datang lagi ke rumahnya, dia bertanya apa yang saya kerjakan dan waktu pertanyaan itu saya jawab bahwa saya sedang menulis roman, dia memberi koméntar, "Sudah saya kira. Pengarang yang tidak nampak muncul pasti sedang mengarang. Tahukah saudara bahwa pengarang itu tak ubahnya ibarat ayam, yang kalau lagi mengeram tidak keluar dari sarang?"

Padahal saya tidak sedang menulis roman. Jawaban itu hanya gagah-gagahan saja, agar Armijn menganggap saya pengarang beneran.

Pendapat itu tidak hanya satu kali itu saja dia ucapkan. Seolah-olah menjadi dalil yang kebenarannya sangat dia yakini. Dan ia sendiri selama dua-tiga belas tahun tak muncul dalam gelanggang pergaulan sastera rupanya (meskipun dalam rawatan lantaran sakit) mémang sedang mengeram: roman yang dikatakannya kepada saya itulah telurnya—kendati belum sampai menetas.

Pada usia léwat 60 tahun ternyata Armijn sebagai pengarang masih bertelur dan (akan) mengeram. Ketika dia meninggal tanggal 16 Fébruari 1970, usianya menjelang 62 tahun, karena dia dilahirkan di Muarasipongi, Tapanuli, tanggal 18 Agustus 1908—setahun kelahiran dengan S. Takdir Alisjahbana dan lebih tua tiga tahun dari Amir Hamzah almarhum, yaitu kedua orang kawannya pendiri majalah *Poedjangga Baroe* pada tahun 1933.

Kesan yang mendalam pada saya dari pertemuan akhir tahun 1969 dan awal Januari 1970 ialah ketenangannya, yang sekian belas tahun sebelumnya sulit saya temukan pada dirinya. Armijn seperti yang saya kenal dahulu memberikan kesan kegelisahan-selalu, yang mirip pada ketakstabilan jiwa. Meskipun ketika itu usianya sudah hampir setengah abad dan saya sendiri masih 16 jalan 17 tahun, namun kesan itu sangat terasa. Tak tahulah saya apakah kesan seperti itu mémang benar, obyéktif, ataukah hanya akibat belaka dari kegelisahan jiwa saya sendiri yang masih diamuk pancaroba remaja. Tapi kalau kita teliti riwayat hidupnya Armijn mémang menunjukkan adanya kegelisahan jiwa itu: yang juga nampak dalam karangan-karangannya, dalam kalimat-kalimatnya dan dalam jalan pikirannya yang sering dianggap oléh sebagian peneliti sastera Indonésia sebagai "meloncat-loncat semaunya saja, sulit diikuti". Juga riwayat sekolahnya memperlihatkan loncatan-loncatan itu: dari HIS pindah ke ELS, lalu ke STOVIA (sekolah dokter Jawa) di Jakarta tapi segera pindah ke AMS-Sastera di Yogyakarta. Ia mengambil sastera klasik Barat.

Pun riwayat pekerjaannya menunjukkan kegelisahan itu: dia pernah menjadi wartawan surat kabar *Soeara Oemoem* di Surabaya (1932), kemudian mingguan *Penindjauan* (1934), dan surat kabar *Bintang Timoer* (1935) dan menjadi wartawan *freelance.* Tahun 1933 dia bersama-sama dengan S. Takdir Alisjahbana dan Amir Hamzah menerbitkan Poedjangga *Baroe.* Kalau kita meneliti surat sebaran yang diédarkan menjelang penerbitan majalah kebudayaan itu, dari gayanya akan nyata bahwa tangan Armijnlah yang menulisnya. Namun bahkan majalah *Poedjangga Baroe* itu pun tidak lama kemudian ditinggalkannya. Kemudian dia pernah kembali lagi ke majalah itu, tapi tidak menetap. Dia pun pernah menjadi pamong Taman Siswa di berbagai kota di Jawa Timur. Menjelang kedatangan Jepang dia duduk sebagai redaktur Balai Pustaka. Dia diperkirakan adalah orang yang "menangani" naskah roman Soetomo Djauhar Arifin yang berjudul *Andang Teruna* sehingga menjadi karya yang bermutu. Pada jaman Jepang dia bersama dengan abangnya, Sanoesi Pané, bekerja di Pusat Kebudayaan (Kéimin Bunka Shidosho) dan menjadi Kepala Bagian Kesusasteraan Indonésia Modéren. Kedudukan itulah yang menyebabkan Armijn bersimpang-jalan dengan para pengarang muda seperti Chairil Anwar dan Amal Hamzah. Sementara Armijn bersama para seniman lain seperti Usmar Ismail, Idrus, Cornél Simandjuntak, dan lain-lain menulis sandiwara-sandiwara dan lagu-lagu sesuai dengan kebutuhan propaganda balatentara Dai Nippon, Amal Hamzah menulis satire "Tuan Amin" yang konon merupakan karikatur Armijn Pané (dimuat dalam *Pembébasan Pertama*).

Sesudah merdéka, Armijn aktif dalam organisasi kebudayaan. Dia pun aktif dalam kongrés-kongrés dan konferénsi kebudayaan serta pernah menjadi anggota pengurus harian Lembaga Kebudayaan Indonésia yang kemudian berubah menjadi Badan Musawarat Kebudayaan Nasional. Sehari-hari dia duduk sebagai pegawai tinggi Kementerian P. P dan K. (Bagian Bahasa), sampai pensiun.

Armijn terutama terkenal sebagai pengarang roman *Belenggu*. Padahal kecuali menulis roman itu, dia pun banyak menulis cerita péndék, sajak, drama, ésai dan kritik. Sajak-sajaknya pada masa sebelum perang terbit sebagai salah satu nomor khusus majalah *Poedjangga Baroe* dengan judul *Jiwa Berjiwa* (1939), sedang sajak-sajaknya yang lain diterbitkan pada masa sesudah perang dengan judul *Gamelan Jiwa* (1960). Drama-dramanya dikumpulkan dan diterbitkan dengan judul *Jinak-jinak Merpati* (1953), sedangkan cerita-cerita péndéknya dikumpulkan dan diterbitkan dengan judul *Kissah Antara Manusia* (1952). Dia pun menyadur drama karya Hendrik Ibsen yang berjudul *Nora* menjadi *Ratna* (1943) dan roman Ilya Ehrenburg *Membangun Hari Kedua* (1956). Sebuah tinjauan tentang sastera Indonésia modéren ditulisnya dalam bahasa Belanda berjudul *Kort overzicht van de Moderne Indonesische Literatuur* (Selayang Pandang tentang Kesusasteraan Indonésia Moderén, 1949) dan bahasan tentang sajak-sajak Mr. Muhammad Yamin terbit dalam *Sanjak-sanjak Muda Mr. Muhammad Yamin* (1954). Studinya tentang gramatika bahasa Indonésia merupakan buku tebal berjudul *Mencahari Sendi Baru Tatabahasa Indonésia* (1950). Di samping itu masih ada sejumlah buku lain yang lahir dari tangan Armijn Pané, antara lain *Jalan Sejarah Dunia* (1953), *Habis Gelap Terbitlah Terang* (terjemahan surat-surat R.A. Kartini, 1953), dan lain-lain.

Berlainan dengan S. Takdir Alisjahbana yang polémis, Armijn tidak begitu dikenal pikiran-pikirannya, padahal dia pun berkali-kali terlibat dalam polémik tahun 1930-an. Saya kira ésai-ésainya mempunyai nilai tersendiri, terutama karena pendapat-pendapatnya yang barangkali sekarang dapat disoroti dengan cahaya sejarah yang baru: misalnya pendapatnya tentang bahasa Indonésia yang menurut Armijn (berlainan dengan pendapat umumnya para ahli sampai pada waktu itu) bukanlah berasal dari bahasa Melayu Riau, melainkan dari bahasa Melayu lingua franca yang sudah dipergunakan di seluruh kepulauan Nusantara sejak berabad-abad. Begitu juga pendapatnya tentang keroncong sebagai musik nasional, studinya tentang sastera Indonésia, dan sebagainya.

Tahun 1969 Armijn mendapat Anugerah Seni dari pemerintah karena kerja dan jasanya dalam lapangan kesusasteraan. Alangkah baiknya kalau ada usaha untuk mengumpulkan dan menerbitkan karya-karyanya yang masih bertebaran berupa ésai-ésai, polémik, kritik, dan lain-lainnya dan menerbitkannya berupa buku. Hal yang patut menjadi perhatian pemerintah, barangkali lebih penting dari pemberian hadiah tahunan, juga karya para pengarang lain seperti Sanoesi Pané, Trisno Sumardjo, J.E. Taténgkéng, Prof. Dr. Hoeséin Djajadiningrat, Prof. Dr. R. Ng. Poerbatjaraka, dan lain-lain. Agar pikiran-pikiran itu benar-benar menjadi warisan bagi generasi sesudahnya.

Mudah-mudahan jasa-jasa Armijn Pané dalam perjuangan dan pembinaan kebudayaan Indonésia, khususnya kesusasteraan Indonésia, mendapat tempat yang layak dari bangsanya, bangsa Indonésia, dan mudah-mudahan pula Allah SWT memberinya rahmat akhirat sesuai dengan amalan hidupnya.

Bandung, 17 Fébruari 1970.

Déliar Noer Ilmuwan Islami

DR. DÉLIAR Noer (meninggal tg. 17 Juni 2008) pernah menjadi Réktor IKIP Jakarta selama lebih dari 7 tahun tapi dipecat ketika hendak membacakan pidato pengukuhannya sebagai gurubesar pada bulan Juni 1974, padahal masa jabatannya yang kedua (terakhir) hanya tinggal beberapa bulan lagi. Isi pidato pengukuhannya dianggap oléh Menteri P dan K Mayjén Prof. Dr. Sjarif Thayéb sebagai menghasut, mungkin karena takut terjadi pula kerusuhan seperti Malari yang berlangsung beberapa bulan sebelumnya. Keterangan Déliar bahwa pidato yang berjudul "Partisipasi dalam Pembangunan" itu disusun secara ilmiah sesuai dengan kebébasan mimbar dan otonomi perguruan tinggi, tidak digubris oléh Menteri. Sebelumnya, tak lama setelah peristiwa Malari, Déliar sempat mengemukakan pendapat yang berbéda dengan kebijaksanaan pemerintah Orde Baru dalam menghadapi gerakan mahasiswa, dimuat dalam *Harian Kami*.

Yang ironis ialah bahwa kira-kira sepuluh tahun sebelumnya, Déliar dilarang mengajar di Universitas Sumatera Utara dan yang melarangnya adalah Prof. Dr. Sjarif Thayéb juga yang ketika itu menjadi Menteri Perguruan Tinggi dan Ilmu

Pengetahuan. Dia dipecat dari USU karena desakan golongan kiri yang menuduhnya anték Amérika dan dekat dengan Bung Hatta yang ketika itu sudah berhenti sebagai Wakil Presidén dan dianggap berseberangan dengan Presidén Sukarno, sehingga Déliar dituduh subvérsif dan anti Manipol. Dipecat dari IKIP—sebenarnya lebih dari itu, karena Menteri juga melarangnya mengajar di semua perguruan tinggi di seluruh tanahair—karena dianggap menghasut para mahasiswa dan karena itu sempat diinterogasi oléh Tim Interogasi yang menangani Gestapu, artinya Déliar dituduh sebagai orang kiri. Padahal Déliar pernah menjadi Ketua HMI yang niscaya antikomunis—hal yang jelas nampak dalam tulisan-tulisannya. Begitulah nasib ilmuwan (sosial) politik yang berani secara jujur mengemukakan pandangannya secara ilmiah tanpa mempedulikan arah kebijakan politik pemerintah yang berkuasa.

Karena tidak boléh lagi mengajar di seluruh Indonésia baik di universitas swasta maupun (apalagi!) di universitas negeri, Déliar menerima tawaran untuk menjadi peneliti di ANU (Australian National University), Canberra. Sebenarnya dia juga ditawari mengajar atau melakukan penelitian di Chicago dan Singapura, tetapi urusan dengan pihak Australia lebih cepat selesai. Setelah berada di Australia dia juga mendapat tawaran untuk mengajar di Kualalumpur di Universiti Kebangsaan Malaysia dan tawaran dari The Ford Foundation untuk membimbing penyusunan tésis para sarjana IAIN yang mendapat béasiswa belajar di Leiden, negeri Belanda. Tapi pemerintah RI menutup kemungkinan itu dengan menghubungi IAIN dan pemerintah Singapura. Sementara di Australia, pihak universitas mempunyai kebébasan penuh, intervénsi kekuasaan (politik) pemerintah ke dalamnya tak boléh masuk. Tahun pertama Déliar menjadi peneliti di ANU. Tahun berikutnya menjadi tenaga pengajar tamu di Griffith University di Brisbane. Setelah setahun kedudukan itu berubah menjadi pengajar tetap.

Setelah mengajar lima tahun, Déliar bisa mempertemukan maksud beberapa orang kawannya sesama ilmuwan yang islami di Jakarta, yang ada di lingkungan M. Natsir untuk membentuk lembaga riset LIPPM (Lembaga Islam untuk Penelitian dan Pengembangan Masyarakat) bekerjasama dengan Griffith University. Déliar yang dipercaya untuk memimpin lembaga tersebut selama tiga tahun pertama masih bekerja di Griffith University, tetapi enam bulan dalam setahun dia diperboléhkan bekerja di Jakarta untuk LIPPM. Di samping itu, Griffith University bersedia menerima para sarjana LIPPM yang hendak memperdalam ilmunya dengan biaya meréka. Sayang bahwa setelah bekerja enam bulan pertama di Jakarta untuk meletakkan dasar-dasar organisasi LIPPM, ketika berada di Brisbane, melalui surat Déliar diminta oléh Mr. Moh. Roem yang menjadi salah seorang anggota Déwan Penyantun LIPPM agar jangan kembali ke Jakarta tanpa alasan yang jelas. Déliar berpendapat bahwa sebagai lembaga riset LIPPM seharusnya mempunyai kebébasan dan tidak diharuskan menyesuaikan hasil penelitiannya dengan keinginan pihak yang mendanai LIPPM. Pendapat itu tidak disetujui oléh pihak yang memberinya dana. Setelah ditinggalkan oléh Déliar, LIPPM perlahan-lahan sirna dari permukaan bumi.

***

Déliar Noer dilahirkan di Médan tg. 9 Fébruari 1926. Setelah menamatkan sekolah menengah dia melanjutkan ke Universitas Nasional dan ketika menjadi mahasiswa aktif sebagai anggota, kemudian bahkan menjadi Ketua Umum HMI. Setelah menyelesaikan sarjana muda dia mendapat kesempatan untuk melanjutkan ke Cornell University di Amérika. Di sana dia berhasil menjadi orang Indonésia pertama yang menggondol gelar doktor (Ph.D) dalam ilmu politik dengan disértasi

The Modernist Muslim Movement in Indonesia 1900–1942 (Kualalumpur, Oxford University Press, 1972) yang sekarang telah menjadi klasik.[1] Di samping itu Déliar banyak menulis buku tentang Islam dan politik di Indonésia, di antaranya *Partisipasi dalam Pembangunan* (Kualalumpur, ABIM, 1975), *Administration of Islam in Indonesia* (Ithaca, Modern Indonesian Project, 1982), *Idéologi, Politik dan Pembangunan* (Jakarta, Yayasan Perkhidmatan, 1980), *Islam, Pancasila dan Asas Tunggal* (Jakarta, Yayasan Perkhidmatan, 1984), *Mohammad Hatta: Biografi Politik* (Jakarta, LP3ES, 1990), *Aku Bagian dari Ummat Aku Bagian dari Bangsa, Otobiografi* (Bandung, Mizan, 1996), *Pemikiran Politik di Negeri Barat* (édisi révisi, Bandung, Mizan, 1997), *Partai Islam di Pentas Nasional* (édisi révisi, Bandung, Mizan, 2000), *Membincang Tokoh-tokoh Bangsa* (Bandung, Mizan, 2001), *Islam dan Masyarakat* (Jakarta, Yayasan Risalah, 2003), *Islam & Politik* (Jakarta, Yayasan Risalah, 2003), *KNIP* (Jakarta, Yayasan Risalah, 2005), dan lain-lain.

Déliar bukan hanya ilmuwan. Dia juga aktivis. Tadi sudah disebut dia pernah menjadi Ketua Umum HMI. Pada awal masa Orde Baru, dia pernah menjadi staf penasihat Presidén Suharto, tetapi kemudian mengundurkan diri karena berbéda paham dengan staf yang lain. Bersama Moh. Hatta dan kawan-kawan pernah juga berusaha untuk mendirikan Partai Démokrasi Islam Indonésia (PDII), tetapi tidak mendapat persetujuan dari pemerintah Orde Baru. Kemudian pada masa Réformasi tahun 1998, Déliar membentuk Partai Umat Islam, tetapi dalam Pemilu 1999 tidak mendapat dukungan yang cukup.

Disertasinya tentang gerakan kaum modérnis Islam di Indonésia yang sudah menjadi klasik itu meneliti lembaga-

---

1 Édisi bahasa Indonésia berjudul *Gerakan Modéren Islam di Indonésia 1900–1942* (Jakarta: LP3ES, 1982).

lembaga, organisasi-organisasi, dan tokoh-tokoh modérnis Islam di seluruh Indonésia yang dianggap paling lengkap. Dilukiskannya perbédaan paham antara kaum modérnis dengan kaum tradisional, seperti A. Hassan dari Persis, Kiai Haji Abdulhalim dari Persatuan Umat Islam (PUI) Majalengka, Ajengan Ahmad Sanusi dari Sukabumi, dll. Tetapi telaah Dr. Mohammad Iskandar dari UI tentang Pesantrén Gunungpuyuh dan Ajengan Ahmad Sanusi dari Sukabumi menunjukkan bahwa agaknya karena kendala bahasa (K.H. Abdulhalim dan Ajengan Ahmad Sanusi banyak menulis dalam bahasa Sunda yang tidak dikuasai Deliar), Déliar Noer tidak menelaah sikap dan pendapat K.H. Ahmad Sanusi dan K.H. Abduhalim dengan cermat. Déliar tidak mengetahui bahwa sikap K.H. Ahmad Sanusi berlainan dengan sikap A. Hassan yang selalu menganjurkan agar setiap muslim melakukan ijtihad, jangan taklid saja. Menurut Ajengan Ahmad Sanusi, ijtihad hanya bisa dilakukan oléh muslim yang menguasai alat-alatnya seperti pandai bahasa Arab, mengetahui isi Al-Qur-an, mengetahui al-Hadis dll. Bagi orang awam, lebih baik taklid saja.

Bagi saya sendiri yang menarik dalam disertasinya itu adalah keterangan bahwa K.H. Abdulhalim dilahirkan di "désa Ciborélang, Majalengka". Désa Ciborélang adalah kampung saya, walaupun benar termasuk kabupatén Majalengka, tetapi bukan di kota Majalengka, melainkan di kecamatan Jatiwangi. Karena itu saya sempat menelusurinya. Ternyata K.H. Abdulhalim dilahirkan di rumah yang terletak di sebelah utara jalan raya Bandung-Cirebon, persis di perbatasan désa Ciborélang dengan désa Sutawangi. Tapi rumah tempatnya dilahirkan termasuk désa Ciborélang, yaitu di pinggir timur sungai Cigoong yang menjadi batas kedua désa tersebut.

Ketika saya telah selesai menyusun naskah kumpulan karangan Mr. Sjafruddin Prawiranegara, saya meminta Déliar Noer untuk menulis kata pengantar. Permintaan itu dipenuhinya, tetapi ketika setelah buku itu terbit saya mengirimkan uang sebagai honorarium pengantar yang ditulisnya, uang itu dikembalikannya dengan alasan bahwa dia merasa berutang budi kepada Mr. Sjafruddin dan kawannya segenerasi, maka penulisan pengantar itu dianggapnya sebagai penghormatannya kepada beliau.

Dengan meninggalnya Déliar Noer, Indonésia kehilangan ilmuwan yang daria dan konsisten serta dihormati kalangan Indonésianis di seluruh dunia. Innalilahi wainna ilaihi roji'un. Mudah-mudahan Allah akan menerima iman-Islam serta amal perbuatannya, mengampuni kekurangan dan keluputannya, dan memberinya tempat yang mulia di hadirat-Nya. Sementara kepada keluarganya diberikan sabar dan tawakal menghadapi kehilangan yang tak dapat diélakkan ini. Amin.

Anas Makruf, Administrator Kebudayaan

HARI SENÉN tanggal 25 Agustus 1980 saya mendapat télépon dari Prof. Kasuya Toshiki yang memberitahukan bahwa Anas Makruf meninggal dunia di Jakarta pada hari Ahad tanggal 24 Agustus, pukul 4 soré. Hal itu dia baca dalam surat kabar berbahasa Jepang hari itu.

Saya menceritakan hal itu untuk memberikan gambaran bahwa di Jepang Anas Makruf mendapat perhatian dan tempat yang cukup penting, terutama dalam hubungan antara kedua bangsa: Indonésia dan Jepang. Kalau tidak demikian, mustahil berita meninggalnya mendapat tempat dalam surat kabar. Tidak semua orang besar Indonésia yang kematiannya diberitakan oléh pérs Jepang.

Sayang saya sendiri tidak dapat membaca berita tersebut dalam bahasa Jepang, sehingga tidak dapat mengetahui apa saja yang ditulis wartawannya dalam berita itu. Tapi bahwa berita meninggalnya mendapat tempat yang cepat dalam surat kabar Jepang telah menunjukkan hal tertentu.

Mémang Anas Makruf telah menghabiskan sebagian hidupnya di Tokyo, antara lain mengajarkan bahasa dan sastera Indonésia di Tokyo Gaikokugo Daigaku (Tokyo University for Foreign Studies, atau Universitas Bahasa-bahasa Asing Tokyo) yang lebih sering disebut singkatannya: Tokyo Gaidai.

Kalau saya tak salah ingat, dia pertama kali berangkat ke Jepang untuk mengajar bahasa dan sastera Indonésia pada tahun 1966. Setelah kontraknya habis, ia tidak segera pulang, karena diserahi memimpin Sekolah Indonésia di Tokyo. Namun karena kesébatan isterinya memburuk ia akhirnya pulang juga ke Indonésia. Setelah isterinya meninggal dan ternyata dia oléh peraturan yang berlaku tidak lagi dianggap sebagai pegawai negeri, karena setelah habis kontraknya mengajar di Tokyo Gaidai tidak langsung pulang, maka setelah memenuhi permintaan saya duduk sebentar sebagai pimpinan sehari-hari Yayasan Dokuméntasi Sastera H. B. Jassin yang baru didirikan, ia memenuhi undangan The Japan Foundation untuk memperdalam pengetahuannya tentang sastera Jepang di Tokyo. Setelah undangan itu selesai, dia kembali ke Indonésia sebentar, tetapi kemudian berangkat lagi ke Tokyo untuk mengajar kembali di Tokyo Gaidai.

Tahun yang lalu dia jatuh sakit dan dioperasi. Ketika dia pulang ke Indonésia pada bulan April 1980, ia sudah boléh dikatakan tidak berdaya. Saya menjenguknya di rumah sakit, kemudian paling akhir menemuinya di rumahnya, yaitu pada hari keberangkatan saya ke Jepang sebagai tamu The Japan Foundation, tg. 16 Juni 1980. Ketika itu dia boléh dikatakan sudah tidak dapat berbuat apa-apa. Bercakap pun sangat perlahan. Dia menerima saya dan isteri saya sambil berbaring di tempat tidur dan wajahnya pucat sekali. Tubuhnya pun sangat kurus sekali. Keadaannya jauh lebih buruk daripada waktu saya menjenguknya dua minggu sebelumnya. Dengan susah payah dia menerangkan bahwa dia tak bisa makan. Setiap menelan makanan, timbul rasa mual dan makanan dimuntahkan kembali. Untuk menjaga daya tahan tubuhnya dua kali seminggu dia mendapat infus. Ketika kami mau pulang setelah berada di pintu depan, anak perempuannya memberikan keterangan bahwa sebagian besar usus besar ayahnya sudah diangkat di Jepang. "Tapi ayah tidak tahu," katanya. "Empedunya sudah tidak berfungsi."

Baru setelah sampai di Tokyo saya mendengar bahwa bukan penyakit empedu saja yang diderita Anas, melainkan kangker usus juga. Dokter-dokter di Tokyo yang menangani dan mengoperasinya sudah tidak mempunyai harapan, karena itu menyuruhnya pulang. Meréka memperkirakan paling lama usianya hanya 6 bulan lagi. Kalau dihitung sejak Maret (waktu dia dioperasi), maka sampai bulan Séptémberlah—menurut perkiraan dokter-dokter itu—paling lama dia bisa bertahan. Dan ternyata perkiraan itu tepat. Dia meninggal menjelang akhir Agustus.

Mungkinkah Anas sendiri tidak mengetahui bahwa penyakitnya kangker? Tidakkah dokter-dokter Jepang itu memberitahukannya? Mengapa anaknya juga mengatakan bahwa hanya empedunya yang tidak berfungsi? Apakah Anas sendiri tidak dapat menduga-duga?

Tak tahulah saya. Tetapi orang-orang di Jepang yang kebetulan kenalannya atau pernah menjadi muridnya yang bertemu dengan saya dalam bulan Juni dan Juli, sama-sama tidak banyak menaruh harapan. Meréka tahu Anas menderita kangker, dan karena itu katanya hanya menunggu berita duka dari Jakarta saja.

Dan akhirnya berita duka itu datang juga. Innalillahi wa inna ilaihi roji'un.

***

Anas Makruf (tadinya ditulis Anas Ma'ruf) dilahirkan di Bukittinggi, Sumatera Barat, tanggal 27 Oktober 1922. Mulai menulis sajak pada masa Jepang, kemudian di jaman Révolusi menulis karangan-karangan lain juga, tidak hanya sajak. Dia ikut mendirikan dan menjadi redaktur surat kabar *Berita Indonésia*, surat kabar pertama yang terbit di Jakarta segera setelah proklamasi kemerdékaan Indonésia. Ketika pemerintah Républik Indonésia hijrah ke Yogyakarta dan menjadikan Yogyakarta sebagai ibukota pemerintahan, Anas bersama dengan Usmar Ismail yang juga hijrah ke Yogyakarta mendirikan majalah kesusasteraan *Aréna*. Selanjutnya dia banyak menterjemahkan antara lain *Citra* karya Rabindranath Tagore (1948), *Komidi Manusia* karya William Saroyan (1952), *Negeri Salju* karya Kawabata Yasunari (1972), dan lain-lain. Dia juga banyak menterjemahkan buku-buku non sastera.

Sekembali dari Yogyakarta, di Jakarta Anas bekerja di redaksi Balai Pustaka. Saya kira di sanalah kami pertama kali bertemu sekitar tahun 1953. Dia juga menjadi sékertaris BMKN (Badan Musawarat Kebudayan Nasional). Karena status Balai Pustaka mengalami perubahan, maka ia lebih banyak menyediakan tenaganya untuk BMKN. Dia mémang administrator yang aktif dan cakap. Dia turut serta dalam penyelenggaraan Kongrés Kebudayaan yang pertama kali diadakan di Magelang pada tahun 1948—di tengah berkecamuknya révolusi. Ketika NU hendak mendirikan Lesbumi (Lembaga Seniman dan Budayawan Muslimin Indonésia), Usmar Ismail dan Asrul Sani mengajak Anas Makruf sebagai Sékjénnya, karena meréka tahu akan kemampuan Anas. Mémang, di Indonésia, apalagi di kalangan kebudayaan dan kesenian, susah menemukan tenaga administrator seperti Anas yang cermat dan tak kenal lelah, tekun, dan selalu bersemangat. Bersama dengan Trisno Sumardjo, Anas merupakan motor organisasi BMKN ketika menghadapi kemelut di kalangan para seniman dan budayawan menjelang Gestapu dan sesudahnya—dengan payung R. Gaos Hardjasoemantri sebagai Ketua.

Anas sangat berdisiplin dan selalu berusaha agar segala sesuatunya berlangsung rapi. Sebenarnya keinginan seperti itu adalah wajar bagi setiap administrator. Tapi dia bergerak di kalangan para budayawan dan seniman yang umumnya merupakan égo-égo besar yang tak mau mengalah dan tidak mau terikat oléh aturan. Yang mempunyai kecenderungan meréméhkan kerapian dan keteraturan dan menjauhi disiplin. Maka sering terdengar terjadi konflik antara dia dengan para seniman. Apalagi pada masa-masa sulit ketika para seniman penandatangan Manifés Kebudayaan dianggap sebagai binatang buruan dan Anas yang ingin menolong kawan-kawan itu (meskipun dia sendiri bukan penandatangan Manifés Kebudayaan), juga harus memikirkan keselamatan organisasi BMKN yang dipercayakan kepadanya. Dia dituduh pengecut dan semacamnya.

Dan kedudukannya lebih sulit lagi ketika pada tahun 1966 PKI dinyatakan bubar dan Lékra dilarang, para seniman penandatangan Manifés Kebudayaan merasa menjadi pemenang pertempuran. Pada saat-saat itulah dia banyak menceritakan sakit hatinya oléh tingkah para seniman dan sasterawan muda yang menuduh dan menganggapnya sebagai orang yang tidak ikut melawan Lékra dan karena itu tidak berhak atas kemenangan itu.

Maka keberangkatannya ke Jepang, untuk mengajarkan bahasa dan sastera Indonésia di Tokyo Gaidai tempat W.J.S. Purwadarminta pernah mengajar, merupakan jalan keluar baginya untuk menghindarkan ketegangan batin yang sangat menekan.

Tahun 1970 saya menemuinya di Tokyo—ketika itu saya dalam perjalanan ke Seoul untuk menghadiri Kongrés PEN Internasional yang ke-37 setelah menghadiri Pertemuan

Sasterawan Asia ketiga di Taipéi. Ia banyak menceritakan kemajuan-kemajuan yang diperoléhnya dalam pekerjaannya. Dia bilang dia hampir selesai menyusun buku sejarah sastera Indonesia. Di samping itu dia menterjemahkan karya Kawabata Yasunari, yang dua tahun sebelumnya memperoléh Hadiah Nobel untuk kesusasteraan.

Dia nampak sangat gembira dapat menceritakan kemajuan-kemajuan yang diperoléhnya selama di Jepang itu. Ia pun memperkenalkan saya dengan beberapa orang muridnya—yang sekarang umumnya sudah bekerja di berbagai lapangan yang bertalian dengan Indonésia seperti di Radio Jepang siaran bahasa Indonésia, di berbagai perusahaan Jepang yang mempunyai kegiatan atau cabang di Indonésia, ada juga yang menjadi pengajar bahasa dan sastera Indonésia di berbagai perguruan tinggi di Tokyo atau kota lainnya.

Sejak itu hampir setiap tahun saya menemuinya di Tokyo—yaitu kalau kebetulan saya berkunjung ke negeri itu untuk menghadiri undangan dari sesuatu lembaga baik di Jepang maupun di negeri lain tetapi untuk ke sana dapat léwat Jepang. Dan ia selalu menceritakan kesenangannya bekerja di Tokyo, karena ia merasa mendapat penghargaan atas kegiatannya dan merasa dapat memperkembangkan kemampuannya sebaik mungkin.

Karena itu dia sangat merasa terpukul ketika keséhatan isterinya mengharuskan dia kembali ke tanah air. Apa lagi ketika dia mendapat tahu bahwa statusnya sebagai pegawai negeri telah dicabut, karena dia tinggal di Jepang lebih lama daripada yang ditetapkan sebelum berangkat. Bekerja sebagai Kepala Sekolah Indonésia tidak dianggap sebagai pekerjaan pegawai negeri. Dalam hal ini nampaknya terjadi kekeliruan administratif—entah di mana letaknya. Tetapi bagi Anas hal itu merupakan pukulan yang sangat berat karena dia sudah bekerja sebagai pegawai negeri lebih dari 20 tahun. Dia dianggap bukan pegawai negeri lagi, artinya dia kehilangan hak untuk memperoléh pensiun.

Ketika kami mendirikan Yayasan Dokuméntasi Sastera H.B. Jassin atas persetujuan H.B. Jassin sendiri, saya meminta Anas untuk duduk sebagai Kepala Pelaksana yang memimpin kegiatan lembaga itu sehari-hari. Saya merasa gembira dapat memberikan tempat yang tepat untuk tenaga yang cakap dan juga karena yayasan dokuméntasi sastera yang didirikan itu dapat memperoléh tenaga yang tak banyak kita punyai di Indonésia. Tetapi sayang sekali, belum lama duduk di yayasan dokuméntasi sastera H.B. Jassin, Anas harus meninggalkannya karena dia mendapat undangan dari The Japan Foundation untuk memperdalam pengetahuannya tentang sastera Jepang. Dan setelah selesai memenuhi undangan The Japan Foundation, ternyata dia menerima tawaran untuk mengajar lagi di Tokyo Gaidai. Secara pribadi kepada saya dia mengatakan bahwa tawaran itu dia terima demi anak bungsunya yang sudah terbiasa hidup di Tokyo.

Saya sendiri berpendapat, Anas lebih merasa "hidup di air" di Tokyo daripada di tanah airnya sendiri. Anas mempunyai témpo kerja yang sangat tinggi dan sangat cepat, jauh lebih tinggi dan lebih cepat daripada umumnya orang Indonésia. Hal itu membuatnya sering menjadi frustrasi bekerja di tengah orang Indonésia. Dia merasa lebih cocok bekerja bersama atau di tengah orang Jepang yang mempunyai témpo kerja yang tinggi dan cepat juga. Di Indonésia dia selalu merasa jéngkél karena melihat orang lain bekerja lambat dan selalu ketinggalan oléhnya, sehingga dia harus selalu menunggu dan dengan demikian pekerjaan tidak bisa cepat selesai.

Ketika pada bulan Juli 1979 saya menemuinya di Tokyo, ia dalam keadaan penuh semangat kerja. Ia menyatakan hendak mengoréksi terjemahan *Negeri Salju* yang bukunya sudah saya terbitkan di Pustaka Jaya (1972) namun mendapat banyak kritik yang tajam sekali. Katanya dia sudah meminta Prof. Kasuya Toshiki untuk memeriksa terjemahan yang sudah dia perbaiki itu dan kalau sudah selesai baru akan dia serahkan kepada Pustaka Jaya untuk cetak ulang. Di samping itu dia hendak merampungkan terjemahan yang lain.

Karena itu saya sangat terkejut ketika dalam bulan Fébruari 1980, alih-alih menerima naskah terjemahan *Negeri Salju* yang sudah dia perbaiki, malah menerima suratnya yang menyatakan bahwa dia selama ini sakit bahkan harus masuk rumah sakit untuk dioperasi dan bahwa dia akan pulang ke Indonésia bulan April. Ketika dia tiba di Jakarta kebetulan saya sedang keluar kota. Tapi begitu saya kembali di Jakarta saya segera menjenguknya di rumah sakit. Dia telah berbaring beberapa hari di sana. Tetapi dia merasa bahwa dokter tidak memperhatikan keadaannya karena tidak melakukan apa-apa untuk mengobatinya. Dari rumah sakit itu dia kemudian pindah ke rumah sakit lain. Juga di rumah sakit itu dia merasa tidak mendapat perlakuan yang sepatutnya. Maka ia pulang ke rumah dan dirawat di sana oléh kemenakannya yang menjadi dokter.

Mendengar keluhannya tentang perlakuan dokter-dokter terhadapnya di rumah-rumah sakit, saya ikut merasa mendongkol juga. Tetapi ketika kemudian di Tokyo saya mendengar bahwa penyakit yang diderita Anas itu kangker dan dokter di Tokyo sudah angkat tangan karena tidak mampu mengobatinya, saya jadi paham juga mengapa dokter-dokter di Jakarta bersikap begitu.

Kepergiannya merupakan kehilangan bagi kita, terutama di kalangan kesusasteraan dan kebudayaan, karena dia orang yang tekun dan giat, selalu bekerja dengan sungguh-sungguh. Tetapi sebagai muslim kita yakin bahwa betapa pun itu adalah jalan keluar terbaik buat Anas. Mudah-mudahan Allah SWT memberinya kelapangan dan tempat yang mulia di hadirat-

Nya dan mudah-mudahan Dia pun memberi ketawakalan dan kesabaran kepada ketiga orang anak yang ditinggalkan ayah setelah lebih dahulu ditinggalkan ibunya. Ya Allah, ampunilah segala dosa dan kekeliruan yang diperbuat saudara kami Anas Makruf selagi hidup di dunia, dan terimalah Iman Islamnya. Amin.

Iwakura, 30 Agustus 1980.

Gadis Rasid: Wartawan Sejati

MENURUT H. Rosihan Anwar, tatkala mengenang meninggalnya Gadis Rasid (*Tempo,* 7 Méi, 1988), para calon wartawan Kantor Berita Antara yang sedang mengikuti pelajaran yang diberikannya, tidak ada yang dapat menjawab dengan tepat bahwa Gadis Rasid itu wartawan. Padahal sampai meninggal Gadis tetap menjalankan pekerjaan wartawan—bagi surat kabar di negeri Belanda *Nieuwe Rotterdamse Courant* (*NRC*). Kewartawanan mémang menjadi pilihan hidupnya, walaupun dalam hidupnya Gadis tidak dapat selalu menjadi wartawan. Dia berhenti sebagai wartawan surat kabar *Pedoman* pada awal 1950-an karena menikah dengan Hénk Rondonuwu. Tetapi pernikahan itu tidak berlangsung lama, setelah mempunyai seorang anak, Gadis bercerai dan kemudian hidup menjanda sampai akhir hayatnya—sedang pekerjaannya terutama menjadi wartawan.

Pada waktu dia kembali ke Jakarta setelah berpisah dengan suaminya itulah saya pertama kali bertemu dengan Gadis. Mungkin pada tahun 1954–1955 tatkala saya sering datang ke kantor redaksi warta sepekan *Siasat* (yang bersatu dengan kantor redaksi surat kabar *Pedoman*). Pada waktu itu sajak-sajak saya atau karangan lain sering dimuat dalam ruang kebudayaan "Gelanggang" yang menumpang pada warta sepekan tersebut. Kalau menyampaikan karangan atau mengambil honorarium saya bersepéda mengunjungi kantor redaksi *Siasat* di jalan Gunung Sahari Ancol. Di situlah saya kadang-kadang bertemu dengan Gadis Rasid yang waktu itu menjadi anggota redaksi *Siasat,* kalau tak salah merangkap sebagai wartawan surat kabar *Pedoman.*

Tetapi namanya sudah lebih dahulu saya tahu. Bukan karena saya mengikuti réportasinya mengenai pemberontakan PKI di Madiun, karena pada jaman itu saya belum lagi mengikuti surat kabar *Pedoman,* melainkan karena ada sajak Chairil Anwar yang ditujukan kepadanya.

Buat Gadis Rasid

Antara
daun-daun hijau
padang lapang dan terang
anak-anak kecil tidak bersalah, baru bisa lari-larian
burung-burung merdu
hujan segar dan menyubur
bangsa muda menjadi, baru bisa bilang "aku"
Dan
angin tajam kering, tanah semata gersang
pasir bangkit mentanduskan, daérah dikosongi
Kita terapit, cintaku
– mengecil diri, kadang bisa mengisar setapak
Mari kita lepas, kita lepas jiwa mencari jadi merpati
Terbang
Mengenali gurun, sonder ketemu, sonder mendarat
– the only possible non-stop flight
Tidak mendapat.

(1948)

Sajak itu ditulis niscaya setelah Chairil berkenalan dengan Gadis yang tatkala itu menjadi wartawan surat kabar *Pedoman.*

Karena perhatiannya yang luas terhadap kesusasteraan dan kebudayaan umumnya, Gadis mengenal élit sastera Indonésia modéren pada waktu itu. Tak menghérankan bahwa dia pun kenal baik dengan Chairil yang pernah juga disebut sebagai salah seorang redaktur ruangan kebudayaan "Gelanggang". Péndék kata orang-orang dengan siapa Gadis ketika itu bekerja, yaitu Rosihan Anwar dan Soedjatmoko adalah juga orang-orang yang dikenal baik oléh Chairil. Meréka adalah orang-orang yang berada dalam lingkungan PSI (Partai Sosialis Indonésia) yang dipimpin oléh St. Sjahrir. Chairil konon dekat juga dengan Sjahrir yang disebutnya sebagai "oom".

Sampai wafatnya Gadis masih dekat dengan lingkungan tersebut. Dia meninggal karena luka yang didapatnya ketika pergi ke Bandanéira untuk meresmikan pemugaran rumah tempat dahulu St. Sjahrir tinggal tatkala pada tahun 1930-an diasingkan oléh pemerintah Hindia Belanda. Luka pada kaki itulah yang konon telah menimbulkan komplikasi yang membawanya ke akhir hayat.

***

Sekitar tahun 1948 wawancara Gadis mengenai kebudayaan Indonésia dengan Mr. S. Takdir Alisjahbana diterbitkan sebagai brosur. Seingat saya wawancara itu boléh dikatakan yang pertama membicarakan masalah kebudayaan secara mendalam yang dilakukan oléh wartawan Indonésia dengan tokoh kebudayaan terkemuka itu. Kalau si pewawancara tidak menguasai masalahnya dengan baik, niscaya wawancara itu akan kurang bobotnya.

Gadis memperlihatkan bahwa dia mémang menguasai masalah yang dibicarakannya dengan S. Takdir Alisjahbana sehingga wawancara itu patut dibaca. Akan banyak manfaatnya kalau para wartawan muda sebelum melakukan wawancara dengan tokoh-tokoh kebudayaan dan kesusasteraan, lebih dahulu mempelajari masalah yang akan ditanyakannya, sehingga dikuasainya dengan baik. Lebih bagus lagi kalau dia pun sudah tahu bagaimana sikap dan pendapat tokoh yang hendak diwawancarainya itu mengenai masalah yang hendak ditanyakannya, sehingga wawancara akan menjadi diskusi yang bermutu. Wawancara Gadis dengan Takdir tentang kebudayaan bisa menjadi contoh yang baik.

Setelah surat kabar *Pedoman* dilarang terbit (1960), Gadis bekerja di berbagai lapangan, di antaranya di Kantor Perwakilan PBB (Persatuan Bangsa-Bangsa) di Jakarta sambil mengajar di Sekolah Tinggi Publisistik dan Akadémi Penerangan. Kemudian bekerja sebagai wartawan lepas untuk berbagai penerbitan asing seperti *New York Times, Time, Life, London Times,* UPI, dan lain-lain. Dia pun pernah bekerja di Brookings Institute di Washington D.C., Amérika Serikat, sebagai asistén peneliti.

Sekembali dari Amérika tahun 1967, Gadis masuk ke dalam dunia penerbitan buku, yaitu sebagai anggota diréksi penerbit Djambatan. Walaupun di samping itu ia masih menjadi anggota Badan Sénsor Filem, membantu surat kabar *Pedoman* (yang terbit lagi 1969–1974), *Indonesian Observer,* dan *Nieuwe Rotterdamse Courant* di Belanda, namun sejak itu kegiatannya dalam dunia perbukuan kian menonjol. Pada tahun 1972 dia diangkat menjadi Sékertaris Éksékutif IKAPI yang merangkap juga sebagai penjaga kantor di jalan Pengarengan (sekarang jalan Kalipasir) karena dia diperboléhkan tinggal di ruangan pavilyun kantor tersebut.

Pada tahun 1973 dalam Kongrés IKAPI yang diselenggarakan setelah lima tahun kongrés terakhir (di Trétés, 1968, padahal seharusnya IKAPI mengadakan kongrés penggantian pengurus setiap dua tahun menurut Anggaran Dasar waktu itu), saya (Pustaka Jaya) terpilih sebagai Ketua dengan M.

Hutauruk SH (Érlangga) sebagai Wakil Ketua, sedang Roswitha Pamoentjak (Djambatan) tetap sebagai Sékertaris. Keterlambatan menyelenggarakan kongrés itu disebabkan sejak 1968 dunia penerbitan buku Indonésia mengalami gelombang kemunduran yang amat hébat. Dari anggota yang sebelumnya tercatat lebih dari 400 penerbit tinggal hanya 80-an saja dan itu pun yang aktif hanya sekitar setengahnya.

Sementara itu utang organisasi baik kepada para anggota (pengurus) maupun kepada pihak luar (di antaranya uang iuran sebagai anggota organisasi penerbit buku ASEAN yang tergantung dan lain-lain) jumlahnya cukup besar. Namun yang pokok ialah bagaimana mengusahakan agar roda organisasi bisa berjalan. Sedangkan membayar utang boléhlah ditunda dahulu.

***

Sebagai Sékertaris Éksékutif, sebenarnya Gadis Rasid dibayar rendah sekali. Saya lupa lagi angka yang pasti, tetapi sebenarnya jumlah itu tidak pantas sama sekali. Hal itu mungkin dimaklumi juga karena keadaan organisasi yang kurang baik, dan mungkin juga kedudukannya sebagai "penjaga kantor" dianggap sebagai tambahan honorariumnya sebagai Sékertaris Éksékutif. Jadi dia bukan dibayar sebagai penjaga kantor, melainkan honorarium yang pantas sebagai Sékertaris dikurangi karena dia menjaga kantor! Jadi dianggap sebagai uang séwa.

Karena saya menerimanya sebagai "warisan", saya tidak pernah mengutik-ngutik soal tersebut. Meskipun pada awalnya agak canggung juga bagi saya yang pada tahun 1950-an sering datang bersepéda dengan celana péndek ke kantor warta sepekan *Siasat* tempat Gadis duduk menjadi anggota redaksi, sekarang harus menjadi atasannya. Tetapi dalam soal demikian

Gadis sangat lugas, sehingga tidak menimbulkan ketimpangan atau kerikuhan. Dia tahu menempatkan dirinya sebagai sékertaris dan saya Ketua IKAPI. Kalau berbicara mémang bébas. Tapi saya tidak merasa tersinggung sama sekali kalau dia menyebut saya "kamu" atau menyebut langsung nama saya saja. Dalam kehidupan saya sehari-hari di lingkungan para seniman, hal demikian sangatlah umum.

Tetapi agaknya cara Gadis berbicara bébas seperti itu tidak terasa nyaman oléh beberapa anggota IKAPI yang sering berkunjung. Meréka menganggap Gadis sok tahu, karena Gadis sering seakan memberi nasihat kepada meréka. Walaupun apa yang dinasihatkan itu wajar dan benar, namun beberapa orang anggota tersinggung karena merasa bahwa merékalah yang menjadi penerbit dan menjadi anggota IKAPI. Seharusnya Gadis sebagai Sékertaris Pelaksana hanya melaksanakan apa yang meréka maui. Dalam rapat pengurus saya juga sering membiarkan Gadis mengemukakan pendapatnya. Mémang dia bukan anggota pengurus, tetapi ternyata pengetahuan dan pengalamannya tentang dunia perbukuan cukup luas dan bahkan mungkin jauh lebih mendalam dari sebagian anggota (pengurus) IKAPI sendiri. Saya pribadi tidak malu belajar dari sékertaris saya. Saya bahkan merasa senang dan gembira bahwa IKAPI mempunyai sékertaris yang berwawasan luas dan dapat mandiri.

Misalnya dalam usaha penerbitan kembali *newsletter* IKAPI sebagai penghubung dengan para anggota boléh dikatakan saya berlepas tangan, kecuali memberikan pengarahan garis besar saja. Gadis sendiri menanganinya mulai dari menulis isi, sampai memperbanyak (dengan sténsil) dan mengirimkannya (mémang dalam hal ini dia mempunyai pembantu juga, mula-mula seorang kemudian menjadi dua orang). Begitu juga dalam surat menyurat, saya boléh dikatakan tinggal menandatanganinya saja, walaupun kadang-kadang saya harus memperhalus pendekatan dan kalimat yang pada konsép Gadis sering terlalu kaku. Dan biasanya Gadis menerima perubahan-perubahan yang saya lakukan dengan tidak banyak cingcong.

Dengan penerbitan *newsletter* itu maka roda organisasi mulai bergerak. Kegiatan di kantor IKAPI kian meningkat. Para anggota kian sering dan kian banyak yang datang dan dengan sendirinya berhubungan dengan Gadis sebagai Sékertaris Pelaksana. Beberapa orang di antaranya ada yang merasa tersinggung oléh sikap Gadis atau oléh perkataan-perkataannya yang dianggap sok tahu dan merendahkan martabat meréka sebagai penerbit (meréka umumnya diréktur dalam perusahaannya). Dan pengaduan pun mulai berdatangan kepada saya. Tetapi kalau saya tanyakan secara lebih rinci biasanya meréka tidak dapat merumuskan apa sebenarnya yang menyinggung perasaannya dari sikap dan perkataan Gadis itu.

Namun hal seperti itu tak juga padam, sehingga akhirnya dalam rapat pengurus, ada yang meminta agar yang boléh berbicara dalam rapat anggota atau rapat pengurus IKAPI hanya anggota saja. Saya paham akan apa yang sebenarnya dimaksud, tetapi Gadis juga mempunyai perasaan halus. Maka sebelum saya memberikan koméntar terhadap permintaan itu, dia menyatakan bahwa dalam rapat-rapat selanjutnya dia hanya akan bertindak sebagai sékertaris pencatat saja. Baru akan bicara kalau ditanya.

Dalam Kongrés IKAPI berikutnya, yang dapat diselenggarakan tepat pada waktunya, Méi 1976 (sesuai dengan keputusan kongrés sebelumnya kongrés organisasi ditetapkan agar diselenggarakan tiga tahun sekali, bukan dua tahun sekali), saya terpilih kembali sebagai Ketua. Di antara amanat kongrés yang harus saya perhatikan ialah agar "mengeluarkan" Gadis dari pavilyun kantor IKAPI. Masalah itu saya bicarakan dalam rapat pengurus menjelang rapat kerja berikutnya dan saya mencoba mempertahankan Gadis dalam keadaannya semula dengan alasan bahwa kalau Gadis harus keluar dari sana maka honorariumnya sebagai sékertaris pelaksana harus dinaikkan, dan organisasi harus juga mengeluarkan uang ékstra untuk membayar penjaga kantor. Hal demikian akan sangat memberatkan keuangan organisasi. Alasan saya itu dapat diterima oléh anggota pengurus yang lain dan kemudian dapat diterima juga oléh rapat kerja yang dihadiri oléh pengurus-pengurus cabang yang diselenggarakan di Cipayung.

Lepas dari sifat pribadinya, terutama caranya berbicara, yang menimbulkan keluhan sebagian anggota, keterampilan Gadis sebagai Sékertaris Pelaksana sebenarnya sangat mengesankan. Pada waktu para anggota IKAPI hendak mengikuti Kongrés International Publishers Association (IPA) di Kyoto tahun 1976, Pengurus Pusat IKAPI menawarkan kepada para anggota yang akan berangkat untuk membantu menguruskan penyelenggaraan perjalanannya seperti penerbangan, visa, dan lain-lain. Hal itu sepenuhnya ditangani oléh Gadis Rasid. Dan ternyata Gadis melaksanakan tugasnya dengan baik sekali, sehingga P.K. Ojong dari penerbit Gramédia yang ketika itu juga ikut menghadiri kongrés di Kyoto secara khusus mengirimkan surat penghargaan kepada Pengurus Pusat IKAPI atas jasa-jasa pengurus IKAPI mengatur perjalanannya. “Baru kali ini,” demikian ditulisnya dalam surat itu, “ada organisasi Indonésia yang dapat melayani kepentingan para anggota dalam mengatur perjalanan yang sangat memuaskan.”

Tatkala saya dalam Kongrés IKAPI 1979 menyatakan tidak bersedia dipilih kembali sebagai Ketua (walaupun ada desakan keras para anggota untuk itu), dan dengan demikian tidak lagi menjadi Ketua, Gadis masih tetap duduk sebagai Sékertaris Pelaksana Pengurus Pusat IKAPI. Tetapi pada tahun 1982 dia keluar atau dikeluarkan oléh Ketua (Pengurus) yang baru. Waktu saya pulang berliburan dari Jepang dalam musim panas 1982, Gadis secara khusus minta waktu untuk mengajak makan siang bersama di Blok M. Dalam percakapan kami sambil makan itu, dia menyatakan bahwa dia bekerja sebagai *copywriter* di perusahaan periklanan Matari Inc. Dan katanya bekerja sebagai *copywriter* ternyata menarik. Dia merasa sayang harus keluar sebagai Sékertaris Pelaksana Pengurus Pusat IKAPI, karena dia merasa tidak cocok dengan para pengurus yang baru, tetapi dia tidak menyesal karena dengan demikian dia memperoléh pengalaman yang baru.

Dia mémang pekerja yang ulet. Apa pun yang dipercayakan kepadanya niscaya akan dikerjakannya dengan sungguh-sungguh. Pada dasarnya dia mémang wartawan yang mulai menceburkan dirinya pada awal révolusi kemerdékaan, sehingga mempunyai sikap bébas yang mungkin dianggap kurang cocok oléh sebagian manusia Indonésia sekarang yang pernah mendapat indoktrinasi yang féodalistis. Namun sikap itu tetap dipertahankannya karena sebagai bangsa muda yang sudah "bisa bilang aku" tak ada pilihan lain baginya selain "Terbang/ mengenali gurun, sonder ketemu sonder mendarat/ – the only posible non-stop flight" dan " Tidak mendapat." Bukankah begitu kata Chairil dalam sajak yang ditulis buat Gadis juga?

Yang jelas Gadis meninggal tepat pada tanggal kematian Chairil Anwar: 28 April 1988. Tiga puluh sembilan tahun sesudahnya.

Mudah-mudahan ia mendapat rido Allah dan mendapat tempat yang mulia di hadirat-Nya. Amin.

Nashar, Hidup untuk Melukis

TÉLÉPON YANG berdering pada pagi buta dari anak saya di Jakarta itu menyampaikan hal yang saya cemaskan selama ini: Nashar meninggal.

Waktu berliburan ke tanahair sekitar lebaran (Fébruari-Maret), sekalian menyerahkan Hadiah Sastera Rancagé 1994, saya beberapa kali mengunjungi Nashar. Kunjungan pertama dia ada di rumah. Kunjungan kedua, dia berada di rumah sakit dan saya menjenguknya ke rumah sakit. Saya beberapa kali menéngoknya di rumah sakit dan dalam kesempatan demikian biasanya kami ngobrol sambil guyonan, sehingga sering mengganggu tetangga seruangan dengan tawa kami. Yang lepas ada kesempatan menéngok yang ternyata merupakan pertemuan saya yang terakhir dengan Nashar, kami bicara sambil bergurau juga, tapi entah kenapa ada semacam perasaan rawan yang memberati hati saya—walaupun tidak saya utarakan.

Sejak melihatnya di rumah sakit itu saya selalu mencoba menekan kecemasan yang muncul dalam hati dengan berpikir: Nashar mémang sakit, kurus, tetapi bukankah dia selalu kelihatan begitu? Bukankah aku sendiri sering menggganggunya dengan mengatakan, "Masih idup lu, Sar? Badan lu makin ceking aja!" Nashar sendiri kalau kuganggu demikian hanya tersenyum saja lébar-lébar.

Waktu saya berkunjung ke rumahnya dia memperlihatkan tiga buah lukisannya yang baru. Semuanya melukiskan jejak telapak kaki. Saya terkejut: Tidakkah itu merupakan pertanda? Jejak kaki bukankah berarti langkah kehidupan? Selama beberapa tahun terakhir yaitu sejak dia sakit agak berat sehingga dirawat di rumah sakit agak lama, dia selalu melukis tuyul. Ada yang hijau, ada yang kuning, mérah, biru... dengan berbagai macam bentuk. Kata Nashar, yang dia lukis itu adalah mahluk-mahluk yang selalu muncul di sekelilingnya selama dia sakit.

Sebelum Lebaran sewaktu saya jenguk di rumah sakit, Nashar sempat berkata, "Orang bilang hidup itu dimulai dari umur 40, tapi sekarang aku yakin bahwa hidup itu baru dimulai pada umur 60 tahun. Jadi baru beberapa tahun terakhir ini sajalah sebenarnya aku mulai hidup. Dan motif lukisan-lukisanku yang akan datang adalah jejak-jejak langkah."

Sejak tahun 1977 lukisan Nashar bercorak non figuratif. Dia sendiri mengatakan bahwa dia menganut prinsip Tiga-Non, yaitu Non-konsép, Non-téknik, dan Non-éstétik. Berlainan dengan banyak pelukis lain, terutama para pelukis imprésionis yang sangat mementingkan sinar matahari, sehingga umumnya meréka bekerja pada siang hari di alam terbuka, Nashar selalu melukis pada malam hari di dalam ruangan.

***

Saya tidak ingat persis kapan dan di mana saya pertama kali bertemu dengan Nashar. Mungkin sekitar tahun 1953 di sekitar Taman Siswa Jakarta di jalan Garuda, Kemayoran. Saya tak ingat apakah di jalan Garuda 25 ataukah di jalan Garuda 66. Jalan Garuda 25 adalah tempat yang digunakan untuk sekolah seperti Taman Déwasa dan Taman Madya, tetapi beberapa orang pamong termasuk Pak Said juga tinggal di situ. Sedangkan Garuda 66 dijadikan tempat tinggal para pamong saja, ada yang sudah berkeluarga tapi kebanyakan masih bujangan. Ruang depan bangunan itu pada hari Ahad digunakan sebagai tempat para pelukis anggota GPI (Gabungan Pelukis Indonésia) bersama-sama melukis. Nashar anggota GPI jadi sering bersama anggota GPI yang lain melukis di situ. Tapi Nashar juga tinggal di situ. Meskipun bukan pamong Taman Siswa, dia diizinkan menggelar tikar di ruang makan keluarga Sutiksna. Sutiksna anggota GPI (malah menjadi sékertarisnya kalau tak salah), tetapi juga mengajar di Taman Déwasa. Pada waktu itu Nashar bekerja sebagai pegawai sipil di Markas Besar Angkatan Laut di jalan Gunung Sahari, di ujung barat jalan Garuda.

Meskipun usia kami berbéda 10 tahun (Nashar lahir tahun 1928, saya tahun 1938), namun kami berdua ternyata cocok satu sama lain. Dengan Nasharlah saya banyak bertemu dan berbincang-bincang tentang berbagai hal, terutama tentang kesenian. Dan dari Nashar pulalah saya banyak mendengar cerita tentang para seniman Indonésia terkemuka yang dikenalnya secara pribadi. Nashar bukan saja kenal dengan Affandi dan Sudjojono yang mémang guru-gurunya, melainkan juga kenal dengan Chairil Anwar dan sasterawan-sasterawan lain. Dari percakapan-percakapan yang seperti tak kunjung habis dengan Nashar saya belajar memahami lukisan. Dengan kata lain Nashar menjadi semacam méntor buat saya dalam dunia kesenian. Percakapan-percakapan kami kian inténsif setelah saya menikah dan menyéwa rumah di bilangan Kramatpulo. Nashar tinggal bersama kami. Kurang lebih tiga tahun kami tinggal bersama (1955–1958).

Nashar dilahirkan di Pariaman, Sumatera Barat. Tapi sejak kecil sudah dibawa orang tuanya merantau. Pada masa pendudukan Jepang, orangtuanya tinggal di Jakarta. Setelah tamat SR (Sekolah Rakyat), timbul krisis dalam keluarganya. Ayahnya menikah lagi. Sebenarnya hal itu bukan hal yang luar biasa dalam kehidupan rumah tangga Indonésia, apalagi bagi yang berasal dari Minangkabau. Namun bagi Nashar perbuatan ayahnya itu bagaikan dosa tak berampun. Hubungan dengan ayahnya menjadi tegang. Dia tidak mau melanjutkan sekolah, tidak juga mau bekerja membantu ayahnya berdagang.

Entah bagaimana, pada saat-saat itulah Nashar tersesat sampai ke ruang latihan melukis yang diselenggarakan oléh Kéimin Bunka Shidosho (Kantor Pusat Kebudayaan yang didirikan oléh bagian propaganda Balatentara Dai Nippon) yang dipimpin oléh S. Sudjojono. Nashar mendaftarkan diri sebagai peserta latihan tersebut. Dan sebagai calon peserta dia harus membuat gambar yang akan dijadikan bahan pertimbangan sang guru apakah patut diterima atau tidak. Ternyata setelah melihat gambar buatan Nashar, Sudjojono menolaknya sebagai peserta latihan tersebut. Nashar ngotot, dia membuat lagi gambar berkali-kali yang dia sodorkan kepada Sudjojono. Semuanya dianggap tidak memadai. Tetapi karena dia ngotot terus, akhirnya Sudjojono berkata kepadanya, "Nak, lebih baik kau bekerja kantoran saja, atau mendaftar menjadi Héiho karena untuk menjadi pelukis harus punya bakat. Kau tidak punya bakat."

Saya tidak ingat lagi bagaimana cerita Nashar tentang réaksinya terhadap perkataan gurunya itu. Mungkin pada waktu itu dia tidak memahami sepenuhnya arti perkataan tersebut. Mungkin pula di ruang latihan itu sajalah pada saat bersama kawan-kawannya yang lain belajar melukis dia menemukan ketenteraman dan kedamaian dari semua ketegangan yang selalu dirasakannya di rumah. Yang nyata dia tidak berhenti mengikuti latihan melukis itu. Apalagi setelah ayahnya merobék semua kertas yang sudah dia gambari dan ditémpélkan pada dinding rumah oléh Nashar. Sambil marah, sang ayah menyuruhnya berhenti melakukan pekerjaan yang dianggapnya tak berguna itu. Sudjojono sendiri melihat kekeraskepalaan anak itu akhirnya membiarkan dia ikut berlatih bersama anak-anak yang lain, di antaranya ada Zaini dan Syahri yang kemudian sebagai pelukis menjadi kawannya yang akrab.

Salah satu sifat Nashar yang saya tahu dengan baik ialah keras kepala. Mungkin berasal dari masa remaja tersebut. Kalau dia dilarang melakukan sesuatu hal, dia malah akan menjadi-jadi melakukannya. Pada sekitar tahun 1960 seorang dokter setelah memeriksa keadaan jasmaninya mengatakan kepadanya bahwa dia mengidap penyakit berat, antaranya paru-parunya sudah tidak baik fungsinya, sedangkan tubuhnya sudah rapuh, melarangnya merokok, makan yang pedas-pedas, dan minum bir. Kalau dia tidak memperhatikan larangan itu, kata dokter tersebut, niscaya umurnya hanya bertahan enam bulan lagi. Pada waktu itu Nashar tidak suka minum bir, walaupun dia mémang perokok berat dan sebagai orang Minang doyan makanan pedas. Tapi dia bukan saja tidak berhenti merokok, melainkan juga mulai "belajar" minum bir, sedangkan makanan pedas tidak dihindarinya. Ternyata Nashar tidak meninggal setelah enam bulan, tetapi lebih dari seperempat abad sesudah dokter itu sendiri meninggal.

Dia menemukan dunia yang memberinya kedamaian dalam melukis, karena itu kian keras ayahnya melarang, kian menjadi-jadi dia melukis. Saya kira itulah sebabnya kemudian dia keluar dari rumah, menjauhi ayahnya. Saya tidak tahu apakah pada akhirnya pernah terjadi "perdamaian" antara Nashar dengan ayahnya atau tidak, tapi saya ingat pada suatu peristiwa sekitar tahun 1957. Ketika itu saya dengan Nashar pulang dari Senén ke rumah di Kramat pulo, sambil berjalan tidak hentinya bercakap-cakap diseling dengan tertawa. Tapi tiba-tiba Nashar berhenti tertawa dan berhenti bicara. Perkataan saya tidak ditanggapinya. Pertanyaan saya tidak dijawabnya. Saya téngok, mukanya mendadak tegang memandang lurus ke depan. Kepalanya tegak kaku. Saya mula-mula tidak mengerti tetapi kemudian menjadi héran. Saya bertanya mengapa tapi dia tetap tidak menjawab, melainkan terus melangkah dengan wajah tegang. Baru beberapa jenak kemudian dia berkata, "Bapak gua!"

"Mana?" tanya saya sambil menéngok ke kiri ke kanan.

"Yang barusan berselisih jalan dengan kita," katanya. "Dia menuju ke arah Senén." Tapi dia tidak mau menéngokkan kepalanya untuk menunjukkan ayahnya kepada saya. Saya sendiri tidak begitu memperhatikan orang-orang yang berjalan dari arah yang berlawanan di sisi jalan sebelah seberang. Mémang ada orang laki-laki yang berjalan kian menjauh ke arah yang kami tinggalkan. Tapi saya tidak melihat wajahnya.

***

Pada masa révolusi, Nashar bersama dengan Zaini dan teman-teman latihan melukis yang lain bergabung dengan Seniman Indonésia Muda (SIM) yang dibentuk oléh para seniman terkemuka seperti S. Sudjojono, Basuki Resobowo, Trisno Sumardjo, Kusbini, Oesman Éfféndi, dan lain-lain. SIM mula-mula dibentuk di Madiun, kemudian pindah ke Solo. Pembentukan itu merupakan usaha menggabungkan para seniman dalam perjuangan melawan Belanda yang ingin menjajah kembali Indonésia, berada di bawah Kementerian Pemuda. Karena itu SIM mendapat subsidi dari kementerian tersebut. Dalam SIM Nashar bertemu dengan kawan-kawan seusianya seperti Zaini, Syahri, A. Wakidjan, Suparto, Nasjah Djamin, dan lain-lain. Meréka para pemuda yang berada di bawah bimbingan para pelukis yang dianggap sénior seperti Sudjojono, Basuki Resobowo, dan lain-lain. Meréka mendapat uang bulanan sesuai dengan tingkatnya yang ditetapkan oléh para seniman sénior. Setiap waktu tertentu karya-karya meréka dinilai. Yang memperlihatkan kemajuan tingkatnya dinaikkan dan gajinya juga bertambah.

Setelah Agrési Militér Belanda yang kedua, Yogyakarta diduduki Belanda dan para pejabat pemerintah termasuk Presidén, Wakil Presidén/Perdana Menteri, para menteri, dan pemimpin lainnya ditangkap serta diasingkan oléh Belanda di Prapat dan pulau Bangka. Nashar bersama dengan beberapa orang kawannya seperti Zaini, Syahri, Wakidjan, dan Nasjah Djamin kembali ke Jakarta, dan di sana kemudian menggabungkan diri dengan GPI.

Nashar telah menetapkan melukis sebagai pilihan hidupnya, walaupun pada awalnya masih bekerja di Markas Besar Angkatan Laut sekedar untuk memperoléh penghasilan tetap saban bulan. Tapi akhirnya dia melepaskan juga pekerjaan itu, mungkin karena dianggap banyak menyita waktunya yang dapat dipakai untuk melukis. Karena jarang sekali ada orang yang membeli lukisan, maka untuk hidupnya sehari-hari dia membantu majalah *Mimbar Indonésia* membuat ilustrasi untuk cerita-cerita péndék yang dimuatnya, di samping itu kadang-kadang majalah-majalah *Mimbar Indonésia, Siasat, Indonésia,* dan lainnya memuatkan skétsa-skétsanya juga. Dia juga membuat rencana kulit buku untuk Balai Pustaka, Pembangunan, dan penerbit lain.

Pada waktu itu sudah ada beberapa orang pemuda yang terhasut oléh Sudjojono sehingga memilih hidup sebagai pelukis, walaupun meréka tidak melihat haridepan yang cerah, karena masyarakat belum lagi tahu menghargai lukisan dan karya senirupa lainnya. Orang yang suka membeli lukisan sangat sedikit sekali jumlahnya, kebanyakan orang Belanda atau orang asing lainnya. Belum ada koléktor yang sungguh-sungguh. Beberapa toko yang ada menjual lukisan umumnya karya-karya "mooi Indie".

Paméran jarang dilaksanakan. Kalaupun diadakan biasanya merupakan paméran bersama. Jarang sekali ada lukisan terjual. Kusnadi dari Bagian Kesenian Kementerian P.P. dan K di Yogyakarta setiap tahun melakukan pembelian lukisan langsung dari para pelukis, tetapi jumlahnya terbatas. Beberapa lukisan Nashar, ada cat minyak ada pastél, dibeli oléh Bagian Kesenian. Lukisan-lukisan itu maksudnya disimpan sebagai koléksi negara. Tetapi belum ada musium atau tempat penyimpanan yang permanén. Sekarang entah di mana.

Meskipun sebelumnya juga sering ikut dalam paméran bersama, tapi paméran berdua dengan Syahri pada tahun 1954 sebagai acara peresmian Balai Budaya yang diselenggarakan oléh BMKN (Badan Musawarat Kebudayaan Nasional) adalah yang pertama menampilkan Nashar (dan Syahri) sebagai pelukis yang patut diperhitungkan. Sambutan terhadap paméran berdua itu cukup hangat dalam surat kabar dan majalah. Sejak itu Nashar telah mengadakan paméran entah berapa puluh kali. Apalagi setelah DKJ (Déwan Kesenian Jakarta) berdiri, Nashar termasuk pelukis yang paling sering mengadakan paméran di TIM. Julukan "maéstro" (walau tak jelas kritérianya) malah pernah diberikan kepadanya oléh sebuah surat kabar.

Nashar adalah contoh yang monuméntal tentang dédikasi seniman terhadap keseniannya. Demi keseniannya Nashar bersedia mengurbankan apa saja: kesenangan duniawi, hidupnya sendiri, keluarganya... semua tak dia pedulikan, karena dia ingin memusatkan pengabdiannya pada melukis. Belasan tahun lamanya setelah bercerai dengan isterinya dia tinggal di Balai Budaya, tidur di atas sehelai tikar atau kertas koran sebagai alas di atas tégel yang dingin.

Dia tidak pernah berhenti berkarya. Kalau tidak melukis, dia menulis surat-surat yang tak pernah dia kirimkan, yang isinya membicarakan masalah-masalah senilukis dan kesenian umumnya. Sebagian dari surat-surat itu pernah saya terbitkan melalui *Budaya Jaya* dengan judul *Surat-surat Malam* (1976). Diberi judul demikian karena surat-surat itu ditulisnya selalu malam hari.

"Aku melukis siang-malam. Mémang meletihkan sekali, tapi aku tak peduli," ditulisnya dalam salah satu surat tahun 1968. "Perasaan seperti sedang berburu tapi tidak tahu apa yang diburu. Mémang benar dalam tiap lukisanku kelihatan bentuk-bentuk obyék, warna-warna atau irama-irama garis. Tapi apakah hal itu yang hendak kuburu? Kalau ya, untuk apa segalanya itu...? Kertas dan oli pastél yang tadinya kuanggap sebagai alat éksprési, tapi dalam keadaan seperti itu tidak berfungsi sebagai alat lagi. Alat melukis tadi menjadi aku sendiri. Jadi adanya problim bukan karena 'dicari', kertas dan oli pastél bukan menjadi 'alat éksprési' lagi. Yang ada cuma 'aku' dalam keadaan tertentu," tulisnya lebih lanjut. Nashar merekam dalam bentuk tulisan renungan- renungannya sebagai pelukis yang sedang mencari jati dirinya.

Nashar gemar sekali membaca surat-surat Vincent van Gogh kepada saudaranya Theo dan saya kira banyak mengambil gagasan tentang senilukis, kesenian, dan hidup daripadanya, walaupun lukisan-lukisan Nashar yang permulaan sebenarnya lebih dekat dengan karya-karya Paul Gauguin daripada dengan karya-karya van Gogh.

***

Hidup Nashar adalah kekeraskepalaan. Dia memberontak kepada ayahnya. Ketika dia menemukan kedamaian dalam melukis, maka dia teruskan kegemarannya melukis, walaupun gurunya sendiri, S. Sudjojono mengatakan dengan terus-terang bahwa dia tidak berbakat. Dan ayahnya sambil merobék-robék kertas yang sudah digambarinya dan ditémpélkan pada dinding rumah melarangnya melakukan perbuatan yang dianggapnya tak ada gunanya itu. Makin dilarang dia makin bersemangat melakukannya. Saya teringat akan kejadian sebelum tahun 1980. Ketika itu saya bertemu dengan Sudjojono di Balai Budaya. Entah mengapa tiba-tiba saya teringat akan cerita bahwa menurut Sudjojono Nashar tidak punya bakat melukis, padahal waktu itu sebuah surat kabar menyebut Nashar sebagai "maéstro" (padahal seingat saya tidak pernah ada yang menyebut Sudjojono sebagai "maéstro"). Jadi saya tanyakan pendapat Sudjojono tentang Nashar yang sudah diakui sebagai pelukis terkemuka. Sambil mengisap cangklongnya Sudjojono menjawab, "Mas Ajip, pelukis itu hidupnya tak bisa berpisah dari cahaya matahari. Tapi coba lihat Nashar, sekarang sudah pukul sebelas léwat, dia masih tidur!" ketika itu mémang sedang tidak ada paméran di Balai Budaya dan Nashar masih dengan nyenyaknya tidur merongkol di atas sehelai surat kabar.

Setelah tumbuh minat masyarakat terhadap senilukis, dan lukisan mengalami "booming" yang mengejutkan, sehingga muncul koléktor-koléktor yang seakan berlomba-lomba membeli lukisan, namun hampir tak ada yang berminat membeli lukisan Nashar. Nashar sendiri setelah mengetahui bahwa lukisannya tidak sesuai dengan seléra para koléktor, tidak pernah mencoba berusaha menyesuaikan diri dengan seléra itu agar lukisannya terjual. Dia melukis terus, melukis apa yang dia suka menurut cara yang dianggapnya sendiri paling baik, tanpa mempedulikan apakah lukisannya akan dibeli orang ataukah tidak, disukai orang ataukah tidak. Bagi Nashar melukis adalah kebutuhan hidup seperti bernafas. Kalau tidak dilakukan dia merasa pegal-pegal dan ngilu seperti dia tulis dalam salah satu surat-surat malamnya.

Ketika berkunjung ke Jepang dan menginap di rumah yang saya tinggali, saat bercakap-cakap santai, Bagong Kussudiardjo berkata kepada saya, "Mas Ajip, sekarang ini tidak ada lagi yang dinamakan idéalisme dalam senilukis Indonésia.. Setiap pelukis sekarang ini hanya memikirkan duit. Waktu sedang melukis pun dia hanya berpikir tentang siapa yang akan membelinya nanti dan berapa harganya."

"Ah, saya kira masih ada pelukis kita yang idéalis, yang tidak memikirkan duit melulu," jawab saya.

"Tidak ada!" katanya yakin.

"Ada," jawab saya tak kurang yakin.

"Siapa?"

"Nashar dan Rusli," jawab saya. "Saya yakin meréka melukis bukan karena uang, melainkan karena dorongan yang bersifat rohaniah dari dalam."

"Betul juga, " jawabnya mengakui.

Sampai saatnya yang terakhir Nashar tidak pernah berusaha menyesuaikan lukisannya dengan seléra publik, apalagi (calon) pembeli. Mungkin berpikir ke arah itu pun tidak pernah. Mungkin karena sudah merasa tidak sanggup? Saya kira tidak. Dasarnya mémang dia keras kepala, hanya ingin mengikuti kata hatinya saja, ingin semaksimal mungkin menghayati kebébasan seninya. Dalam mencipta Nashar tidak mau terikat dengan apapun juga, termasuk juga dengan hal-hal yang dianggap sebagai sokoguru dalam berkesenian seperti konsép, téknik, dan éstétika, karena itu dia menyatakan dirinya sebagai penganut Tiga-Non, yaitu Non-konsép, Non-téknik, dan Non-éstetika. Padahal Tiga-Non itu juga sebenarnya merupakan.... konsép kesenian pula. Jadi sebenarnya dia bukan tanpa konsép, téknik, atau éstetika, melainkan mencoba melepaskan diri dari konsép-konsép, téknik, dan paham éstétika kesenian yang ada, artinya mencari konsep, téknik, dan paham éstétika yang baru.

Dengan meninggalnya Nashar, kita kehilangan seniman yang kukuh pada pendiriannya dan mau mempertahankan pendiriannya itu dengan mengorbankan apa pun juga. Orang yang tidak sudi berkompromi mengenai prinsip-prinsip dalam berkesenian.

Yang dia tinggalkan kecuali lukisan-lukisan hanyalah catatan-catatannya berupa surat-surat yang ditujukan kepada entah siapa yang disapanya sebagai "kawan". Lukisan-lukisannya kebanyakan tidak terurus. Nashar tidak pernah mempunyai ruangan yang cukup untuk menggantungkan karyanya. Lukisan-lukisan itu kebanyakan digulung dan dimasukkan ke dalam bumbung. Udara lembab menyebabkan lukisan itu mudah rusak. Banyak juga lukisan yang dia serahkan kepada orang yang berjanji akan menjualkannya tetapi kemudian tidak jelas nasibnya.

Saya kira Nashar sendiri tidak pernah mau répot mengurusi hal demikian, karena yang penting baginya adalah melukis. Nashar sebagai murid Affandi dan Sudjojono tetap menganggap melukis sebagai usaha mengéksprésikan diri, sehingga lukisan dianggapnya sebagai pancaran dari pribadinya. Berlainan dengan para seniman muda sekarang yang menganggap melukis sebagai berkréasi, menciptakan sesuatu yang indah yang tidak ada sangkut pautnya dengan pribadinya. Yang penting akan menarik orang untuk mengkoléksinya.

Mino, 22 Méi 1994.

K.H. Hamam Dja'far dan Pondok Pabélan

KETIKA SAYA berliburan ke tanahair (waktu itu saya tinggal di Jepang) pada musim panas tahun 1993, seperti biasa kalau pulang ke tanahair, saya pergi ke Pondok Pabélan menéngok cucu. Begitu sampai saya diberitahu bahwa Kiai Hamam sakit parah. Biasanya kalau di Pabélan, Kiai Hamam datang ke tempat saya menginap yaitu di rumah ayah-ibunya tempat adiknya, Ahmad Mustofa, yang menjadi menantu saya tinggal. Seharusnya saya sebagai tamu yang "sowan" ke rumah kiai yang letaknya di sebelah selatan masjid, tak sampai 100 méter dari rumah utara tempat tinggal orangtua dan adiknya. Mungkin untuk menghargai saya, karena menurut ikatan perkawinan keluarga, saya menjadi bésan Kiai Dja'far, orangtua K.H. Hamam, sedangkan Kiai Hamam abang Ahmad Mustofa, menantu saya.

Sebenarnya Hamam sakit sudah bertahun-tahun. Saya dengar ada yang tidak bérés pada jantungnya. Tapi dia tidak mau pergi ke dokter, entah mengapa, dia lebih suka diobati secara alternatif. Pernah dia mengajak saya mencari susu kuda liar ke daérah Yogya dan menemui orang Cina yang pandai membuat ramuan untuk segala macam penyakit di Solo. Obat-obat itu tidak menyembuhkan saya dari penyakit. Nampaknya Hamam juga begitu.

Ditambah Hamam mempunyai kebiasaan yang sama dengan bésan saya yang lain, Ajengan Joséf CD, yaitu tak mau berhenti merokok, sementara olahraga juga tidak pernah. Kegemarannya bergadang melayani ngobrol tamu-tamu yang tak berkeputusan datang menemuinya di Pondok Pabélan, entah dari Jakarta, Bandung, Yogyakarta, atau kota lain di Indonésia, entah dari mancanagara.

Saya segera menéngoknya di rumah selatan. Dia sudah beberapa lama tidak bangkit dari ranjangnya. Jadi ketika melihat saya datang dia juga tidak berusaha bangun. Setelah mengucapkan salam, dia langsung bicara keras, "Tidak bisa lain Pak Ajip. Harus Ali Sadikin!"

Sejenak saya bengong, karena tak dapat menebak jalan pikirannya.

"Kalau orang lain, meskipun jénderal, takkan berani membéréskan anak-anak Pak Harto!" katanya pula.

"Apa maksud Pak Hamam?" tanya saya.

"Presidén!" jawabnya kian keras. "Harus Ali Sadikin yang jadi Presidén supaya negara kita tertolong."

"Saya sih setuju saja," kata saya tersenyum. "Tapi bagaimana caranya? Ali Sadikin sekarang kan berada di luar sistim, sementara Pak Harto dengan kejam mengucilkannya, dan merampas hak-hak sipilnya tanpa Pengadilan. Tak ada jalan terbuka untuk Ali Sadikin maju sebagai calon presidén sekarang."

Hamam merenung. "Betul juga," katanya kemudian.

Gagasannya itu terasa kepada saya agak tiba-tiba, meski pun dalam percakapan-percakapan kami sebelumnya, yang dilakukan setiap kali saya berkunjung ke Pabélan, masalah keadaan negara dan politik tak pernah kami léwatkan. Dalam percakapan-percakapan itu Hamam selalu memperlihatkan sikap kritis kepada Presidén Suharto dan pemerintah Orde Baru. Karena itu saya bertanya-tanya dalam hati ketika mendengar bahwa dia duduk sebagai salah seorang ketua GUPPI Pusat yang dibina oléh Golkar. Baru kemudian saya mengerti soalnya ketika melihat betapa akrab hubungan Hamam dengan Kafrawi Ridwan yang menjadi pembesar di Departemén Agama (terakhir Sékjén) dan mempunyai cita-cita hendak meng-Islamkan Golkar. Seperti Hamam, Kafrawi juga lulusan Pondok Gontor, malah lebih dahulu dari Hamam.

Ketika pemerintah melalui Departemén Agama yang Menterinya ketika itu Prof. Dr. Mukti Ali melancarkan program membakukan kurikulum dan memasukkan keterampilan ke dalam kurikulum di pesantrén dan mendapat tantangan dari banyak pesantrén, termasuk Pondok Gontor, Kiai Hamam malah menyambutnya dengan antusias. Saya menyaksikan ayam-ayam yang diberikan oléh pemerintah ke Pondok Pabélan sehubungan dengan penerimaan mata pelajaran keterampilan itu. Saya bertanya kepada Kiai Hamam, mengapa dia menerima turut campur pemerintah dalam kurikulum pondok? Bukankah Pondok Gontor menolaknya? Mengapa Pondok Pabélan menerima?

Mendengar pertanyaan saya itu, Kiai Hamam tertawa sambil menyahut. “Pak Ajip, santri juga perlu gizi. Ayam kan tinggi gizinya.”

Mémang tidak lama kemudian saya lihat ayam-ayam itu sudah habis. Entah bagaimana masalah keterampilan diajarkan di Pondok Pabélan.

Saya pertama kali berkenalan dengan Kiai Hamam ketika saya berkunjung ke Pondok Pabélan hendak mendaftarkan anak saya, Uga Percéka, yang tidak lulus ujian masuk ke Pondok Gontor. Kiai Sahal di Gontor memberitahu supaya belajar dahulu setahun di pondok lain yang dipimpin oléh lulusan Pondok Gontor, baru mengikuti lagi ujian masuk ke Pondok Gontor. Beliau menyebut beberapa pondok yang dimaksud, di antaranya Pondok Pabélan. Saya memilih Pondok Pabélan. Begitu saya tiba di kompléks Pondok Pabélan segera saya melihat perbédaan yang mencolok dengan Pondok Gontor: tak ada témbok penyekat kompléks pondok dengan rumah penduduk. Seingat saya di beberapa pondok lain yang pernah saya kunjungi témbok penyekat dengan lingkungan sekitar itu selalu ada. Kemudian ternyata tidak adanya témbok penyekat dengan lingkungan sekitar itu menjadi salah satu pertimbangan para juri Aga Khan Award untuk memilih Pondok Pabélan sebagai penerima hadiah dalam bidang arsitéktur.

Hal lain yang segera memperlihatkan perbédaan Pondok Pabélan dengan Pondok Gontor ialah karena di Pondok Pabélan ternyata di samping santri laki-laki ada juga santri perempuan. Pada waktu itu Pondok Gontor belum menerima santri perempuan. Dan ketika beberapa tahun kemudian menerima santri perempuan, tempatnya terpisah ratusan kilométer dari Gontor.

Dalam percakapan pada pertemuan pertama itu, saya merasa agak terkejut karena ternyata Kiai Hamam tahu tentang saya dan banyak mengikuti tulisan saya terutama yang dimuat dalam *Mimbar Démokrasi*, Bandung. Begitu juga Sékertaris Pondok, Muhammad Balya, yang biasa menerima tamu yang datang berkunjung sebelum diantarkannya ke rumah Kiai. Ustad Balya malah sudah membaca buku saya yang waktu itu baru terbit yaitu *Beberapa Masalah Ummat Islam di Indonésia* (Bulan Sabit, Bandung, 1970). Kenyataan itu menyebabkan saya merasa tidak salah memilih Pondok Pabélan sebagai tempat belajar anak saya. Bukan hanya Uga, tetapi juga kakaknya yang sulung, Nunun Nuki Aminten, yang tertarik untuk belajar di pondok setelah menerima surat dari adiknya yang menceritakan pengalamannya belajar di pondok.

Uga hanya setahun belajar di Pondok Pabélan. Tahun berikutnya dia lulus ujian masuk Pondok Gontor. Tetapi Nunun, kemudian juga adiknya, Nundang Rundagi (hanya setahun karena tahun berikutnya masuk ke Pondok Gontor) dan Rangin Sembada terus belajar di Pondok Pabélan, sehingga setiap tahun saya beberapa kali berkunjung ke Pondok Pabélan. Apalagi ketika kemudian Nunun, setamat dari pondok, menikah dengan Ahmad Mustofa, adik Kiai Hamam, yang walaupun bekerja di Pengadilan Agama Islam, namun mengajar juga di Pondok Pabélan.

Meskipun jarang kebetulan bertemu di pondok, tetapi saya tahu bahwa banyak orang yang saya kenal secara pribadi yang juga sering atau pernah berkunjung ke Pondok seperti Adi Sasono, Ahmad Sadali, Ahmad Noe'man, Oetomo Danandjaja, Arief Budiman, Umar Kayam, Amri Yahya, dan banyak lagi. Di samping itu banyak tokoh yang namanya saya kenal walaupun secara pribadi tidak akrab yang datang menemui Kiai Hamam seperti Nurcholish Madjid (ternyata sekelas dengan Kiai Hamam ketika belajar di Pondok Gontor), Dawam Rahardjo, Abdurrahman Wahid, Émha Ainun Nadjib, Djohan Éffèndi, dan lain-lain. Saya sendiri pertama kali berkenalan dengan Romo Mangunwijaya, diajak Kiai Hamam berkunjung ke pastoran di Salam. Kalau berkunjung ke Pabélan saya pun sering mengajak kawan-kawan seperti H. Endang Saifuddin Anshari, Joséf C.D., Mang Engkas, Embas Suhérman, Dodo Tjardawi, dan lain-lain.

Lingkungan pergaulan Kiai Hamam sangat luas. Seperti yang nampak dari nama-nama yang baru saya sebutkan, meréka meliputi berbagai bidang profési dan agama. Belum lagi para pejabat, bahkan di tingkat nasional, yang seperti merasa ketinggalan jaman kalau belum berkunjung ke Pondok Pabélan.

Kiai Hamam sebagai manusia mémang terbuka. Mudah bergaul. Wawasannya luas dan selalu memperlihatkan bahwa dia mengetahui hal-hal yang paling aktual yang terjadi di pusat pemerintahan. Tentu saja hal itu berkat jaringannya yang sangat luas. Namun selain dari wawasannya yang luas, dia pun mempunyai daya kritis yang tajam dalam melihat berbagai persoalan. Maka bercakap-cakap dengan Kiai Hamam sangat mengasyikkan. Bukan saja kita mendapat banyak masukan, melainkan juga dapat menyigi berbagai peristiwa yang terjadi dengan pisau analisa yang tajam.

Tetapi Kiai Hamam juga sangat cepat beréaksi dengan tepat terhadap persoalan yang dihadapkan kepadanya. Misalnya pada suatu waktu saya mengeritik kegemarannya berburu burung (dia punya banyak bedil-angin di rumahnya, bermacam bentuk dan beragam mérek), karena saya anggap menémbak binatang itu kejam. Saya bilang saya tidak téga melihat burung atau binatang lain tertémbak. Kiai Hamam menjawab dengan pertanyaan, "Yang Pak Ajip sukai apa?"

"Memancing," jawab saya.

"Lha, memancing kan menipu ikan!" katanya sambil tertawa. "Dikasih makanan sebagai umpan, padahal di dalamnya ada pancing yang akan menyérétnya ke kuali!"

Saya tidak bisa menjawab. Tidak pernah saya berpikir bahwa kegiatan memancing sebagai usaha menipu ikan.

Yang saya perhatikan setiap saya menginap di Pabélan dan salat Subuh di masjid Pondok, saya tidak pernah melihat Kiai Hamam. Saya kira seharusnya sebagai kiai dia menjadi imam salat Subuh. Tapi dia tak pernah kelihatan. Juga pada waktu Jum'atan saya tak pernah melihat Kiai Hamam di masjid Pondok. Yang menjadi imam salat Subuh dan imam Jum'atan selalu pakdénya yang sudah lanjut usianya, Kiai Khalil. Waktu hal itu saya tanyakan, Kiai Hamam memberi keterangan, bahwa sebagai kiai dia mémang harusnya menjadi imam salat Subuh dan salat Jum'at. Tetapi karena masih ada kiai sepuh yang sejak sebelumnya selalu menjadi imam salat di masjid itu, maka dia memilih tidak berada di masjid pada waktu salat Subuh dan pada hari Jum'at. Sebab kalau dia ada di sana, maka akan menimbulkan persoalan. Tidak semua prakték ibadah kiai sepuh itu dia setujui, tetapi dia menganggap lebih baik membiarkan yang sudah ada terus berlangsung. Karena itu di masjid Pondok Pabélan salat Jum'at masih dengan dua adan.

Namun demikian Kiai Hamam mempunyai gagasan agar pondok dikelola oléh lembaga, agar jangan tergantung kepada tokoh kiai. Supaya pondok terus berlangsung walaupun kiai sudah tidak ada. Pondok tradisional selalu tenggelam setelah ditinggalkan oléh kiainya, kecuali kalau ada anak atau menantunya yang mewarisi ilmu dan wibawa kiai. Pondok Pabélan mempunyai pengurus yang menyelenggarakan kegiatan harian, sehingga tidak tergantung kepada kiai. Tetapi ternyata gagasan itu menemui kenyataan yang keras. Ketika Kiai Hamam membeli rumah di kota Magelang sehingga sering meninggalkan Pondok Pabélan, banyak orang tua santri yang menarik anaknya dari Pondok Pabélan. Jumlah santri berkurang dari seribu lebih melorot menjadi tinggal 200-an orang. Mémang saatnya bersamaan dengan adanya peraturan pemerintah (SKB Tiga Menteri) yang melarang para santri untuk mengikuti ujian persamaan SMA kalau tidak terdaftar sebagai murid selama tiga tahun di SMA. Sebelumnya para santri pondok dapat mengikuti ujian persamaan baik SMP maupun SMA. Karena oriéntasi kebanyakan orangtua santri adalah kepada masa depan anaknya yang kebanyakan diharapkan akan menjadi pegawai negeri, maka peraturan itu menyebabkan meréka menganggap lebih baik menarik anaknya dari pondok.

Selama dipimpin oléh Kiai Hamam, Pondok Pabélan bukan saja mendapat penghargaan Aga Khan Award dan Kalpataru, melainkan juga telah menghasilkan lulusan yang kemudian menunjukkan préstasi yang menjulang secara nasional, misalnya Prof. Dr. Komaruddin Hidayat yang sekarang menjadi

Réktor UIN Syarif Hidayatullah di Jakarta, Prof. Dr. Bachtiar Éfféndi yang menjadi gurubesar tapi dikenal pula sebagai pengamat politik.

Keberhasilan mendidik santri-santri yang kemudian menjadi manusia yang muncul di gelanggang nasional itu menjadi bukti keberhasilan Kiai Hamam dengan Pondok Pabélannya.

Kiai Hamam meninggal ketika keadaan Pondok Pabélan belum pulih, walaupun masih terus bertahan. Setelah Kiai Hamam meninggal, Pondok Pabélan dipimpin oléh tim yang terdiri dari beberapa orang, di antaranya Ahmad Nadjib, anak Kiai Hamam yang sulung. Tapi anggota tim itu tidak ada yang mempunyai wibawa pribadi seperti Kiai Hamam yang memperlihatkan keluasan pandang, kejelasan visi dan keluwesan bergaul dengan orang-orang yang mempunyai beragam latarbelakang. Pondok Pabélan yang semasa dipimpin oléh Kiai Hamam menjadi besi berani yang menyedot orang untuk datang menemuinya dan mencari inspirasi, sekarang tidak banyak bédanya dengan pondok-pondok yang lain.

Salim Pelukis Indonésia di Paris

PADA TANGGAL 2 Séptémber 2008, dibuka paméran lukisan Salim di Galeri Nasional, Jakarta, sebagai penghormatan kepada pelukis kita yang seumurnya hidup di Éropah, terutama di Paris, bertepatan dengan usianya genap 100 tahun pada tanggal 3 Séptémber. Dia dilahirkan di suatu tempat di Sumatera Timur, dekat Médan, pada tanggal 3 Séptémber 1908. Tidak sampai sebulan setengah kemudian, tg. 13 Oktober 2008, Salim meninggal dunia di Paris.

Meskipun jarang orang Indonésia yang usianya mencapai seratus tahun, tetapi kematian Salim tidak banyak mendapat tempat dalam pérs Indonésia. Sebagai pelukis dia kurang dikenal di Indonésia, mungkin karena dia hampir seumur hidup tinggal di Éropah. Sejak 1951 dia pernah mengadakan paméran karyanya di tanahairnya hanya tujuh kali saja, yaitu tahun 1951 (di Sticusa, Jakarta), 1956 (di Balai Budaya, Jakarta dan ITB Bandung), 1974 (di TIM, Jakarta), 1990 (di TIM, Jakarta dan ITB Bandung), 2001 di Bali, 2003 (di Galeri Cemara 6, Jakarta, bertepatan dengan terbitnya buku *Salim Pelukis Indonésia di Paris* yang saya tulis), dan tahun 2008 (Galeri Nasional, Jakarta). Dan Salim sendiri hanya hadir dalam dua paméran, yaitu pamèran tahun 1956 dan tahun 1990. Saya pribadi pernah menyelenggarakan pamèran lukisan Salim di Jepang, yaitu di Galèri Blanch di Ikéda shi, Osaka, pada tahun 2002 sebagai pamèran lukisan karya pelukis Indonésia terakhir yang saya selenggarakan secara pribadi.

Salim saya kenal pertama kali melalui kulit buku *Gema Tanahair* susunan H.B. Jassin (1948). Kemudian vinyét atau réproduksi lukisannya (semuanya hitam putih) sering saya lihat dalam majalah *Zenith, Siasat, Konfrontasi,* dll. Begitu juga tulisan tentang dia yang ditulis oléh Trisno Sumardjo, Hazil Tanzil, dan Sitor Situmorang dalam majalah-majalah tersebut.

Kesempatan menyaksikan lukisan aslinya terlaksana pada tahun 1956, ketika Salim setelah berkunjung di Indonésia selama beberapa minggu memamèrkan karya-karya yang dibuatnya selama di tanahairnya itu, diselenggarakan oléh BMKN di Balai Budaya, Jakarta. Dalam kesempatan itu saya bukan hanya dapat menyaksikan lukisannya saja, melainkan juga bertemu dengan pelukis yang waktu itu usianya hampir setengah abad, sedangkan saya baru 18 tahun. Saya menulis tinjauan tentang pamèran Salim itu dalam bahasa Sunda, dimuat dalam ruangan "Dangiang" yang saya asuh dalam sk. *Siliwangi* yang terbit di Jakarta. Tulisan itu ternyata disimpan dengan rapi oléh Salim, sehingga beberapa dasawarsa kemudian dia memberikan kopi fotonya kepada saya ketika saya berkunjung ke flatnya di *suburb* kota Paris.

Perkenalan itu memanjang, karena sejak tahun 1972, setiap kali pergi ke Éropah saya selalu menemuinya di Paris. Mulamula di kantornya di KBRI, karena untuk beberapa lama dia bekerja sebagai staf lokal KBRI. Tetapi karena bekerja di kantor itu dirasakannya mengurangi kesempatannya untuk melukis, maka dia berhenti bekerja dan memusatkan perhatian dan tenaganya untuk melukis. Sebelum bekerja di KBRI juga dia hidup hanya sebagai pelukis. Dan pergulatan untuk bertahan sebagai pelukis di kota yang dianggap sebagai Mekahnya kebudayaan Barat dan menjadi gudang pelukis itu, bukanlah perjuangan yang ringan. Salim sudah mengalaminya sejak masa awal kepelukisannya, ketika dia pada musim dingin harus mengharapkan mendapat semangkuk sup panas dari tetangga yang baik hati. Apalagi karena Salim berkeyakinan bahwa galeri itu tak ada sangkut pautnya dengan kesenian, maka dia menolak untuk menjual lukisan di galeri-galeri. Mémang kalau mengadakan paméran dia memerlukan bahkan menerima peranan galeri. Dan pada kesempatan paméran demikian dia menjual lukisan yang dipamérkan di galeri itu, tetapi dia tidak pernah memajangkan karyanya di galeri untuk dijual.

Sikap seperti itu terasa janggal apalagi bagi pelukis yang hidup di kota besar seperti Paris. Galeri dianggap sudah menjadi bagian yang sah dari kehidupan seni rupa. Di Indonésia pelukis yang juga bersikap demikian terhadap galeri adalah Nashar. Persamaan yang lain antara Nashar dengan Salim adalah keduanya sama-sama keras kepala. Meréka bukan saja tidak peduli atas pendapat orang lain terhadap diri dan karyanya, melainkan juga tidak peduli bahwa akibat sikapnya yang keras kepala itu maka hidupnya sendiri secara rélatif menderita.

Namun dengan demikian keduanya melukis dengan menurutkan kata hatinya sendiri, dan ternyata berhasil mencapai mutu tinggi dengan gayanya yang khas. Salim ketika muda pernah belajar melukis pada pelukis kubistis terkemuka Fernand Leger (1881–1955). Tetapi kalau kita perhatikan lukisan-lukisannya yang sekarang, meskipun masih ada bekas-bekas pengaruh kubisme dalam membentuk citra, namun berlainan sekali dengan kubisme gurunya itu. Entah karya-karyanya yang awal pada tahun 1930-an, namun dari karya-karyanya yang pernah saya lihat (yaitu karya tahun 1940-an sampai 2000-an) saya tak melihat persamaan dengan karya Leger. Yang menonjol ialah bahwa Salim melukis dengan gaya yang ditemukannya pada suatu saat yang kadang-kadang dipertahankannya untuk beberapa lama, namun tidak ada gaya yang secara konstan dipertahankannya. Baginya melukis adalah tantangan yang harus dihadapi pelukis setiap kali berhadapan dengan kanvas kosong.

Pernah ada masanya lukisan-lukisannya merupakan komposisi warna-warna cerah yang membentuk sesuatu citra, seperti yang nampak dalam karya-karya plakat yang dipamérkannya di Balai Budaya tahun 1956. Antaranya seperti yang kelihatan dalam "Nyanyian Alam" (1957, koléksi PDS H.B. Jassin) dan "Pemandangan Yang Terkenang" (1957, koléksi Toeti Hératy/Galeri Cemara). Tapi pernah pula lukisan-lukisannya merupakan komposisi garis-garis meninggi dengan sayatan ke samping yang memberikan bentuk seperti pada "Telaga" (sekitar 1970, koléksi pribadi) dan "Catalugna" (1977, koléksi Toeti Hératy/Galeri Cemara). Pernah juga nampak lebih réalistis terutama ketika melukis gadis-gadis Séte. Namun kemudian banyak lukisannya yang merupakan bidang-bidang warna yang lébar dengan motif yang sering muncul berulang dalam berbagai lukisan seperti burung, ikan, bunga, perempuan, perahu, dan lain-lain yang kadang-kadang memberikan kesan suréalistis, karena ada ikan (berenang) di tengah jalan atau wajah gadis di tengah lautan, dan semacamnya. Tetapi seingat saya tak ada lukisannya yang benar-benar abstrak. Selalu ada bentuk yang menghubungkannya dengan judulnya yang sering puitis. Banyak lukisannya yang diilhami oléh sajak-sajak penyair dunia seperti Federico Garcia Lorca (1899–1936), Fernando Pessoa (1888–1935), François de Malherbe (1556–1628), Eustache Deschamps (1346–1406), dan lain-lain. Salim juga banyak membuat lukisan yang berdasarkan *Cerita Seribu Satu Malam*. Dia mémang pencinta sastera, terutama puisi. Pada masa Perang Dunia II dia banyak membuat hiasan untuk berbagai buku karya para sasterawan terkemuka Perancis dan dunia seperti Guy de Maupassant, Henri de Montherlant, Arthur Rimbaud, Guillaume Apollinaire, Paul Verlaine, Andre Gide, John Steinbeck, Baba Tahir, dll., yang hasil penjualan bukunya digunakan untuk membiayai perlawanan terhadap pendudukan Nazi Jerman. Untuk membaca puisi dalam bahasa aslinya, Salim mempelajari bahasa yang bersangkutan. Maka selain dari bahasa Perancis, Belanda tentu, Inggris, Jerman, Spanyol, dia juga menguasai bahasa Katalan, dan lain-lain. Pada tahun-tahun akhir hayatnya dia sedang belajar bahasa Arab. Pada lukisan-lukisan yang dibuat setelah tahun 2000 ia sering menandainya dengan tulisan Arab: Sin, Lam, Mim. Hanya ketika menulis titimangsa dia mengira dalam bahasa Arab angka tahun disusun dari kanan ke kiri juga!

Ketika saya menyusun buku mengenai dia (kemudian terbit dengan judul *Salim Pelukis Indonésia di Paris,* Pustaka Jaya, Jakarta, 2002 dalam édisi bahasa Indonésia dan bahasa Perancis), ada beberapa hal yang tak mau diketahui oléh umum. Yang pertama nama orang yang mengangkatnya sebagai anak dan menyekolahkannya di Batavia dan kemudian membawanya ke negeri Belanda (sekitar 1919) dan menyekolahkannya di Amsterdam sampai Gymnasium (SMA), yaitu suami Jerman dengan isteri Belanda. Nampaknya terjadi pertengkaran antara Salim dengan orangtua angkatnya ketika dia tidak lulus ujian keluar Gymnasium. Dia agaknya tidak mau mengulang untuk ujian lagi tahun berikutnya. Dia pergi ke Paris untuk belajar melukis. Ketika orangtua angkatnya meninggal, warisannya jatuh kepada Salim (karena meréka tidak punya anak), tetapi oléh Salim seluruhnya diserahkan kepada rumah yatim piatu, padahal ketika itu hidupnya sebagai pelukis masih Senén-Kemis.

Yang kedua, pernikahannya yang pertama. Dia pernah menceritakan hal itu ketika diinterviu oléh Henri Chambert-Loir untuk buku *Rantau dan Renungan I,* tetapi setelah interviu itu ditulis oléh Henri, dan diperlihatkan kepada Salim, dia minta kepada Henri agar bagian itu dibuang. Juga rekaman interviu itu harus dihapus.

Kepada saya juga dia pada mulanya selalu menyembunyikan Hélene, wanita yang mendampinginya sampai meninggal. Setiap kali saya datang berkunjung, Salim hanya sendirian. Sampai pada suatu waktu ketika saya berkunjung lagi ke apartemennya bersama isteri saya dan Jim Adhilimas, sebelum pulang saya mengajak Salim untuk makan di réstoran yang letaknya tak jauh dari situ. Karena réstoran itu baru buka pukul 19.00, maka kami terus mengobrol bersama Salim. Kira-kira pk 18.00 léwat, masuk wanita ke apartemén itu. Dialah Hélene isteri Salim. Rupanya selama ini kalau saya berkunjung, Hélene selalu disuruh keluar supaya tidak bertemu dengan saya. Biasanya saya pulang pukul 17.00, paling tidak sebelum pukul 18.00. Maka kami ajak Hélene makan bersama. Ketika saya sudah pulang (ketika itu masih tinggal di Jepang), saya menerima surat dari Salim yang menerangkan bahwa selama ini dia tidak mau mempertemukan Hélene dengan saya karena pernah ketika sedang berjalan-jalan dengan Hélene bertemu dengan tiga orang diplomat Indonésia yang memberikan koméntar bahwa "isteri Pak Salim kulitnya seperti kulit babi". Mendengar itu Salim marah dan akan memukul diplomat itu yang untung lekas melarikan diri. Sejak itu dia "menyembunyikan" isterinya terhadap orang Indonésia. Dalam suratnya dia menyatakan kegembiraannya bahwa akhirnya saya bertemu dengan Hélene. Sejak itu kalau saya berkunjung ke apartemennya, Hélene tidak lagi disuruh keluar. Tapi akibatnya, sesudah itu kalau saya memilih lukisan untuk saya cicil, Hélene ikut menentukan lukisan itu boléh dilepas atau tidak. Banyak lukisan yang saya sukai dan pilih tak dilepaskan oléh Hélene.

Salim tidak mempunyai anak, baik dari isteri pertama maupun dari Hélene. Juga dia tidak mempunyai saudara. Ketika pada tahun 1931 dia pulang sebentar (sampai 1935) ke

Indonésia untuk membantu Sutan Sjahrir dan Moh. Hatta dalam kegiatan partai Pendidikan Nasional Indonésia (PNI Baru), waktu liburan dia pergi ke Sumatera Barat menemui keluarga Tanzil (orangtua Djohan Sjahrusjah dan Hazil Tanzil yang aktif dalam PNI Baru). Dia tidak berliburan ke Sumatera Timur tempat dia dilahirkan, hal itu menunjukkan bahwa dia sudah tidak punya lagi keluarga di sana.

Sebagai pelukis di Paris, Salim tidak termasuk pelukis besar. Dia sendiri membagi pelukis yang hidup di Paris yang jumlahnya puluhan ribu orang itu ke dalam kelompok pelukis besar (*grands maîtres* seperti Picasso, Mattisse, Braque, dan beberapa orang lagi), pelukis penting (*maîtres,* yang jumlahnya puluhan), pelukis dikenal (*petit maîtres*), dan pelukis hampir dikenal yang jumlahnya beberapa ratus orang. Salim sendiri menempatkan dirinya dalam kelompok terakhir itu. Selain itu ada puluhan ribu pelukis yang belum masuk hitungan.

Sedangkan di Indonésia, Salim sebaya dengan Affandi, lebih tua dari Héndra Gunawan, S. Sudjojono, dan para pelukis PERSAGI, tetapi karena dia selalu hidup di Paris, dan jarang sekali mengadakan paméran di tanahair, maka namanya kurang diketahui oléh para koléktor. Meskipun sebagian karyanya ada yang dikoléksi orang di Indonésia tetapi kebanyakan berada di Éropah. Bagi meréka yang hendak menyusun sejarah senirupa Indonésia, untuk menulis tentang Salim lebih teliti, perlu menelusuri lukisan-lukisannya yang tersimpan pada para koléktor di Belanda, Perancis, Bélgia, dan negeri-negeri Éropah lain. Niscaya hal itu bukan pekerjaan yang mudah.

Nyoman Pandji Tisna: Suara dari Bali

TÉLÉGRAM YANG saya terima yang mengabarkan bahwa Pak A.A. Pandji Tisna meninggal dunia dari keluarganya menyebutkan bahwa beliau meninggal dunia tanggal 2 Méi 1978 pukul 02.00 malam, niscaya keliru. Seharusnya tanggal 2 Juni. Télégram itu diterima di Kantor Télégram Jakarta tanggal 3 Juni; dan saya sendiri dalam bulan Méi menerima dua pucuk surat dari Pak Pandji Tisna. Yang pertama bertitimangsa 6 Méi dan yang kedua bertitimangsa tanggal 22 Méi.

Surat yang kedua saya terima tepat setelah saya mengirimkan balasan terhadap surat tanggal 6 Méi yang menyatakan keinginannya untuk menerbitkan kembali buku *Darma Lelangon* yang pada tahun 1912 pernah diterbitkan oléh Musium Gedung Gajah Jakarta dalam bahasa Belanda dan Inggris. Buku itu berupa gambar-gambar di atas lontar yang dibuat oléh Nengah Geria Mendara, sedangkan téksnya dikerjakan oléh Gusti Putu Gria, diterjemahkan ke dalam bahasa Inggris oléh C.M. Pleyte. Gusti Putu Gria itu ternyata datuk Pak Pandji Tisna, dan atas nasihat seorang sahabatnya

Pak Pandji ingin menerbitkannya kembali. Surat tanggal 22 Méi hanya mengulangi isi surat sebelumnya.

Saya mulai bersurat-suratan dengan beliau pada awal tahun 1977, tepatnya tanggal 24 Fébruari dan selama lebih setahun ini saya menerima kl. selusin surat dari beliau. Dalam surat-suratnya itu beliau banyak menceritakan tentang penyakitnya, jantung dan tekanan darah tinggi, tetapi semangat hidup masih terasa keras dalam pernyataan-pernyataan beliau. Dalam prosés pencétakan ulang *Ni Rawit Ceti Penjual Orang* oléh Pustaka Jaya beliau menyatakan bahwa beliau sedang menyelesaikan buku baru berjudul *Dua Tahun Menjadi Pelayan Sebuah Hotél Kecil*. Dalam suratnya beliau pun banyak mengisahkan kenang-kenangannya dalam menulis roman-romannya.

Dalam suratnya tanggal 5 Méi 1977, beliau mengisahkan sebab-musababnya maka beliau mengarang.

***

I Gusti Nyoman Pandji Tisna adalah anak sulung Raja Buléléng, Anak Agung Putu Djlantik (1880–1944), karena itu beliau berhak untuk menggantikan ayahnya menduduki tahta. Tetapi sejak muda Pandji Tisna sudah terpengaruh oléh gagasan Indonésia merdéka. Beliau menganggap dirinya sebagai "anak Dr. Soetomo". Dr. Soetomo pendiri Boedi Oetomo itu pernah datang berkunjung menemuinya di Bali sebagai sahabat. Karena kegiatan dan cita-citanya itu Pandji Tisna dicurigai oléh pemerintah kolonial Hindia Belanda.

Pada kira-kira tahun 1934, beliau dipanggil oléh ayahandanya yang menyatakan kehendaknya agar putera sulungnya itu menunjukkan diri sebagai "anak gajah" dan bukan "anak tikus". Tantangan itu diterima oléh Pandji Tisna yang lalu mengeram diri menulis naskah roman. Naskah itu kemudian diterbitkan sebagai buku oléh Balai Pustaka dengan judul *Ni Rawit Céti Penjual Orang* (1935). Baru setelah buku itu terbit Pandji

Tisna menghadap kepada ayahanda sambil memberikan buku tersebut sebagai hadiah. Ayahandanya menerima buku itu dengan manis dan penuh rasa bangga.

Tetapi pemerintah Hindia Belanda tetap mencurigainya, bahkan pada satu waktu pernah Panji Tisna difitnah hendak meracuni ayahandanya. Tetapi pemeriksaan laboratorium atas makanan membuktikan bahwa tuduhan keji itu semata-mata fitnah belaka.

Setelah ayahanda meninggal dunia pada masa pendudukan balatentara Jepang, pemerintah jajahan Jepang membujuk Pandji Tisna supaya mau menggantikan ayahanda menjadi raja Buléléng. Dan ketika kemerdékaan bangsa diproklamasikan dan pemerintah Republik Indonésia dibentuk, kerajaan Buléléng dihapuskan dan Pandji Tisna diangkat menjadi anggota Parlemén RI sampai pensiun. Setelah itu beliau berkebun jeruk di Pantai Lovina, dekat Singaraja sambil mengelola hotél kecil bernama Tasikmadu.

Berkali-kali beliau dalam suratnya mengundang saya sekeluarga untuk berkunjung ke hotélnya itu. Saya pun sudah lama ingin memenuhi undangan tersebut, tetapi karena berbagai pekerjaan maka keinginan itu tidak juga terlaksana. Paling akhir Pak Pandji menyatakan dalam suratnya bahwa beliau akan berkunjung ke Jakarta dalam bulan Séptémber 1973. "Kalau Saudara tidak juga punya kesempatan memenuhi undangan berkunjung ke Singaraja, apa salahnya kita berjumpa di Jakarta...," katanya dalam surat.

Namun demikian Allah mentakdirkan lain. Betapa kerasnya pun keinginan saya untuk bertemu dengan orang yang saya kagumi dan hormati sejak lama itu, di dunia fana ini, tak dapat juga mengatasi kadar yang sudah ditetapkan. Beliau mendahului kita semua menghadap ke hadirat-Nya.

Saya sendiri mengenal nama I Gusti Nyoman Pandji Tisna sejak berumur kl. 9 tahun, ketika saya membacai semua buku isi lemari perpustakaan di Sekolah Rakyat Jatiwangi. *Ni Rawit*

Céti Penjual Orang telah diterjemahkan ke dalam bahasa Sunda oléh Moh. Ambri dengan judul *Panglayar jadi Culik*. Baru kemudian saya membaca aslinya dalam bahasa Indonésia.

***

Setelah menulis *Ni Rawit*, Pandji Tisna menulis dua buah roman lagi yang diterbitkan oléh Balai Pustaka, ialah *Sukréni Gadis Bali* (1936) dan karya utamanya, *I Swasta Setahun di Bedahulu* (1938). Masih ada lagi sebuah buku yang ditulisnya, diterbitkan oléh penerbit swasta berjudul *Pengembara Dunia*. Dan sesudah Indonésia merdéka terbit juga romannya yang konon merupakan otobiografi rohaniahnya yang dari memeluk agama Hindu-Bali pindah memeluk agama Kristen, berjudul *I Madé Widiadi (Kembali Kepada Tuhan).*

Dalam roman-roman yang ditulisnya sebelum perang, masalah hukum karma dengan latarbelakang sosial yang bersifat kesejarahan dalam masyarakat Bali menjadi téma yang sangat menonjol. Di tengah-tengah banjirnya roman-roman adat yang ditulis oléh para pengarang asal Sumatera yang juga mengambil masyarakat Sumatera dengan adatnya yang keras berhadapan dengan usaha pembaharuan sebagai latar cerita, maka roman-roman Pandji Tisna sangat unik dan menarik. Bukan saja karena mengisahkan orang Bali dengan kehidupan dan kepercayaannya yang khas, tetapi terutama karena gaya bahasa yang dipergunakannya pun terasa (agak) berbéda dari gaya bahasa para pengarang kelahiran Sumatera. Padahal tidak mustahil bahasa Pandji Tisna itu pun sudah "ditangani" oléh para redaktur ("sidang pengarang") Balai Pustaka yang kebanyakan orang Sumatera.

Tetapi lebih dari itu yang menarik ialah kenyataan bahwa tokoh-tokoh roman Pandji Tisna terasa lebih keras dan lebih kejam, geraknya pun lebih hidup. Di antara buku-buku terbitan

Balai Pustaka pada jaman itu, hal tersebut hanya dapat disamakan dengan roman *Pembalasan* (1935) buah tangan H. Daéng Muntu, orang Bugis yang lama hidup di Sumatera.

Sampai sekarang kurang sekali perhatian para ahli sastera kita kepada I Gusti Nyoman Pandji Tisna (demikian juga kepada H. Daéng Muntu). Paling tidak saya mendapat kesan bahwa peranan dan sumbangan Pandji Tisna (dan juga H. Daéng Muntu) kepada sastera Indonésia masih belum dihargai secara semestinya.

Dalam beberapa buku yang menjadi pegangan di sekolah-sekolah, pembahasan tentang Pandji Tisna jauh lebih sedikit daripada pembahasan tentang pengarang lain asal Sumatera yang sebenarnya hanya menulis buku cerita detéktif murahan saja.

Sepanjang pengetahuan saya hanya ada sebuah telaah yang agak mendalam tentang karya-karya Nyoman Pandji Tisna. Itu pun ditulis oléh sarjana Belanda, yaitu Dr. G.W.J. Drewes.

***

Dalam mengenangkan kepergiannya, saya kira lebih dari patut apabila dapat diikuti oléh telaah tentang karya-karyanya agar dapatlah kita menghargainya secara lebih baik, menempatkan sumbangannya terhadap perkembangan sastera nasional kita, justru pada waktu orang Bali yang lain belum menulis dalam bahasa Indonésia.

J.E. Taténgkéng: Penyair dari Sangihé

PADA AHIR tahun 1964 saya di Jatiwangi menerima sepucuk surat dari J.E. Taténgkéng yang tinggal di Makasar, isinya beliau menyetujui maksud saya untuk mengusahakan melalui penerbit Tjupumanik pencétakan kembali kumpulan sajaknya *Rindu Dendam* yang pernah terbit 30 tahun sebelumnya di Solo (1934). Tetapi beliau meminta supaya dalam buku yang akan terbit itu dimuatkan juga sajak-sajak yang ditulisnya pada masa sebelum perang yang belum termasuk ke dalam kumpulan itu.

Untuk itu dia meminta supaya sebelum diberikan ke percétakan, ia mendapat kesempatan untuk meneliti dahulu naskahnya. Padanya sendiri sudah tidak ada lagi buku tersebut.

Di samping itu dalam surat itu dia menulis pula tentang dirinya masa itu: sedang asyik tenggelam dalam alam falsafah dan mencari ketenangan jiwa dalam badai dunia. "Sehingga sekarang filsafat Sartre tak lagi mengejutkan saya," demikian ditulisnya dalam suratnya.

Surat itu sangat menggembirakan saya, karena biasanya ia tak pernah membalas surat-surat yang saya kirimkan. Paling-

paling sebagai balasan dia cuma mengirim pesan melalui orang yang kebetulan mau pergi ke Jawa atau berupa kalimat-kalimat péndék di atas kartupos.

Maka setelah saya ketik kembali naskahnya ditambah pula dengan sajak-sajak lainnya yang dapat saya jejaki sesuai dengan sarannya sendiri, naskahnya saya kirimkan melalui pos udara tercatat dengan pengantar supaya segera dikembalikan kepada saya karena naskah yang sudah mendapat fiat daripada penyairnyalah yang hendak saya turunkan ke percétakan.

Tapi apa mau dikata, setelah sebulan, dua bulan, tiga bulan saya tunggu naskah itu tidak juga kembali. Sementara itu saya kirimkan beberapa pucuk surat susulan, tapi tak bersambut. Saya pikir tentu "penyakit"nya yang lama enggan membalas surat kumat lagi, atau setelah membaca naskahnya mungkin dia berkeberatan untuk menerbitkan kembali karyanya yang lama itu. Tetapi kalau begitu mengapa dia tidak memberi tahu saya melalui surat? Mungkin dia ingin saya menjadi mafhum sendiri. Karena itu saya tidak berani gegabah menurunkan naskah yang ada pada saya, yang belum dia setujui, ke percétakan untuk disét.

Sementara itu saya sendiri tenggelam dalam berbagai kesibukan sebagai pemimpin *Mingguan* (kemudian *Madjalah*) *Sunda* di Bandung yang mulai terbit bulan Fébruari 1965. Untuk itu saya sekeluarga sampai pindah ke Bandung dan kegiatan penerbitan buku-buku sastera (dalam bahasa Indonésia dan bahasa Sunda) melalui penerbit Tjupumanik (di Jatiwangi) terhenti.

Maka rencana semula untuk mengusahakan penerbitan cétak ulang buku-buku karya sastera Indonésia yang sudah tak terdapat lagi dalam perédaran (kecuali kepada Taténgkéng, saya juga menghubungi Sanusi Pané untuk meminta izin menerbitkan kembali buku kumpulan sajak dan drama-dramanya), terpaksa tertunda karena kedudukan sebagai pemimpin redaksi

Madjalah Sunda merangkap sebagai anggota diréksi penerbit Duta Rakjat yang menerbitkan majalah itu, menyebabkan saya terlibat dalam kesibukan-kesibukan rutin, antara lain menghadapi berbagai intimidasi dan insinuasi dari Lékra-PKI-BTI karena memuat berita-berita dan koméntar-koméntar yang dimuat dalam majalah yang saya pimpin itu yang tidak meréka sukai, sedang surat kabar dan majalah lain tidak ada yang berani memuatnya, di samping juga harus menangani masalah pemasarannya.

***

Adalah baru pada bulan Maret 1968, ketika berbicara dengan H.B. Jassin mengenai ketidakamanan surat-surat yang dikirimkan melalui pos, masalah kiriman naskah kepada J.E. Taténgkéng menjadi jelas. Jassin dalam perjalanan pulang ke kampung kelahirannya di Gorontalo pada akhir tahun 1967 singgah di Makasar dan di sana ia sempat bertemu dengan Taténgkéng. Dalam pertemuan itu, Taténgkéng menyampaikan kekesalan hatinya kepada saya. Menurut Jassin, Taténgkéng berkata, "Ajip setelah meminta izin untuk mencétak kembali *Rindu Dendam*, lantas tak ada kabar beritanya lagi."

Cerita itu membuat saya terkejut. Tapi jelaslah sudah: kiriman naskah melalui pos udara tercatat dan surat-surat susulannya yang saya kirimkan tahun 1964 tidak ada yang sampai ke tangannya. Maka saya berjanji kepada Jassin hendak segera mengirim surat kepada Taténgkéng untuk meminta maaf dan menjelaskan persoalannya. "Saya akan tulis beberapa pucuk surat sekaligus, mudah-mudahan salah satu di antaranya akan ada juga yang sampai ke tangannya," kata saya.

Tapi sebelum saya melaksanakan niat itu, ketika saya masih di Jakarta (ketika itu saya tinggal di Bandung), tiba-tiba saya baca berita dalam surat kabar yang menyatakan bahwa

J.E. Taténgkéng tidak ada lagi. Saya sangat terkejut dan sekaligus merasa berdosa sekali. Terutama karena tidak sempat menjelaskan duduk perkara yang benar kepadanya. Mudah-mudahan dari alam arwah Taténgkéng akan lebih maklum akan perjalanan pos di Républik Indonésia yang tercinta ini.

***

J.E. Taténgkéng yang lahir di Kalongan, pulau Sangihé, Sulawesi Utara pada tanggal 19 Oktober 1907, dikenal terutama sebagai penyair Kristen dari Angkatan Pudjangga Baru yang menerbitkan kumpulan sajak *Rindu Dendam* (1934).

Sajak-sajak dalam kumpulan itu umumnya merupakan curahan kerindu-dendaman penyair terhadap Yang Satu, Tuhan Yang Maha Esa. Taténgkéng penyair yang suka bersunyi-sunyi dan menyatakan:

> Di tengah manusia
> Aku tersia-sia
> Mencari khabar
> Yang agak benar
>
> ("Gadis Belukar")

Yang lalu menginginkan dirinya terbang sebagai burung yang lepas di alam semesta yang damai leluasa mengarungi angkasa mencari Cinta:

> O, lepaskan daku dari kurungan.
> Biarkan daku terbang melayang,
> Melampaui gunung, nyebrang harungan,
> Mencari Cinta, Kasih dan Sayang,
> Aku tak ingin dipagari rupa,
> Ku suka terbang tinggi ke atas,
> Meninjau hidup anéka puspa,
> Dalam alam yang tak berbatas...
>
> ("Sukma Pujangga")

Dan sebagai penyair yang seperti Sanusi Pané tak henti-hentinya mencari kedamaian dan ketenangan, Taténgkéng pun mencoba mencari jawaban atas kegelisahan hatinya itu. "Di mata air, di dasar kolam", "dikawan awan kian ke mari", "di warna bunga yang kembang", dan kepada "gunung penjaga waktu" serta kepada "bintang lahir semula", juga dia tak habis-habisnya bertanya.

Tapi kalau Sanusi Pané menemukan kedamaian yang dicarinya itu dalam hatinya sendiri seperti dapat kita ikuti dalam *Madah Kelana*, maka Taténgkéng menemukannya dalam Tuhan. Pada hari Minggu, mendengung suara loncéng geréja dan terdengarlah oléhnya suara Tuhan yang mengetuk pintu hati:

> Kupanggil yang hidup
> Kutangisi yang mati
> Pintu jiwa jangan ditutup
> Luaskan Aku masuk ke hati

yang mendapat sambutan penyair dengan hati terbuka:

> –masuklah, ya Tuhan
> dalam hatiku.
>
> ("Panggilan Pagi Minggu")

Kedamaian hati itu hanya dia temui dalam kesadrahan menerima kasih Tuhan. Dan kesadrahan itu ditemuinya tatkala dia mengumpamakan dirinya sebagai kembang melati yang indah suci tapi tumbuh di tempat yang jelék di balik batu:

> Hatiku sungguh riang senang,
> Dalam tempat yang Ia berikan,.
> Di sini saya pancarkan trang,
> Seperti Ia sudah tentukan!
>
> ("Melati")

Sedangkan kuncinya ditemukan pada bait terakhir sajak terakhir dalam kumpulan *Rindu Dendam* tersebut:

> O, Tuhanku
> Biarkan aku menjadi embunmu
> Memancarkan terangmu
> Sampai aku hilang lenyap oléhnya....
> Soli Déo Gloria!
>
> ("Rindu Dendam: Akhir Kata")

***

Di samping sajak-sajak yang termuat dalam kumpulan *Rindu Dendam*, masih ada lagi sajak Taténgkéng yang tersebar dalam majalah *Poedjangga Baroe* dan mungkin dalam majalah-majalah lain sebelum perang. Yang jelas pada masa sehabis révolusi pun Taténgkéng masih menulis sajak.

Pada tahun 1950-an awal saya masih membaca sajak-sajaknya dalam majalah *Zenith* dan "Gelanggang"/*Siasat*. Pada tahun-tahun itu pula dia banyak mengumumkan prosa berupa skétsa dan kisah-kisah yang humoristis mengeritik kehidupan dan masyarakat Indonésia sesudah merdéka, banyak dimuat dalam majalah *Konfrontasi* (pelanjut majalah *Pudjangga Baru*) dan majalah *Sulawesi* yang dia terbitkan dan dia pimpin di Makasar.

Yang tidak banyak orang tahu, atau paling tidak: tak banyak diperhatikan orang, ialah tulisan-tulisannya yang berupa kritik dan ésai yang diumumkan pada masa sebelum perang, al. yang merupakan kritik terhadap St. Sjahrir ketika memperingati lustrum pertama majalah *Poedjangga Baroe*. Kalau saya tidak salah ingat, dari tulisannya itu kemudian terjadi semacam polémik kecil mengenai konsép seni dan sastera.

Menurut hémat saya sekarang patutlah para penelaah sastera Indonésia menaruh perhatian yang lebih besar kepada ésai-ésai dan pikiran-pikiran J.E. Taténgkéng mengenai konsépsi seni, kehidupan, dan kesusasteraan seperti termuat dalam tulisan-tulisannya itu.

Karena dia bukan saja melebihi kebanyakan kawan-kawan seangkatannya menunjukkan telah punya konsép dan pandangan yang jernih mengenai seni dan kehidupan, tetapi juga karena dengan menelitinya kita akan dapat lebih mendalam mengerti cita-cita Angkatan Pudjangga Baru.

Ésai-ésai dan kritiknya itu menunjukkan bahwa ia mempunyai pandangan dan hidung yang tajam ditulis secara halus-menyindir tepat pada sasaran.

***

Kadang-kadang saya berpikir, "Tidakkah Taténgkéng sebagai manusia lebih menyerupai prosa-prosanya daripada puisinya, meskipun dia lebih dikenal sebagai penyair?"

Saya pernah bertemu dengan Taténgkéng beberapa kali dan dalam setiap pertemuan itu sempat terlibat dalam pembicaraan yang mendalam, terutama ketika kami bersama-sama menghadiri Kongrés Kebudayaan yang diselenggarakan pada tahun 1957 oléh BMKN (Badan Musawarat Kebudayaan Nasional) di Dénpasar, Bali. Dan selagi berbicara dengan dia, saya selalu teringat akan ésai-ésai kritisnya yang halus tajam, akan kisah-kisahnya yang menyindir penuh humor. Bukan sajak-sajaknya!

Taténgkéng orang yang sederhana, mengemukakan pendapatnya dengan sederhana pula. Berlainan dengan kawan seangkatannya St. Takdir Alisjahbana yang gemuruh-menggelegar-gelegar. Atau menusuk langsung kepada lawan polémiknya.

Taténgkéng rasanya lebih langsung bicara kepada hati pembacanya, dan dengan demikian kadang-kadang ia dapat melihat dan mengemukakan persoalan secara lebih jernih dan lebih tenang.

Sebagai penulis Taténgkéng tidak terbilang produktif. Tapi sampai dekat akhir hayatnya—artinya sampai usianya menjelang 70 tahun—dia masih terus menulis, baik karya kréatif berupa sajak dan kisah-kisah maupun telaah atau ésai. Sungguh tak banyak pengarang kita yang setia menulis sampai usia selanjut itu.

Dalam karirnya di luar sebagai guru, pada masa RIS ia pernah aktif dalam pemerintahan Negara Indonésia Timur (NIT), mula-mula sebagai Menteri Pengajaran dan kemudian bahkan sebagai Perdana Menteri (1949). Kemudian setelah negara-negara bagian dibubarkan, RI kembali menjadi negara kesatuan, dia menjadi Kepala Inspéksi Daérah Kebudayaan untuk Sulawesi di Makasar. Ia turut mendirikan dan menjadi tenaga pengajar di Fakultas Sastera Universitas Hasanuddin.

Pernah pula ia duduk beberapa kali sebagai anggota Pengurus BMKN daérah. Hampir setiap kali BMKN mengadakan kongrés, Tatengkéng selalu hadir. Yang saya ingat pasti dalam Kongrés Kebudayaan di Solo (1954) ketika kami pertama kali bertemu, dan di Dénpasar (1957). Tapi saya lupa apakah dia juga menghadiri Kongrés Kebudayaan di Bandung (1960). Di luar itu saya beberapa kali bertemu dengan Tatengkéng kalau dia kebetulan berkunjung ke Jakarta.

Dalam kongrés, meski seingat saya dia tidak pernah ambil kesempatan berbicara di muka mimbar, tapi senantiasa menyediakan kesempatan untuk bertemu muka dan berbicara dengan para seniman dan budayawan lain. Dalam pertemuan-pertemuan semacam itu ia senantiasa membawa suara dan persoalan yang mungkin tak pernah timbul di "pusat" (Jakarta) dan dengan demikian merupakan sumbangan yang memperkaya pemikiran, dan menjernihkan penglihatan dan memperluas cakrawala pembicaraan para peserta kongrés.

***

Dan ia kini tiada lagi! Dalam usia menjelang 71 tahun.

Taténgkéng telah lepas dari kurungan mencari Cinta, Kasih, dan Sayang. Dia telah menjadi embun yang setelah memancarkan terang sinar matahari lenyap dipanggil kembali oléh Tuhan.

Mudah-mudahan dia benar-benar mendapatkan apa yang di-rindu-dendam-kannya. Amin.

Bandung, 18 Maret 1968.

Suhamir, Arsiték Ahli Purbakala

SUNGGUH IRONIS bahwa untuk pertama kalinya saya mengunjungi Taman Pahlawan Cikutra, Bandung hari Saptu tanggal 1 April 1967, adalah untuk mengantarkan jenazah almarhum Suhamir, arsiték yang merencanakan Taman Pahlawan itu. Kesan yang sangat mendalam menempatkan saya dalam kesadaran akan kekecilan diri kita di tengah-tengah sawang luas yang dikelilingi gunung-gunung dan bukit-bukit serta nun jauh di bawah sebelah selatan, terhampar kota Bandung. Suhamir telah membuat sesuatu yang lebih dari hanya makam para pahlawan, ia telah menciptakan tempat di mana manusia dibuatnya memikirkan masalah hidup dan mati, perjuangan memenangkan yang baik dan mengalahkan yang buruk, dalam keheningan alami.

Jenazah Suhamir yang meninggal hari Jum'at tanggal 31 Maret 1967 dimakamkan dengan upacara militér sebagai pahlawan. Jasa-jasanya terhadap bangsa dan negara lebih dari cukup untuk memberinya tempat tersebut kepadanya.

Namun alangkah sedikit perhatian masyarakat terhadap meninggalnya orang yang punya keahlian berbagai segi ini. Pérs Bandung bungkam. Seorang sarjana purbakala dan dosén Unpad (Ayatrohaédi) hujan-hujan pergi ke RRI Bandung meminta agar meninggalnya Suhamir diberitakan tapi ditolak mentah-mentah oléh petugas RRI. "Mesti ada keterangan yang dicap oléh RT dan RK," kata petugas RRI itu. Dan sebuah surat kabar yang terbit di Bandung memberitakan kematiannya itu dengan menyebutnya "Ir. Suhari" dan bukan Suhamir!

Tapi Gubernur Propinsi Jawa Barat Mayjén Mashudi dan Walikota Kodya Bandung, Kolonél D. Djukardi hadir dalam upacara pemakamannya. Gubernur Mashudi atas nama pemerintah daérah Jawa Barat dan rakyat Sunda mengucapkan terimakasih dan bélasungkawa. Kolonél Djukardi memaparkan jasa-jasa almarhum dalam membangun Taman Pahlawan Cikutra. Saya sendiri atas nama kawan-kawan dan keluarga almarhum mendapat kesempatan mengucapkan bélasungkawa.

Tapi selain dari itu alangkah sepinya sambutan masyarakat terhadap meninggalnya tokoh ilmu purbakala yang pendapat-pendapatnya banyak membukakan tabir sejarah Tatar Sunda itu. Sejarah tanah kelahirannya mémang bidang yang kurang diminati dan diikuti oléh orang Sunda, walaupun meréka sering mengeluh karena keterangan tentang sejarah nénék-moyangnya sedikit sekali yang sudah terungkap dan dimuat dalam buku-buku pelajaran sejarah.

Namun para sarjana keindonésiaan yang nun jauh di benua dingin, seperti Prof. Dr. J.G. de Casparis, Prof. F.D.K. Bosch, Dr. Bernert Kempers, Prof. Dr. Bejamin Rowland, Dr. H.R. van Hekkeren, Prof. Dr. Ir. van Rommondt, Dr. F.H. van Naerssen, dan lain-lain niscaya akan merasa kehilangan kalau mendapat kabar mengenai meninggalnya Suhamir.

Riwayatnya

Suhamir dilahirkan di Padalarang, Bandung, tanggal 13 Januari 1913, sebagai anak tertua keluarga Amir Hamzah. Ia lulus HBS tahun 1933 dan melanjutkan pelajaran ke THS (sekarang ITB) dan pada tahun 1938 ketika ia hanya tinggal membuat skripsi saja, perhatiannya tertambat oléh filsafat. Dari filsafat ia kemudian tertarik oléh sejarah dan kepurbakalaan. Tahun 1942, ia bersama-sama dengan Prof. Dr. Ir. van Rommondt meréstorasi Candi Lorojonggrang di Prambanan. Tujuh tahun lamanya. Dialah yang menemukan prasasti-prasasti candi Plaosan yang kemudian dipublikasikan oléh Dr. J.G. de Casparis.

Dia adalah orang Indonésia pertama yang menjadi Kepala Dinas Purbakala. Pada waktu Menteri P.P. dan K. Mr. Suwandi hendak memperbaharui Éjaan van Ophuijsen, Suhamirlah yang memberikan masukan supaya "oe" diganti dengan "u". Masukan itu diterima dan menjadi resmi dalam Éjaan Suwandi atau Éjaan Républik. Sampai sekarang pun masih digunakan. Suhamir pernah dikirimkan ke Nederland untuk belajar di Delft oléh Bernert Kempers guna menyelesaikan kuliahnya sebagai arsiték. Tapi ia malah pergi ke Leiden hendak menempuh ujian sebagai sarjana purbakala—menyalahi tugasnya. Dia ditegur dan karena itu dia keluar dari Dinas Purbakala.

Ia lalu bekerja di Jawatan Gedung-gedung Negeri tapi tidak lama. Dia keluar karena hatinya tidak mau menyaksikan prakték suap-sogok yang mulai meruyak. Dia mendirikan Biro Arsiték Suhamir yang antaranya membuat rencana kampus Universitas Gadjah Mada, merencanakan gedung Kedutaan Besar Républik Indonésia di New Delhi, India, membuat rencana Gedung Keuangan di Surabaya, Gedung Statistik di Jakarta, rencana mesjid Mujahiddin di Bandung, dan lain-lain.

Pada tahun 1960 ia mempunyai tagihan honorarium pembuatan rencana kampus Universitas Gadjah Mada kepada pemerintah Républik Indonésia konon sebesar Rp. 7 juta yang pada masa itu nilainya cukup besar. Tetapi para petugas yang harus membayarkannya secara tak malu-malu meminta komisi kepadanya, maka Suhamir tidak mau menagihnya. Dia konsékwén tidak mau melakukan prakték-prakték kotor dan merasa lebih baik tidak dibayar daripada harus melakukan permainan kotor semacam itu.

Selama delapan tahun mengidap sakit gula dia sangat menderita. Terutama selama tahun terakhir: ia hampir tidak dapat meninggalkan tempat tidurnya. Penyakitnya itu meminta perawatan yang mahal, sehingga satu demi satu dia menjual harta bendanya, rumah-rumahnya, sawah-sawahnya sampai pun radionya. Yang tinggal hanya buku-bukunya yang sudah dihibahkannya kepada Yayasan Kirtya Pembina Seni dan Ilmu Pengetahuan yang diketuai oléh Prof. Dr. Doddy Tisnaamidjaja, sedangkan Suhamir sendiri duduk sebagai penasihat.

Penyelidikan Sejarah

Almarhum dikenal oléh kawan-kawan dekatnya sebagai orang yang menaruh minat yang luar biasa terhadap penyelidikan sejarah, terutama sejarah Tatar Sunda. Pada tahun-tahun akhir ketika keséhatan tubuhnya masih memungkinkan, dia banyak membuang waktu, tenaga, dan uang untuk melakukan penelitian-penelitian sejarah di Tatar Sunda. Dia bercita-cita hendak menyusun sejarah Sunda yang lengkap. Dia telah memberikan koréksi terhadap pembacaan naskah-naskah Sunda Kuna, termasuk terhadap pembacaan Prof. Dr. Ngabéhi Purbatjaraka almarhum tentang naskah *Carita Parahiangan*, sehingga dengan demikian Drs. Moh. Amir Sutaarga dapat menyusun kronologi raja-raja Kerajaan Sunda dalam bukunya *Prabu Siliwangi* (Bandung, Duta Rakjat, 1965). Ia pula yang mengungkapkan banyak peninggalan-peninggalan kuna lainnya di Tatar Sunda kepada Drs. Atja. Ia yang menemukan candi di Lélés, Garut, kl. delapan tahun yang lalu, lama sebelum dihébohkan oléh Idji Hatadji. Lucunya pendapat Suhamir tidak diperhatikan orang, sedangkan perkataan Idji Hatadji dari CV Haruman mendapat perhatian beberapa ahli sejarah dari Jakarta.

Pada saat-saat terakhir hayatnya ia tetap setia kepada panggilan ilmiahnya. Sambil berbaring ia terus membaca buku-bukunya dan kalau tenaganya memungkinkan, ia menulis (sambil berbaring juga) kira-kira satu halaman folio sehari. Pada bulan-bulan terakhir hayatnya ia terlibat dalam persoalan falsafah agama mengenai takdir. Ia ingin menemukan jawaban atas pertanyaan: "Sampai di mana takdir turut campur tangan dalam hidup manusia berdasarkan perintah Allah dalam Al-Qur-an yang mengharuskan manusia berusaha di satu pihak dan insaf akan ketakberdaya-upayaan pada pihak yang lain."

Dan ketika kira-kira sebulan yl. saya dijemput oléh anak-tirinya karena penyakitnya kumat lagi secara tiba-tiba, ia menyambut saya dengan perkataan terputus-putus: "Yi, jawaban itu sudah saya temukan sekarang, yaitu dalam ajaran Ibn Asy'ari yang cocok pula dengan téori quantum dari Max Planck... Ya, Allah berilah saya beberapa tahun lagi supaya saya dapat menuliskan semua yang saya temui itu. Ya, Allah berilah saya umur dan kekuatan untuk menuliskan semua yang sudah saya ketahui selama hidup saya ini agar dapat diketahui oléh manusia-manusia lain..............."

Sejak itu nampak kesèhatannya banyak maju, sehingga keluarga dan kawan-kawannya bergembira. Sehari sebelum meninggal, ia malah bisa turun dari tempat tidur dan berjalan-jalan ke depan rumahnya. Tapi pada tanggal 31 Maret 1967, pukul 04.00 penyakitnya kumat dan pukul 10.00 pagi Allah memanggilnya ke hadirat-Nya untuk mempertanggungjawabkan amal-soléhnya.

Inna lillahi wainna ilaihi roji'un.

Mudah-mudahan dia mendapat tempat yang mulia di sisi Allah dan mudah-mudahan Allah menerima iman Islam dan amal soléhnya. Amin.

Bandung, 2 April 1967.

Dajat Hardjakusumah: Profil Seorang Wartawan

BARANGKALI KALAU ada halilintar menyambar pada pagi hari Jum'at tg. 27 Séptémber 1968 dalam udara Jakarta yang cerah itu, tidaklah saya akan seterkejut seperti ketika mendengar berita bahwa Dajat Hardjakusumah, wartawan LKBN "Antara" meninggal dunia di rumahnya di Bandung. Bagaimana mungkin! Kamis pagi ia masih berada di Jakarta menunaikan tugasnya sebagaimana biasa, séhat segar bugar. Siangnya kami sama-sama berkunjung ke kantor perwakilan penerbit Ganaco di jalan Garut dan bercakap-cakap dengan Oejéng Soewargana yang dia kenal dengan akrab. Kalau di Jakarta Dajat menginap di situ.

Sebagaimana biasa (kalau malam harinya tidak dinas malam), Kamis siang dengan keréta api pukul 13.12 dari stasion Kota dia pulang ke Bandung sekedar untuk menjenguk keluarganya sampai hari Senin pagi—dengan keréta api pertama dia biasanya berangkat lagi ke Jakarta. Kadang-kadang baru hari Jum'at siang, sehabis sembahyang Jum'at dia bisa pulang ke Bandung.

Dalam usia lampau setengah abad, sudah lebih dari setahun lamanya ia terpaksa hidup terpisah dari keluarga dan setiap pekan terguncang-guncang dalam gerbong keréta api antara Jakarta-Bandung, tapi Dajat senantiasa tersenyum, gembira dan optimis menghadapi segala kewajibannya sebagai ketua désk ékonomi LKBN "Antara" Pusat di Jakarta.

Kadang-kadang ia terdengar mengeluh karena bronkhitis dan masuk angin. "Sudah mulai tua, badan menjadi payah gampang terserang penyakit!" ia bilang sambil tertawa kecil. Tapi itu tidaklah menyebabkan ia merasa boléh meninggalkan kewajibannya. Dan minggu-minggu paling akhir ini, di samping sibuk dengan pekerjaan rutin sehari-hari, ia sibuk pula mempersiapkan prasaran yang akan dikemukakannya dalam pertemuan wartawan-wartawan ékonomi se-Asia di Tokyo bulan Oktober. Ia mewakili Indonésia dan akan menyampaikan prasaran tentang kehidupan ékonomi pedésaan—lapangan yang dia sendiri anggap paling dikuasainya. Prasarannya sudah siap: "A Sketch of an Indonesian Rural Man Type" dan "An Angle on Economic Cooperation". Semua persiapan lain seperti paspor sudah pula bérés, tinggal dicacar saja. Dia tinggal berangkat ke Tokyo.

Tapi ia dipanggil lebih dahulu ke hadirat Allah SWT. Innalillahi wainna ilaihi roji'un.

Malam itu setiba di rumah seperti biasa setelah mandi dan salat dia makan bersama isteri dan anak-anaknya sambil bergurau dan tertawa-tawa. Kira-kira tengah malam di terjaga dari tidurnya karena merasa tenggorokannya sakit. Dokter dipanggil. Dia mendapat suntikan dan tidur lagi dengan tenang. Tapi menjelang dinihari dia menghembuskan nafasnya yang terakhir. Di wajahnya terbayang senyumnya yang khas.

***

Bagi orang yang sempat mengenal Dajat dari dekat, tentulah tidak mudah menghapus bayangannya: orang yang bertubuh agak péndék dan rada gemuk yang senantiasa mengemukakan pendapat-pendapatnya secara terus-terang, jujur, dan berani dengan gayanya yang khas, diselingi senyumnya yang nyleneh. Tentu takkan mudah menghapus bayangan sikapnya yang senantiasa mendahulukan kepentingan umum dan senantiasa menghormati profésinya sebagai wartawan. Dia tetap setia kepada kewartawanannya, hal yang barangkali jarang diucapkannya, tetapi senantiasa diamalkannya secara konsisten.

Dalam kehidupan sekarang yang serba sulit, ketika wartawan mulai mau menerima "amplop" dan meminta "*panyecep*"[1] dari para pembesar atau para pengusaha yang ditulis beritanya, Dajat adalah pribadi yang menonjol. Dia tidak bersedia menjual profésinya untuk apapun, apalagi untuk amplop. Para wartawan "Antara" cabang Bandung dilarang keras menerima amplop.

Sebelum anak-anaknya yang terkenal sebagai "Yanti Bersaudara" dapat membantu kehidupan keluarganya dengan honorarium meréka sebagai penyanyi, Dajat dengan tabah dan penuh prihatin hidup di bawah minimal.[2] Dia tidak pernah mengeluh.

Di kantor, pegawai-pegawainya menggerutu karena dia bersikeras menyuruh kembalikan segala hadiah yang dikirimkan orang kepadanya, dan di rumah isterinya menakar jatah bubur untuk anak-anaknya... Gajinya sebagai kepala LKBN "Antara" cabang Bandung tidak cukup dan ia tidak pandai mencari uang dengan jalan lain.

---

1 *Panyecep* (Sunda) adalah uang yang biasa diberikan kepada anak laki-laki yang baru disunat.

2 Pada waktu itu Bimbo yang dibentuk oléh ketiga orang anak-anak laki-laki Dajat belum ada, tetapi anak-anak perempuannya sudah membentuk grup musik yang cukup populér dan sering muncul dalam berbagai kesempatan, termasuk melalui TVRI yang waktu itu merupakan satu-satunya stasion télévisi di Indonésia.

Ketika wartawan-wartawan lain ramai ikut mencatut dalam berbagai lapangan untuk mencukupi penghasilannya, Dajat tidak mau melakukannya dengan alasan "Saya wartawan..."

Konon "Antara" cabang Bandung pada waktu itu adalah cabang yang "surplus"—berkat usaha dan hubungan Dajat sendiri yang luas. Tapi dia tidak pernah mengambil sebagian daripadanya untuk menambah biaya keperluannya sendiri lebih daripada yang sudah ditetapkan oléh Pusat, sehingga cabang Bandung adalah satu-satunya cabang "Antara" di seluruh tanahair yang menyetorkan uang ke Pusat, sementara cabang yang lain semuanya dalam keadaan "défisit".

Tidak, ia tak pernah mengeluh karena soal-soal seperti itu. Ia sering mengeluh hanya karena wartawan-wartawan muda umumnya sudah merasa puas dengan pengetahuan yang sudah diperoléhnya. Meréka merasa puas dengan menyiarkan rilis yang diberikan oléh humas tanpa merasa perlu memeriksanya di lapangan. Ia mengeluh karena wartawan-wartawan muda tak suka membaca buku. "Wartawan-wartawan muda sekarang sudah pandai-pandai semua. Meréka merasa tidak perlu lagi membaca buku," katanya pada suatu kali.

Padahal ia sendiri, seorang sénior berpengalaman, tak henti-hentinya menambah pengetahuan dengan membaca, tidak hanya soal-soal yang bertalian langsung dengan bidang pekerjaannya. Ia mémang gemar membaca. Kalau saya ikut dalam mobilnya, senantiasa di tangannya ada buku yang sedang dibacanya, entah karangan Whitehead, entah karangan Dewey atau pemikir lainnya. Dia agaknya menaruh perhatian pada soal-soal falsafah kemasyarakatan karya para pemikir Amérika dan Éropah, padahal pada waktu itu Presidén Sukarno sedang giat-giatnya melarang bangsa kita menjadi *text-book thinking*.

***

Dajat dilahirkan di Ciamis tg. 15 Désémber 1916. Dia tamat ELS di Cimahi, MULO di Bandung kemudian AMS-A di Yogyakarta (1937). Setamat AMS ia masuk ke RHS (Recht Hogeschool=Fakultas Hukum) di Jakarta, tapi kemudian pindah ke Faculteit der Letteren en Wijsbegeerte (Fakultas Sastera dan Filsafat) setelah fakultas itu dibuka (1940). Tapi tak sampai tamat karena Jepang keburu datang mengalahkan penjajah Belanda. Terakhir dia duduk di tingkat III.

Ketika masih duduk di sekolah menengah, dia aktif dalam JIB (Jong Islamieten Bond). Bakatnya menulis sudah nampak pada masa itu juga. Dia pernah memimpin majalah sekolah. Di Fakultas Hukum dia bersamaan dengan Sjafruddin Prawiranegara, Prawoto Mangkusasmito, dll. Ketika Jepang datang (1942) dan Faculteit der Letteren en Wijsbegeerte ditutup, Dajat pulang ke Bandung dan bekerja sebagai wartawan sk. *Tjahaja*—satu-satunya surat kabar yang boléh terbit di Bandung yang dipimpin oléh Otto Iskandardinata. Setelah proklamasi kemerdékaan sk. *Tjahaja* dirobah oléh para wartawannya menjadi sk. *Soeara Merdéka*. Ketika Belanda melakukan Agrési Militér I (Juli 1947) menyerbu dan menduduki Bandung, *Soeara Merdéka* pindah ke Tasikmalaya. Semua wartawannya juga mengungsi dari Bandung, termasuk Dajat. Pada masa setelah gencatan senjata, Dajat kembali ke Bandung dan membantu sk. *Indonésia*. Tetapi tidak lama. Bersama dengan Sjarief Sulaéman dan beberapa wartawan lain pada awal tahun 1949 Dajat mendirikan kantor berita lokal yang dinamakan "Pewarta Nasional" alias "Péna". Setelah pengakuan kedaulatan oléh Belanda dan kantor berita "Antara" aktif kembali, "Péna" bergabung dengan "Antara" dan Dajat diangkat menjadi kepala cabang Bandung.

Dia pernah ditugaskan ke luar negeri, antaranya ke Birma dan ke Jepang. Pada tahun 1953 dia ditugaskan oléh PWI Pusat meliput berita sidang PBB di New York selama setengah tahun.

Sebagai wartawan yang senantiasa aktif di daérah, Dajat pada tahun 1957 pernah bersama dengan Rosihan Anwar memberikan prasaran dalam séminar mengenai pérs daérah yang diselenggarakan oléh SPS-PWI. Dajat memberikan prasaran tentang fungsi pérs daérah—sumbangan berharga yang hingga sekarang belum lagi ada (banyak) tambahnya. Tahun 1955 dia pernah diminta memberikan ceramah tentang "Fungsi Sosial Basa Sunda" oléh LBSS (Lembaga Basa jeung Sastra Sunda). Tahun 1956 dia pernah mengemukakan prasaran tentang kehidupan masyarakat padésan di Jawa Barat dalam Kongrés Pemuda Sunda.[3] Dalam prasaran itu dia menggambarkan masyarakat padésan Jawa Barat yang mengalami désintegrasi sosial yang luar biasa sejak masa pendudukan Jepang sampai bertahun-tahun mengalami kekacauan akibat gangguan gerombolan DI-TII yang merajaléla dan tidak juga dapat diatasi oléh pemerintah.

Dalam mengemukakan pendapat-pendapatnya, Dajat selalu didukung oléh data-data kongkrit yang dikuasainya dengan cermat. Begitu juga berita-berita yang disiarkannya sudah teruji kebenarannya, bukan hanya merupakan rilis dari (humas) pejabat atau pengusaha saja. Pada masa setiap orang terbiasa melacurkan diri, kesetiaan tanpa *resérve* terhadap étika profési kadang-kadang bukannya menolong tetapi bahkan mencelakakan. Karena berpegang kepada étika kewartawanan, Dajat yang terpilih secara aklamasi menjadi Ketua PWI Cabang Bandung, tiba-tiba saja dianggap konsérvatif dan kolot—tidak disukai para anggotanya.

Ketika ada wartawan-wartawan yang merendahkan profésinya menjadi wartawan amplop, Dajat dengan tajam dan tegas

---

3 Ceramah tentang bahasa Sunda dan tentang masyarakat padésan yang mengalami désintegrasi dikemukakannya dalam bahasa Sunda, tetapi kemudian keduanya diterjemahkan ke dalam bahasa Indonésia dan dimuat dalam majalah kebudayaan *Indonésia* (1958).

menegurnya. Ketika ada wartawan-wartawan yang meminta surat keterangan untuk membébaskan pajak SWI-Dwikora kendaraan dari PWI Cabang Bandung, Dajat menolak karena tahu bahwa kendaraan itu bukan milik si wartawan melainkan punya orang lain yang diakukan sebagai milik si wartawan (yang hanya mendapat sekedar uang jajan saja). Kendaraan milik wartawan mémang dibébaskan dari pajak SWI-Dwikora. "Mending kalau kendaraan itu dapat digunakan oléh si wartawan buat kepentingan mencari berita," kata Dajat yang menolak menandatangani keterangan tersebut, karena itu dianggap kolot dan jadi dibenci oléh para wartawan anggota PWI yang permintaannya ditolak.

***

Karena sikapnya yang tegas non-kompromistis dalam soal-soal demikian dan juga karena sebagai wartawan ia tak pernah menjadi anggota partai sehingga ia tidak mempunyai "béking", kedudukannya di LKBN "Antara" sejak beberapa tahun telah goyah. Apalagi karena dia tidak mau menyiarkan rilis dari Pendam tentang kegiatan Panglima dan Kodam VI Siliwangi. Pimpinan LKBN "Antara" waktu itu, Djawoto, telah berkali-kali mencoba menyingkirkan Dajat dari pimpinan LKBN "Antara" Bandung, antaranya dengan membujuknya untuk diangkat menjadi kepala perwakilan "Antara" di New York atau di Bonn, tetapi selalu ditolak oléh Dajat. Sekali pernah kedudukannya sebagai pimpinan cabang "Antara" Bandung itu benar-benar goyah, yaitu pada awal tahun 1965 ketika dia menyiarkan berita bahwa D.N. Aidit, Ketua PKI, dalam ceramahnya di SESKOAD mengatakan bahwa dia menyarankan pembentukan Angkatan Kelima dan bersedia menjadi Menteri Pertahanan. Berita itu dibantah oléh CC-PKI dan Aidit sendiri. Wartawan "Antara" Bandung dituduh memfitnah.

Karena sikapnya yang sering sinis terhadap partai-partai yang ada yang semuanya tanpa resérve mendukung Manipol-Usdék dan Nasakom, dia sering dituduh sebagai pengikut PSI, partai yang sudah dibubarkan karena bersama Masjumi dituduh menjadi biang-keladi pemberontakan PRRI. Dia boléh dikatakan dicurigai oléh semua kekuatan resmi yang ada pada waktu itu. Tetapi karena dia sendiri merasa tidak bersalah dan yakin akan kebenaran sikapnya, maka ia tidak merubah sikapnya. Sementara itu hubungannya yang luas dengan segala lapisan masyarakat di Jawa Barat, menyebabkan dia leluasa bergaul dengan siapa saja. Dan ia tidak pernah membuat jarak dengan kawan-kawan lamanya hanya karena meréka tidak disukai oléh pemerintah. Dia tetap memelihara silaturahmi dengan baik. Hal demikian niscaya dipersoalkan oléh orang-orang yang menganggap bahwa sikap seperti itu tidaklah dibenarkan dalam masyarakat Manipol yang harus dengan tegas membuat garis yang memisahkan siapa kawan dan siapa lawan.

Beberapa waktu setelah terjadi Gestapu, pada awal tahun 1966 Dajat dan Ramadhan K.H. yang bekerja sebagai wartawan "Antara" di bawah Dajat ditangkap oléh aparat keamanan dengan tuduhan pada awal Oktober 1965 (beberapa hari setelah terjadi Gestapu) menerima Ketua PWI Pusat Karim D.P. dengan sékjénnya, Satyagraha, yang mengunjunginya di Bandung. Keduanya mau dipecat oléh PWI dengan tuduhan terlibat Gestapu. Sebagai gantinya pimpinan LKBN "Antara" cabang Bandung diserahkan kepada seorang perwira menengah. Ketika kl. tiga minggu kemudian, Teperda (yaitu lembaga yang bertugas memeriksa orang-orang yang disangka terlibat dengan Gestapu di tingkat Kodam) setelah melakukan interogasi yang inténsif berkesimpulan dan memutuskan bahwa keduanya tidak mempunyai indikasi terlibat Gestapu dan tidak pernah menerima Ketua dan Sékjén PWI Pusat, sehingga dibébaskan dari segala tuduhan, ternyata Dajat dan Ramadhan tidak dikembalikan kepada kedudukannya semula di kantor LKBN "Antara" cabang Bandung.

Pimpinan LKBN "Antara" Pusat pada waktu itu, Kolonél (kemudian Brigjén Anumerta) Noer Nasution, yakin akan kejujuran dan kebersihan Dajat Hardjakusumah dan Ramadhan K.H., tetapi usahanya untuk menempatkan kembali kedua orang itu di posisinya semula di LKBN "Antara" Cabang Bandung, tidak berhasil. Konon karena ada surat dari pemerintah daérah yang menyatakan bahwa kedua wartawan itu "tidak disukai oléh masyarakat Jawa Barat". Tak jelas lembaga yang mana yang dianggap mewakili suara "masyarakat Jawa Barat" oléh pihak yang menulis surat tersebut.

Untuk tidak menimbulkan ketegangan dengan penguasa di Jawa Barat, Kolonél Noer Nasution menawarkan kepada Dajat supaya mau ditempatkan sebagai pimpinan perwakilan "Antara" di New York. Tapi Dajat yang pernah belajar di RHS (Rechthogeschool=Fakultas Hukum) itu menolak karena ia berpendapat bahwa sebelum dia dipromosikan ke tempat lain, hendaknya persoalannya di Bandung dibikin jernih dahulu. Sebagai orang yang pernah difitnah tetapi tidak terbukti dan sudah dinyatakan bahwa ia tidak terlibat Gestapu sama sekali, maka ia harus diréhabilitasi dengan dikembalikan dahulu ke tempat semula walaupun hanya satu hari bahkan hanya satu jam sekali pun.

Tetapi dengan adanya penolakan dari pihak penguasa yang menyatakan bahwa Dajat "tidak disukai oléh masyarakat Jawa Barat", permintaan yang wajar dari Dajat itu tidak dapat dilaksanakan. Akhirnya Noer Nasution meminta Dajat dan Ramadhan untuk bekerja di redaksi "Antara" pusat saja. Karena itu Ramadhan pindah ke Jakarta, namun Dajat tetap mau tinggal di Bandung. Setiap Senin pagi dia berangkat ke Jakarta dan pulang ke Bandung pada hari Kamis atau Jum'at soré.

Dajat merasa diperlakukan tidak adil. Karena itu dia

mengajukan persoalannya ke Kejaksaan Tinggi Jawa Barat. Tapi konon pihak Kejaksaan ragu untuk membawa persoalan Dajat itu ke sidang pengadilan, karena di dalam perkara itu terlibat beberapa orang pejabat dan penguasa, baik sipil maupun militér, bukan hanya di Bandung, melainkan juga di Jakarta. Setelah léwat lebih dari dua tahun mengajukan perkara itu, Dajat tidak juga dipanggil untuk dimintai keterangan. Menurut Kepala Kejaksaan Tinggi yang dikenalnya dengan baik karena dahulu pernah kuliah bersama, perkara itu terpaksa di-dép, baru akan dibuka kalau terjadi perubahan politik yang mengembalikan persamaan hukum menjadi hak setiap warganegara. Sekarang Dajat malah mendapat panggilan Ilahi, sehingga kepada-Nya dia dapat langsung mengadukan perkara yang di dunia ini tidak mungkin diadili. Mudah-mudahan di hadirat-Nya dia akan mendapat keadilan daripada-Nya.

***

Betulkah Dajat tidak disukai oléh masyarakat Jawa Barat? Meréka yang menyaksikan betapa spontan dan meluapnya orang yang datang untuk menyatakan bélasungkawa dan mengantarkan jenazah Dajat ke peristirahatannya yang terakhir, akan melihat bukti yang tidak dapat dibantah betapa banyaknya orang yang merasa kehilangan pada waktu Dajat meninggal. Hal itu menunjukkan bahwa Dajat semasa hidupnya dekat dan disukai oléh masyarakatnya. Dari pegawai kecil sampai pejabat tinggi, para pedagang, para petani, para pengusaha, kaum inteléktual, guru, seniman, dan entah apa lagi, menunjukkan simpatinya kepada Dajat. Meréka mengenalnya sebagai wartawan yang senantiasa menyampaikan fakta dan kenyataan. Mungkin karena fakta-fakta dan kenyataan yang memancar dari berita-berita yang ditulisnya, dari sikapnya yang tidak diselimuti kepura-puraan, dari perkataannya yang selalu blak-blakan itu, maka ada pejabat dan birokrat, termasuk perwira, yang tersinggung dan karena itu tidak menyukai, bahkan membencinya. Siapa pula yang dapat melarang pejabat dan birokrat itu mengatasnamakan seluruh masyarakat kalau kepentingannya pribadi menjadi taruhan?

Sekarang ia tidak ada lagi. Telah menghadap ke hadirat Allah yang Maha Adil dan Bijaksana, yang senantiasa disembahnya setiap hari sesuai dengan syari'at Islam agama yang dipeluknya. Kepada Ketua Pengurus PWI Cabang Bandung yang menuduhnya terlibat Gestapu (yaitu Moh. Kendana) ia pernah menulis surat, "Akang tidak benci kepada Ayi dan tidak pula menaruh dendam. Setiap malam Akang salat tahajud, berdo'a mudah-mudahan Ayi berpaling kepada kebenaran. Akang mengajukan Ayi ke Kejaksaan, hanyalah untuk menegakkan *the rule of law* yang juga sering diucapkan dan ditulis oléh Ayi." (Ayi=Adinda).

Tak ayal lagi, Dajat yang selama lebih dari seperempat abad terus-terusan berada di Jawa Barat sebagai wartawan, adalah salah satu dari hanya sedikit orang yang mengetahui persoalan kehidupan masyarakat Jawa Barat dengan mendalam. Ia niscaya lebih tahu tentang situasi Jawa Barat daripada gubernur atau panglima yang mana pun juga, karena para pejabat terkena *tour of duty*—sedangkan Dajat meninggalkan Bandung hanyalah karena dipaksa oléh permainan kuasa para pejabat yang secara pribadi tidak menyukainya. Itu pun terbatas hanya pada pindah tempat kerjanya saja, karena meskipun dia bekerja di Jakarta, tapi tiap pekan dia pulang ke Bandung dan sebagai orang yang berhidung wartawan tulén, Dajat senantiasa memperoléh informasi paling aktual mengenai situasi di Jawa Barat, mungkin lebih dahulu dan lebih lengkap daripada pejabat fungsional yang berada di Bandung sendiri.

Bandung, 29 Séptémber 1968.

R. Satjadibrata, Penyusun Kamus Sunda Pertama

KETIKA S. Takdir Alisjahbana sedang berceramah dalam Pekan Buku Balai Pustaka di gedung Balai Pustaka jl. Dr. Wahidin, Jakarta, tanggal 26 Agustus 1969, seorang tua yang usianya sudah lanjut benar dengan langkah-langkah goyah dan tangan gemetar, maju ke depan memotong pembicaraan penceramah, meminta waktu untuk menyampaikan isi hatinya. S. Takdir Alisjahbana yang mengenal orang tua tersebut, memberikan kelapangan waktu. Dia turun dari mimbar dan orang tua yang sudah lanjut itu berdiri menggigil di depan mimbar kemudian ditolong naik mimbar. Ia meminta maaf karena telah memotong pembicaraan penceramah, tetapi tak bisa berbuat lain karena ia merasa takkan sanggup mengikuti ceramah itu sampai habis lantaran uzur.

Kemudian ia mengemukakan isi hatinya, yaitu pentingnya Balai Pustaka untuk penerbitan buku-buku bacaan. Kalau tidak dapat menjalankan fungsinya itu, dia menyarankan agar Balai Pustaka lebih baik ditutup saja. Dia juga menyinggung nasib cétak ulang *Kamus Basa Sunda* yang disusunnya dan sudah dirévisi oléh Prof. Dr. Hoeséin Djajadiningrat namun keburu meninggal sebelum pekerjaan itu selesai namun demikian kamus révisian itu tidak juga dicétak ulang.

Orang tua tersebut tidak lain R. Satjadibrata, pengarang kenamaan dalam bahasa Sunda, pernah lama menjadi redaktur Balai Pustaka sejak sebelum perang sampai pensiun, pernah menjadi redaktur majalah mingguan *Parahiangan* dalam bahasa Sunda, menulis dan menerbitkan lebih dari 25 judul buku, baik karya asli maupun terjemahan atau saduran, baik buku bahasan maupun buku bacaan berupa wawacan, bacaan kanak-kanak, dongéng-dongéng, dan orang Sunda pertama yang menyusun *Kamus Basa Sunda,* kemudian disusul oléh *Kamus Sunda-Indonésia*, *Kamus Indonésia-Sunda*, dan lain-lain.

Setelah menumpahkan segala isi hatinya, R. Satjadibrata turun dari mimbar dengan dipapah juga, terus meninggalkan ruangan. Beliau mémang tidak tahan lagi terus mendengarkan ceramah S. Takdir yang masih panjang. Beliau nampaknya langsung pulang ke rumahnya di Jatinegara. Niscaya dengan menggunakan kendaraan umum. Padahal beliau sudah seuzur itu.

Namun saya tidak mengira ternyata itulah kali terakhir saya bertemu (lebih tepat melihat) beliau. Ketika pada tanggal 9 Januari 1970 sebelum pulang ke Bandung saya mampir ke Kantor Redaksi Balai Pustaka, Rusman Sutiasumarga yang menjadi redaktur di situ, memberi tahu bahwa Ama Satja (begitu panggilan akrab R. Satjadibrata) sakit parah. Saya mengajaknya menéngok beliau sehabis sembahyang Jum'at, tapi Rusman tidak bisa karena harus mengajar di Taman Siswa. Maka kami membuat janji akan menéngok beliau kalau saya datang lagi ke Jakarta hari Selasa minggu berikutnya, tanggal 13 Januari 1970.

Tapi pada hari Selasa itu saya mendengar dari kawan yang mendengarnya dari berita RRI bahwa Ama Satja meninggal. Saya tertegun. Saya berjanji dengan Rusman akan menéngoknya hari itu, tapi rupanya el-maut tidak pernah menunggu. Saya tak habis-habis menyesali diri sendiri, mengapa tidak menéngoknya hari Jum'at saja, walaupun tidak bersama Rusman.

***

Sebutan "Ama Satja" dalam percakapan sehari-hari di kalangan para pengarang Sunda itu merupakan penghormatan yang diberikan oléh murid-muridnya dan generasi yang lahir lebih kemudian daripada beliau. Sebelum bekerja di Balai Pustaka, beliau menjadi guru, mula-mula di Sekolah Dasar (HIS) di berbagai tempat, kemudian di Sekolah Guru (Normaalschool) baik di Sérang, Banten, maupun di Purwakarta. Beberapa orang muridnya, kemudian menjadi pengarang terkenal karena sering memuatkan karyanya dalam majalah-majalah bahasa Sunda seperti *Parahiangan, Volksalmanak Soenda,* surat kabar *Sipatahoenan,* dan lain-lain serta juga menerbitkan buku-buku bahasa Sunda pada penerbit Balai Pustaka. Di antaranya, Nanie Sudarma (pengarang *Rasiah Geulang Rantay*), Kadir Tisna Sudjana yang kalau menulis menggunakan inisial KTS (pengarang *Wawacan Babad Majapait*), D. Suriasaputra (belakangan menggunakan nama samaran Pa Sursa), Patah Nataprawira (penyusun buku *Opat Bujangga Sunda*), Udung Martaperdana dan lain-lain. M.A. Salmun yang pernah menjadi muridnya di HIS Sérang, juga banyak diberinya kesempatan memuatkan karangan dalam majalah *Parahiangan* dan *Volksalmanak Soenda* yang diterbitkan juga oléh Balai Pustaka.

Ama Satja sendiri sampai akhir hayatnya masih terus juga menulis, meskipun hanya koméntar-koméntar péndék tentang keadaan masyarakat atau tentang bahasa yang Sunda yang digunakan oléh para pemuda yang dianggapnya menyalahi aturan bahasa Sunda seperti yang dengan teguh dipertahankannya.

Dalam tulisan-tulisan yang sering muncul dalam majalah-majalah berbahasa Sunda, atau dalam sk. *Sipatahoenan* yang setelah perang terbit kembali setelah dilarang Jepang pada tahun 1942, biasanya beliau mencantumkan inisialnya, yaitu S. di B. Umumnya pembaca tahu siapa yang menggunakan inisial itu. Sampai akhir tahun 1969 masih kelihatan dimuat tulisan beliau dengan inisial S. di B. baik berupa artikel maupun berupa surat pembaca dalam mingguan *Kalawarta Kudjang* yang terbit di Bandung, menyampaikan keluhan yang sebagai pensiunan merasa nasibnya tidak diperhatikan sama sekali oléh pemerintah misalnya.

Dari Rusman saya mendengar bahwa *Kamus Basa Sunda* cétakan ketiga yang dirévisi oléh Prof. Dr. Hoeséin Djajadiningrat sudah selesai disét, dan kali terakhir Rusman berkunjung ke rumah Ama Satja adalah untuk menyerahkan coba-cétak kamus tersebut untuk dikoréksi. Tapi setelah coba-cétak itu dikembalikan oléh Ama Satja setelah dikoréksi, perintah mencétaknya tidak juga kunjung turun.

Mémang minat Ama Satja terhadap penerbitan kamus sangat luar biasa. Tak jarang orang yang menganggap aksi-aksinya terhadap pimpinan Balai Pustaka supaya mencétak ulang *Kamus Basa Sunda* yang dia susun itu sangat berlebihan. Ama Satja pernah mengumpulkan tandatangan para pembaca berbagai majalah dan mingguan berbahasa Sunda yang kemudian diserahkan kepada Pimpinan Balai Pustaka sebagai bukti bahwa masyarakat membutuhkan *Kamus Basa Sunda* dan karena itu harus segera dicétak ulang oléh Balai Pustaka. Tapi sedemikian jauh, pimpinan Balai Pustaka bersikap acuh tidak acuh saja kepada desakan-desakannya itu.

Perhatian R. Satjadibrata terhadap kamus, sebenarnya baru dimulai pada jaman pendudukan Jepang. Dia menerbitkan *Kamus Sunda-Indonésia* tahun 1943 dan tiga tahun kemudian menerbitkan *Kamus Basa Sunda* (1946). Tahun 1949 terbit pula

Kamus Indonésia-Sunda. Di samping itu ia pun menerbitkan *Kamus Leutik Indonésia Sunda*.

Sebelumnya perhatian R. Satjadibrata terutama pada penulisan buku bacaan baik asli maupun terjemahan atau saduran. Karya aslinya mungkin tidak ada yang dapat dibanggakan, tetapi terjemahan-terjemahannya telah memperkaya khazanah sastera bahasa Sunda. Saya teringat misalnya akan terjemahan *Graaf de Monte Cristo* karya pujangga Perancis Alexandre Dumas (1928). Niscaya melalui bahasa Belanda, yang dia terjemahkan ke dalam bahasa Sunda secara unik karena dia tidak ragu-ragu memindahkan suasana cerita di Perancis ke dalam suasana budaya Sunda. Misalnya Mercedes yang merindukan Edmont, kekasihnya, bersenandung dengan lagu "Kapati-pati"—salah sebuah lagu Tembang Cianjuran yang biasa digunakan untuk mengutarakan suasana hati penuh rindu-dendam. Dengan demikian R. Satjadibrata berhasil menghidupkan cerita Perancis secara lebih mengesankan bagi para pembaca Sunda masa itu.

R. Satjadibrata sendiri terkenal sebagai ahli menembang Cianjuran. Ia tahu dengan baik menyanyikan puluhan kalau tidak ratusan macam lagu Tembang Cianjuran. Perlu diketahui bahwa tidak ada catatan lagu tembang Cianjuran seperti not balok atau semacamnya, sehingga semua lagu harus dihapalkan di luar kepala. Konon semasa mudanya beliau mémang bersuara emas. Jarang orang yang mempunyai suara semerdu itu dan dapat menyanyikan lagu demikian banyak seperti Ama Satja. Entah apakah menantu beliau, ahli musik Surya Brata (Bernard Ijzerdraat) sempat merekam semua lagu yang dapat dinyanyikan oléh mertuanya itu ataukah tidak.

Karena minatnya yang besar terhadap tembang itu pulalah agaknya yang menyebabkan beliau menyusun buku berjudul *Rasiah Tembang Sunda* (1930). Buku pertama dalam bahasa Sunda yang menelaah tentang tembang dan *dangding*, walaupun hanya dari segi bentuk sastera saja, tidak dari segi musiknya.

R. Satjadibrata banyak menulis dangding terutama berupa wawacan, antara lain *wawacan Sulanjana* dan *wawacan Sastra-Sastri*. Dia juga melanjutkan usaha R. Méméd Sastrahadiprawira (1897–1932) menyadur épos *Mahabharata* dari India berdasarkan terjemahan bahasa Belanda dalam bentuk wawacan yang terhenti karena Méméd keburu meninggal. Masing-masing menulis beberapa jilid yang diterbitkan judul demi judul berupa buku-buku kecil pada masa sebelum perang. Yang ditulis oléh R. Satjadibrata antaranya *Wawacan Mepek Balad, Wawacan Baratayuda* dan *Wawacan Pandawa Séda*. Pada masa sesudah perang, semuanya dikumpulkan menjadi satu jilid tebal dan "disarungsum" (dilengkapi) oléh M.A. Salmun (1902–1970) terbit dengan judul wawacan *Mahabarata* (1950). Merupakan salah satu wawacan tebal yang paling digemari dalam bahasa Sunda.

Karya utama Abdul Muis (1896–1959) yang berjudul *Salah Asuhan* diterjemahkannya ke dalam bahasa Sunda dengan indah menjadi *Salah Atikan* (1929). Di samping itu dia pun menterjemahkan secara bébas karya klasik Collodi, *Pinokio,* menjadi *Si Congcorang*. Bukunya yang lain ialah *Budak Timu* (Anak Dapat), *Tilu Dongéng Lenyepaneun* (Tiga Dongeng untuk direnungkan), *Silih Tipu* (Saling Tipu), *Carios Wedalan Hindu* (Cerita dari India), *Pandu Pinilih* (Pandu Pilihan), *Sakadang Peucang* (Sang Kancil), *Dongéng-dongéng Sasakala,* dan lain-lain. Kebanyakan merupakan saduran, walaupun tidak semua menyebut sumbernya—yang menjadi kebiasaan Balai Pustaka pada waktu itu.

***

Radén Satjadibrata lahir sebagai anak R.H. Muhammad Amin, penghulu besar Sumedang pada tanggal 31 Agustus 1886. Setelah menamatkan Sekolah Kelas II di Sumedang tahun 1899, pernah bekerja sebagai magang di kantor kabupatén dan kantor Asistén Residén. Dua tahun kemudian baru masuk ke Sekolah Guru HIK (yang pada waktu itu disebut sebagai Sekolah Raja) di Bandung. Tamat dari HIK ia berpindah-pindah bekerja sebagai guru Sekolah Kelas II, antaranya di Wanayasa, Palabuanratu, Ciomas, Tasikmalaya, dan kemudian menjadi Kepala HIS di Sérang. Lalu pindah menjadi guru di Sekolah Guru NS (Normaalschool) di Sérang juga. Sesudah itu dia pindah menjadi guru di NS Purwakarta tempat calon pengarang Moh. Ambri (1892–1936) juga mengajar.

Tahun 1928, atas permintaan sendiri ia pindah bekerja ke Balai Pustaka sebagai redaktur dan sejak itulah mulai karir kepengarangannya. Dia lama memimpin majalah mingguan basa Sunda *Parahiangan* yang diterbitkan oléh Balai Pustaka, di samping juga menjadi redaktur *Volksalmanak Soenda* dan buku-buku Sunda umumnya.

Demikian penting peranan majalah *Parahiangan* dalam perkembangan kesusasteraan Sunda, sehingga M.A. Salmun dalam bukunya, *Kandaga Kasusastran Sunda* (1959), menyebut tentang adanya angkatan "Jaman Parahiangan", ialah para pengarang yang memulai karir kepengarangannya dengan memuatkan karangan dalam majalah tersebut. Sedangkan R. Satjadibrata sendiri oléh Salmun dalam bukunya itu digolongkan ke dalam angkatan "Jaman Sepuh" (Jaman Tua) bersama dengan Daéng Kanduruan Ardiwinata (1866–1947), Moh. Ambri, dan Joehana (ps. Achmad Bassach).

Karena lama menjadi guru dan kemudian menjadi redaktur Sunda itulah mungkin maka R. Satjadibrata sangat hati-hati dalam mempergunakan bahasa Sunda. Bahasa Sunda beliau dianggap "bersih", artinya sesuai benar dengan segala aturan tatabahasa sehingga oléh M.A. Salmun disebut sebagai "bahasa guru". Sikapnya kepada pengarang yang kurang memperhatikan kebersihan bahasa dan tatabahasa sangat keras. Pada pertengahan tahun 1950-an, beliau menyebut sasterawan muda Wahyu Wibisana (l. 1935) dengan sebutan "Wahyu Rahwana", karena bahasa yang dipergunakan oléh Wahyu dianggapnya merusak kemurnian bahasa Sunda. Wibisana adalah adik Rahwana yang dalam épos *Ramayana* membélot menjadi pengikut Batara Rama karena menganggap tindakan abangnya Rahwana menculik Déwi Sinta itu salah. Karena bahasa yang digunakan oléh Wahyu dianggapnya merusak bahasa Sunda, maka Ama Satja menganggap tidaklah pantas dia bernama Wibisana tokoh yang tahu membédakan baik dan buruk, benar dan salah, melainkan pantas disebut sebagai Rahwana yang kerjanya hanya merusak alam semesta.

Tentu saja sikap Ama Satja yang keras itu menimbulkan réaksi di kalangan para pengarang yang muda-muda, karena menurut meréka bahasa Sunda tidaklah mati, melainkan hidup, berubah, bergerak sesuai dengan perkembangan jaman.

Namun betapapun R. Satjadibrata sangat keras hati, pantang menyerah, dan tidak mau mendengar alasan-alasan yang dikemukakan para pengarang muda. Dia tetap mempertahankan pendapatnya tentang kemurnian bahasa Sunda dengan gigih. Untuk itu bahkan meréka yang menjadi "lawan"nya pun niscaya akan merasa kehilangan dengan meninggalnya Ama Satja. Takkan ada lagi tulisan dengan inisial S. di B. muncul di sudut-sudut majalah yang mengeritik kalimat-kalimat bahasa Sunda yang dianggapnya merusak bahasa, tentang kamus bahasa Sunda yang tak juga dicétak ulang, tentang uang pensiun yang tidak cukup untuk hidup, tentang pemerintah yang menyia-nyiakan kawula negaranya yang sudah mengabdi sepanjang hidup untuk kepentingan masyarakat........

Innalillahi wainna ilaihi roji'un.

Moh. Ghozali Penjaga Musium

HARI SUDAH rembang petang. Terik kota Jakarta yang membakar sudah mulai sejuk. Angin pantai meniup silir dan sinar matahari sudah mulai kemérahan. Setelah bercakap-cakap kl. dua jam, saya meminta diri dari si sakit yang saya téngok. Moh. Ghozali, sékertaris Musium Pusat yang sudah berbulan-bulan terbaring di ranjang Rumah Sakit Asma dan paru-paru "Ancol" yang terletak di sebelah selatan rél keréta api Tanjungpriok—Jakarta Kota.

Setelah berbulan-bulan dirawat di rumah sakit itu, Ghozali nampak lebih séhat. Wajahnya kelihatan mérah kehitaman. Lain benar dengan sebelumnya: pucat-pasi tak berdarah. Meskipun tubuhnya masih tetap hanya terdiri dari tulang diselaputi kulit, namun pada waktu itu kelihatan lebih segar.

Selama bercakap-cakap, ia kelihatan gembira dan sedapat mungkin duduk terus, padahal saya menganjurkannya agar bercakap-cakap sambil berbaring saja. Dia lebih suka duduk karena merasa jauh lebih séhat.

Sebagaimana biasa, percakapan kami penuh dengan ketawa dan lelucon-lelucon yang menyakitkan kulit perut. Kadang-kadang ada juga kami bicarakan hal-hal yang sérius, tapi saya sendiri selalu membatasi diri hanya menyinggung masalah yang sekira menyenangkan hatinya saja. Misalnya saya sama sekali tidak menyinggung masalah pertikaian pahamnya dengan Moh. Amir Sutaarga mengenai status Lembaga Kebudayaan Indonésia. Lembaga Kebudayaan Indonésia adalah penjelmaan Bataviasche Genootschap van Kunsten en Wetenschappen. Sesudah Indonésia merdéka, lembaga itu dipimpin oléh Prof. Dr. Hoeséin Djajadiningrat yang sudah aktif di dalamnya sejak sebelum perang. Moh. Amir Sutaarga duduk sebagai sékertaris. Ketika Prof. Dr. Hoeséin Djajadiningrat mengundurkan diri, Moh. Amir Sutaarga menggantikannya sebagai diréktur. Sedangkan yang menjadi sékertaris adalah Ghozali yang sejak lama bekerja juga di lembaga itu. Karena menghadapi kesulitan keuangan, Moh. Amir Sutaarga hendak membubarkan lembaga itu dan menyerahkan musium sebagai salah satu kekayaannya kepada pemerintah. Ghozali tidak menyetujui gagasan itu. Tetapi Moh. Amir Sutaarga memaksakan kehendaknya, sehingga di antara keduanya timbul ketegangan yang cukup hébat. Setelah Ghozali berbulan-bulan dirawat di rumah sakit, Amir belum juga sempat menjenguknya. (Baru setelah sepulang menjenguk Ghozali saya menulis surat yang mengingatkan Amir akan anjuran Rasulullah agar menéngok saudaranya yang sakit, Amir memerlukan menjenguknya).

Ghozali pandai sekali menceritakan hal-hal kecil sehari-hari yang dialaminya selama di rumah sakit secara humoristis. Ia mémang pada dasarnya periang.

***

Saya pertama kali berkenalan dengan Ghozali sekitar tahun 1954 di lingkungan Taman Siswa di jalan Garuda 25, Jakarta, terutama sebagai pelawak. Dia sering tampil di atas pentas dalam kesempatan perayaan sekolah untuk melawak. Dan dalam hal itu ia mémang pandai. Kalau kami pada waktu beristirahat atau setelah habis waktu belajar duduk-duduk di depan bangunan Taman Siswa di jalan Garuda 25, niscaya Ghozalilah yang menjadi pengocok perut kami. Ada-ada saja yang diceritakannya yang membikin orang-orang yang mendengarnya terpingkal-pingkal. Bahkan Misbach Jusa Biran yang réputasinya dalam bercerita dengan gaya Betawi sangat baik, pada saat itu kalah jauh oléh Ghozali kalau bercerita. Kalau ada Ghozali, Misbach juga merasa lebih baik diam, atau hanya berlaku sebagai peran pembantu.

Dalam hubungan pekerjaannya di Musium Pusat, Ghozali pernah meninjau musium-musium di berbagai negara Éropah dan menghadiri séminar mengenai permusiuman yang diselenggarakan oléh UNESCO di Tokyo. Mémang sejak ia bekerja di musium, terutama karena terpengaruh oléh wibawa Prof. Dr. Hoeséin Djajadiningrat, Ghozali seakan menyerahkan hidupnya untuk kepentingan musium. Ia seorang yang mencintai dan bersedia berkurban untuk profésinya—lapangan yang masih jarang dimasuki orang Indonésia. Dan karena keiklasannya itu ia pun dicintai oléh kawan-kawan sekerjanya—termasuk oléh bawahannya.

Tahun 1961 dia mulai sakit. Paru-parunya bolong. Tapi lebih parah dari itu adalah karena ternyata penyakit asma juga menyerangnya. Dua penyakit itu sulit untuk diobati. Paru-paru membutuhkan istirahat di tempat sejuk dengan hawa pegunungan. Tapi kalau ia pergi ke pegunungan, asmanya kumat. Asma memerlukan udara pesisir dengan angin laut yang meniup sepoi, tetapi kalau dia berada di tempat seperti itu, penyakit paru-parunya menghébat. Berkali-kali dia keluar masuk rumah sakit. Tapi tak pernah sembuh betul-betul. Mungkin hal itu disebabkan karena mémang tidak pernah diobati secara sungguh-sungguh. Maklumlah sebagai pegawai negeri ia terikat oléh berbagai peraturan yang ada, sehingga tak dapat memilih rumah sakit atau dokter yang sebaik-baiknya.

Kawan-kawannya terutama dalam lingkungan kerja di Musium Pusat yang tergabung dalam IKAM (Ikatan Karyawan Musium) mencoba mengatasi hal itu dengan beramai-ramai turut menyumbang sekedarnya untuk biaya pengobatan Ghozali yang meréka cintai. Ya, tapi berapalah! Keadaan meréka sendiri bukan tak memerlukan pertolongan.

Dengan tubuh yang terus-terusan mengidap sakit, Ghozali masih juga menaruh perhatian untuk membantu kelangsungan dan kelancaran pekerjaan di Musium Pusat. Ialah yang mempunyai inisiatif untuk menyelenggarakan penerbitan-penerbitan karya ilmiah secara darurat dalam bentuk seténsilan, baik berupa "majalah" *Manusia Indonésia* maupun berupa séri monografi, sehingga memberikan dorongan bagi para sarjana atau bakal sarjana Indonésia yang banyak berhubungan dengan musium agar tidak putus harapan menanti média untuk mengumumkan karya-karya atau hasil penelitian ilmiahnya. Pada waktu itu tak ada majalah ilmiah yang terbit di Indonésia. Keadaan ékonomi negara tidak memungkinkan penerbitan demikian. Dan ternyata usaha Ghozali itu mendapat minat dan penghargaan yang layak, bukan saja diperhatikan oléh para peminat di Indonésia, melainkan juga dari luar negeri. Meskipun oplahnya sangat terbatas, ternyata penerbitan-penerbitan seténsilan itu, dengan kecermatan Ghozali terutama, dapat memberikan honorarium yang lumayan buat para penulisnya: sampai Rp. 2.000 untuk satu karangan, padahal honor waktu itu buat tulisan dalam surat kabar dan majalah terkemuka seperti sk. *Kompas, Sinar Harapan*, dll. hanya sekitar Rp. 1.000 untuk sebuah karangan.

Yang menjadi pusat perhatian Ghozali mémang bukan hal-hal yang spéktakulér, sehingga tidak begitu kelihatan oléh umum. Tapi jelas, segalanya itu dilakukan dengan penuh kecintaan dan penuh pengertian. Perencana-perencana spéktakulér cukup banyak di negeri kita. Tapi pekerja ulet dan penuh dédikasi yang bekerja dengan diam-diam seperti Ghozali jarang sekali kita miliki.

Ghozali sendiri banyak menulis. Ia baru saja selesai menulis karangan tentang numismatika—lapangan ilmu yang jarang peminatnya di Indonésia. Karangan-karangannya banyak yang disetensil; dan kemudian dijual buat para pengunjung Musium Pusat atau buat para peminat kebudayaan Indonésia di luar negeri. Di samping itu banyak pula karangan-karangannya yang dimuat dalam majalah-majalah. Waktu masih memimpin *Madjalah Sunda* saya banyak menerima sumbangan karangan daripadanya. Ghozali pandai menulis dalam bahasa Sunda, karena dia kelahiran Cianjur.

Kepada majalah *Budaja Djaja* pun ia menyumbangkan tulisan, yaitu tentang kota Jakarta ("Kota Mutiara di Timur Jauh", th. I no.13, Juni 1969, hal. 322–326) dan tentang Prof. Dr. Hoesein Djajadiningrat ("Mengenang Almarhum Prof. Dr. Hoesein Djajadiningrat", th. II no.19, Désémber 1969, hal. 709–712).

Ghozali pengamat dan pencinta kota Jakarta. Meskipun dia dilahirkan di Cianjur, namun sebagian besar hidupnya dihabiskannya di Jakarta. Ia menaruh minat besar dan banyak pengetahuannya tentang sejarah serta adat-istiadat Jakarta atau kebudayaan Betawi. Menjelang ulang tahun Jakarta yang ke-443, saya memintanya agar membuat rencana buku tentang Jakarta. Maksud saya dari ranjang sakitnya dia bisa membuat garis besar isi buku tersebut, sedangkan yang menulisnya dapat meminta kawan-kawan yang dikenalnya dengan baik dan diketahuinya mempunyai keahlian tentang bidang-bidang tertentu. Dia sudah menyetujui permintaan saya itu. Keadaan kesehatannya pada bulan April berangsur baik. Menurut dokter, pada bulan Juni dapatlah dia pulang dahulu—setelah lebih dari delapan bulan dirawat di rumah sakit itu. Tapi pada awal Méi tiba-tiba keadaannya memburuk. Konon karena sebelumnya terlalu banyak mengeluarkan tenaga waktu turut menolong tetangganya sesama pasién yang mengalami pendarahan. Padahal ketika itu dia sudah bersiap-siap akan "cuti" dari rumah sakit untuk menghadiri sunatan anak lelaki satu-satunya, Iwan (anaknya yang lain, adik Iwan, perempuan). Karena sakitnya parah, maka dia tidak dapat menghadiri khitanan itu. Dan dua minggu kemudian dia minta pulang dari rumah sakit. Maka raga yang sudah lemah karena bertahun-tahun lamanya mengidap sakit itu dibawa pulang ke tempat tinggalnya di bagian belakang bangunan Musium Pusat. Setelah semalam di rumah, hari Ahad tanggal 24 Méi 1970, Ghozali pun dipanggil Allah SWT menghadap ke hadirat-Nya.

Allah memanggil Ghozali sebelum ia sempat melaksanakan menyusun rencana penulisan buku tentang Jakarta yang dicintainya. Mudah-mudahan Allah menerima amal soléh serta iman Islamnya dan memberikan rahmat akhirat kepada hamba-Nya bernama Ghozali yang selama hayatnya di dunia fana ini senantiasa dirundung kepahitan dan kesulitan, namun senantiasa tetap optimis penuh tawa. Amin, amin ya Robbal'alamin.

Bandung, 27 Méi 1970.

M. A. Salmun, Pengarang Sunda

SEPANJANG YANG saya ingat, buku M.A. Salmun yang pertama kali saya baca adalah *Goda Rancana* (1942) cétakan kedua. Waktu itu baru dicétak ulang oléh Balai Pustaka (1950). Kemudian baru saya baca bukunya yang lain yang berupa wawacan, ialah *Mahabarata* yang juga merupakan cétak ulang. Pada masa sebelum perang, berdasarkan vérsi bahasa Belanda dari cerita India, *Mahabharata* diterbitkan sepenggal-sepenggal dalam bentuk wawacan, ialah puisi tradisional berbentuk *pupuh* dikerjakan mula-mula oléh R. Méméd Sastrahadiprawira, kemudian karena R. Méméd meninggal pada waktu masih muda benar (1932), pekerjaan itu dilanjutkan oléh R. Satjadibrata. Pada masa sesudah perang penggalan-penggalan itu dikumpulkan menjadi satu jilid tebal oléh M.A. Salmun yang sempat juga menambah di sana-sini dalam bentuk pupuh juga, sehingga wawacan itu menjadi kian tebal juga.

Sesudah itu saya baca buku-bukunya yang lain, baik berbentuk wawacan maupun berbentuk cerita "lancaran" (prosa), juga yang merupakan bahasan seperti *Padalangan di*

Pasundan (1948) dan *Kandaga Kasusastran Sunda* (1959). Yang berbentuk wawacan banyak yang terbit sebelum perang, tetapi sesudah perang juga Salmun banyak menulis wawacan dan guguritan yang dimuat dalam berbagai majalah. Dia pengarang yang sangat produktif sekali menulis berbagai bentuk karangan, baik prosa maupun puisi. Tidak hanya dalam bahasa Sunda, dia pun menulis juga dalam bahasa Indonésia. Buku-bukunya dalam bentuk wawacan al. *Ciung Wanara* (1939), *Mundinglaya* (1940), *Ékalaya Palastra* (1940), *Asmaradahana* (1942), dll. Dan yang berbentuk prosa selain *Goda Rancana* adalah *Gogoda ka Nu Ngarora* (1951), *Budah Cikapundung* (1965), *Angeun Haseum* (1965), *Néangan Bapa* (1966), *Villa Batinyeri* (1966), *Nyonya Kawasa* (1966), dll. Yang berupa gending karesmén (semacam opera) al. *Kelenting Kuning* (1933), *Lénggang Kancana* (1935, yang diterjemahkan oléh Armijn Pané ke dalam bahasa Indonésia), *Arya Jalak Harupat* (berdasarkan riwayat Otto Iskandardinata), dll. Dalam bahasa Indonésia dia menulis roman *Masa Bergolak* (1968). Dia juga menulis buku tentang sastera Sunda berjudul *Kandaga Kasusastran Sunda* dan merévisi bungarampai untuk bacaan sekolah yang pernah terbit, al. *Sisindiran* (1950) dari *Wawangsalan jeung Sisindiran* susunan Mas Adinata dan R. E. Bratakusumah, *Pancawarna* susunan R.I. Adiwidjaja dll.

Salmun mémang sangat produktif. Kecuali yang berbentuk buku, banyak lagi buah tangannya yang bertebaran dalam majalah-majalah yang belum sempat dibukukan, baik berupa cerita péndék, lelucon, guguritan, gending karesmén, bahasan, dll. Karangannya mulai muncul pada tahun 1920-an antara lain dimuat dalam mingguan *Parahiangan, Volksalmanak Soenda*, sk. *Sipatahoenan,* dll. Sejak itu sampai saat-saat akhir hayatnya dia tidak pernah berhenti berkarya.

Pada masa sesudah perang Salmun tercatat ikut mendirikan beberapa majalah bahasa Sunda, antara lain majalah *Tjandra* (1954) dan *Manglé* (1957) di Bogor, dan majalah *Sari* (1963) di

Bandung. Tetapi biasanya dia tidak terus duduk di situ. Entah karena apa, selalu berakhir dengan dia mengundurkan diri dari majalah yang ikut didirikannya itu. Dari ketiga majalah itu, yang sampai sekarang masih bertahan terbit hanyalah *Manglé*. Pada waktu baru terbit, bulanan, kemudian menjadi tengah bulanan. Sejak tahun 1970-an *Manglé* terbit setiap minggu. Meskipun pertama terbit di Bogor, tetapi sejak 1960-an *Manglé* pindah ke Bandung.

Sampai menjelang akhir hayatnya, meskipun lama mengidap sakit, M.A. Salmun terus menulis. Sungguh tidak banyak manusia Indonésia yang tetap menulis sampai usia lanjut, termasuk orang Sunda. Kawan-kawannya seangkatan yang oléhnya sendiri disebut angkatan "Jaman Parahiangan" (karena umumnya mulai menulis dalam mingguan *Parahiangan* terbitan Balai Pustaka 1929–1942) seperti Pa Sursa (Suria Saputra), Nanie Sudarma, Patah Nataprawira, KTS (Kadir Tisna Sudjana), Moh. A. Affandie, dan lain-lain, kebanyakan sudah mendahului dipanggil oléh Allah SWT. Kalau pun masih hidup, sudah lama tidak kelihatan tulisannya lagi. Dan kalaupun kadang-kadang masih ada yang menulis, jauh kalah produktif oléh Salmun.

***

M. A. Salmun yang lengkapnya bernama Mas Atjé Salmun Raksadikaria dilahirkan tanggal 23 April 1903 di Rangkasbitung (Banten). Setelah tamat HIS, ia bekerja di Kantor Pos sampai tahun 1937. Dia banyak mengirimkan karangannya ke *Volksalmanak Soenda* dan majalah *Parahiangan* terbitan Balai Pustaka—dan dimuat—sehingga tahun 1938 dia ditarik untuk menjadi anggota Sidang Pengarang bahasa Sunda Balai Pustaka. Dia berhenti dari Kantor Pos. Dan sebagai anggota Sidang Pengarang Balai Pustaka, dia banyak menulis dan menerbitkan buku, terutama berbentuk wawacan yang merupakan saduran dari cerita-cerita lama seperti carita pantun Sunda (*Ciung Wanara* dan *Mundinglaya*) dan cerita sempalan dari *Mahabarata* (*Ékalaya Palastra* dan *Asmaradahana*). Pada masa pendudukan Jepang Salmun berhenti dari Balai Pustaka. Pada masa Révolusi dia bekerja di kalangan pamong praja di Sérang dan Rangkasbitung. Tapi tahun 1948 dia kembali bekerja di bagian Sidang Pengarang Sunda Balai Pustaka. Di samping itu dia mengajar bahasa dan sastera Sunda di berbagai sekolah menengah di Bogor. Tahun 1951–1958 diangkat sebagai dosén luar biasa bahasa dan sastera Sunda di Fakultas Sastera dan Filsafat UI. Dia pindah bekerja ke Kementerian Sosial sampai pensiun (1959). Dia juga pernah menjadi anggota Pengurus Badan Musawarat Kebudayaan Nasional (1951–1954).

Bukunya yang pertama berjudul *Moro Julang Ngaleupaskeun Peusing* (1923). Hal itu membuktikan bahwa sejak masih bekerja di Kantor Pos dia sudah aktif menulis. Dimuat dalam berbagai penerbitan bahasa Sunda baik di Jakarta, Bandung, dan tempat lainnya seperti majalah *Sekar Roekoen*, sk. *Sipatahoenan, Volksalmanak Soenda*, dll. Tahun 1929 Balai Pustaka menerbitkan mingguan *Parahiangan* dalam bahasa Sunda mendampingi *Pandji Poestaka* (bahasa Melayu) dan *Kedjawén* (bahasa Jawa) dengan redaktur R. Satjadibrata. Majalah *Parahiangan* banyak memberi kesempatan untuk munculnya para pemuda dalam dunia karang-mengarang bahasa Sunda, terutama meréka yang (pernah) belajar di NS (Normaalschool), yaitu sekolah guru untuk Sekolah Angka Dua. Di Jawa Barat ada tiga NS, yaitu di Serang, Garut, dan Purwakarta, walaupun dibukanya tidak pada tahun-tahun yang bersamaan. R. Satjadibrata sendiri pernah mengajar di NS Sérang dan Purwakarta. Begitu juga pengarang Sunda terkemuka yang lain, Moh. Ambri, pernah mengajar di NS Purwakarta. Setelah menjadi guru, para lulusan NS itu bukan saja menjadi pembaca buku dan bacaan bahasa Sunda yang setia, melainkan juga banyak yang aktif menulis dalam bahasa

Sunda seperti KTS (Kadir Tisna Sudjana), Suria Saputra, Patah Nataprawira, Ki Umbara (H. Ranusulaksana), dan lain-lain.

Ketika membuat périodisasi sejarah sastera Sunda dalam bukunya, *Kandaga Kasusastran Sunda,* M.A. Salmun menganggap majalah *Parahiangan* itu penting sekali, sehingga dia menamakan adanya angkatan "Jaman Parahiangan" yang terdiri dari para pengarang yang mulai muncul atau karangannya banyak muncul dalam majalah tersebut atau dalam majalah lain yang sejaman dengan majalah *Parahiangan* seperti dia sendiri, antaranya Engkawidjaja, R.H. Siti Chadidjah Machtoem, Samsudi, Margasoelaksana, D. Martaperdana, Nanie Sudarma, Moh. A. Affandie, KTS (Kadir Tisna Sudjana), dll. Peranan para pengarang angkatan "Jaman Parahiangan" disejajarkannya dengan para pengarang angkatan "Jaman Baheula", "Jaman Sepuh", dan "Jaman Sesudah Perang" yaitu sesudah "Jaman Hindu", "Jaman Galuh", "Jaman Pajajaran", "Jaman Islam dan Mataram", dll. Angkatan pengarang yang mendahului "Jaman Parahiangan" disebutnya sebagai "Jaman Sepuh". Ke dalam para pengarang angkatan "Jaman Sepuh" ini antaranya dia memasukkan D.K. Ardiwinata, R. Ardiwinata, R. Ganda Adi Negara, R. Emoeng Poerawinata, M. Kd. Mangoendikaria, R. Soeriadiredja, Joehana (nama samaran Achmad Bassach), R. Machjar Angga Koesoemadinata, R. Méméd Sastrahadiprawira, Moh. Ambri, R. Satjadibrata, dll. Ke dalam pengarang-pengarang angkatan "Jaman Sabada Perang" (Sesudah Perang) dimasukkannya R. Ading Affandie (RAF), Utuy T. Sontani, Wahyu Wibisana, Muchlis (Muchammad Ismail), R. Sadeli Suriagandaatmadja, Suwarsih Djojopuspito, Rusman Sutiasumarga, Ayatrohaédi, dan Ami Raksanagara.[1]

***

1 Mengenai hal ini, lihat "Périodisasi Sejarah Sastra Sunda" dimuat dalam buku saya, *Ngalanglang Kasusastran Sunda* (Jakarta, Pustaka Jaya, 1983, h. 10–31).

Saya tidak ingat lagi di mana dan kapan bertemu pertama kali dengan M.A. Salmun. Ada kemungkinan di kantor BMKN (Badan Musawarat Kebudayaan Nasional) yang ketika itu masih bertempat di tingkat kedua bangunan di jalan Nusantara 28, Jakarta, sekitar tahun 1953. Saya dengan kawan-kawan pengarang atau pelukis muda seperti S.M. Ardan, Nashar, A. Wakidjan sering berkunjung ke situ untuk menemui redaktur majalah kebudayaan *Indonésia* yang diterbitkan oléh BMKN atau mau menemui kawan-kawan seniman yang sering berkumpul di situ. Sering kalau saya berkunjung ke sana sedang ada rapat pengurus BMKN. Salmun menjadi anggota pengurus BMKN yang mungkin dipilih pada Kongrés Kebudayaan di Bandung tahun 1951. Tapi ada juga kemungkinan saya pertama kali berkenalan dengan Salmun di kantor redaksi Balai Pustaka, karena saya pun sering berkunjung ke sana untuk bertemu dengan Achdiat K. Mihardja, M. Taslim Ali, Utuy T. Sontani, Anas Ma'ruf, atau Rusman Sutiasumarga. Salmun juga (yang ketika itu sudah bekerja di Kementerian Sosial), sering berkunjung ke Balai Pustaka. Kemudian kami sering bertemu dalam pertemuan-pertemuan resmi atau pun tidak resmi mengenai bahasa dan sastera Sunda. Meskipun rumahnya di Bogor, tetapi Salmun bekerja di Jakarta, sehingga waktunya banyak juga yang dihabiskan di Jakarta.

Dalam Simposion Sastera Sunda yang diselenggarakan di Balai Budaya, bulan April 1955 atas pokal dan usaha RAF (Rahmatullah Ading Affandie), Salmun diminta memberikan prasaran tentang perkembangan sastera Sunda. Prasaran yang berjudul "Mekarna Kasusastran Sunda" (Berkembangnya Sastera Sunda) itu kemudian dijadikan bab terakhir bukunya, *Kandaga Kasusastran Sunda*. Yang menjadi pembahas prasaran itu adalah Achdiat K. Mihardja. Dalam prasarannya Salmun mengemukakan pendapat yang muram tentang sastera Sunda sesudah perang, karena itu dia pun memberikan gambaran tentang masa depan sastera Sunda yang "ngalanglayung" (lesu lemah karena sakit). Alasannya antara lain ialah karena pada masa sesudah perang sastera Sunda tidak ada (tidak banyak) yang terbit berbentuk buku, berlainan dengan pada masa sebelum perang, ketika para penerbit jumlahnya banyak sekali dan semuanya aktif berlomba menerbitkan buku basa Sunda. Untuk meyakinkan hadirin dia menyebut nama-nama penerbit itu bahkan lengkap dengan alamatnya juga.

Sebaliknya Achdiat K. Mihardja menunjukkan cahaya fajar yang gemilang menyongsong masa depan kehidupan sastera Sunda. Pendapat Achdiat itu didukung oléh para sasterawan muda seperti RAF, Boejoeng Saléh, Éddi Tamiddi, Priatna Affiatin, dan lain-lain. Sebagai anak muda, walaupun saya belum menulis apa pun dalam bahasa Sunda, dan tidak pula ikut bicara dalam simposion itu, saya berpihak kepada Achdiat. Ketika beberapa tahun kemudian saya mulai aktif menulis tentang dan dalam bahasa Sunda, saya sering terlibat dalam berbagai polémik dengan Salmun, baik polémik terbuka maupun polémik terselubung. Yang saya maksud dengan polémik terselubung itu ialah karena Salmun sering menggunakan nama samaran atau tidak menuliskan namanya sama sekali. Tapi tentu saja saya dengan mudah mengenalinya karena sudah tahu akan gaya tulisan dan alam pikirannya. Polémik itu terjadi terutama mengenai soal-soal sastera atau mengenai perkembangan sastera Sunda, terutama dimuat dalam sk. *Sipatahoenan* yang pada sekitar tahun 1960 merupakan satu-satunya média bahasa Sunda yang masih terbit. Adanya polémik itu menyebabkan timbulnya pendapat di antara beberapa orang kawan bahwa Salmun dan saya bermusuhan. Padahal kalau sekali-sekali bertemu kami berdua selalu berbicara dengan asyik, kadang-kadang diselingi oléh tawa terbahak. Salmun sendiri selalu menghindarkan diri untuk membicarakan masalah yang membuat kami berbéda pendapat.

Pada akhir tahun 1959, penerbit Ganaco menyelenggarakan pertemuan para pengarang dan para ahli bahasa dan sastera Sunda untuk membicarakan buku bacaan kanak-kanak dalam bahasa Sunda. Yang diundang hampir semua pengarang, baik yang sudah berusia lanjut mau pun yang masih muda. Salmun menjadi salah seorang pembicara. Saya juga diminta memberikan prasaran sebagai wakil dari kalangan muda. Yang saya ingat yang datang menghadiri pertemuan itu antara lain Samsudi, R. Satjadibrata, M.A. Salmun, R.H. Chadidjah Machtoem, Kadir Tisna Sudjana, RAF, Rusman Sutiasumarga, Buldan Djajawiguna, Momon Wirakusumah, Ki Umbara, Muh. A. Affandie, dan banyak lagi. Dalam prasarannya Salmun mengemukakan pendapatnya tentang angkatan-angkatan dalam perkembangan sastera Sunda dan memberikan ciri-ciri yang membédakannya. Waktu membicarakan para sasterawan Angkatan "Jaman Sepuh" dia sebut antaranya R. Satjadibrata, dan sebagai cirinya dia katakan bahwa bahasa yang digunakan oléh Angkatan "Jaman Sepuh" itu bersifat menggurui, karena kebanyakan meréka adalah guru atau pernah menjadi guru. Pada waktu berdiskusi, R. Satjadibrata mengemukakan pertanyaan tentang apa yang dimaksud oléh Salmun dengan bahasa guru atau bahasa yang menggurui itu. "Apakah bahasa guru itu lebih buruk daripada bahasa Kantor Pos?" tanyanya.

Mendengar pertanyaan itu orang tertawa, karena meréka maklum bahwa sejak lama antara Salmun dengan Satjadibrata terdapat ketegangan terselimut, konon karena yang diangkat sebagai dosén luar biasa bahasa Sunda di FSUI adalah Salmun, padahal R. Satjadibrata merasa beliaulah yang lebih layak, karena beliaulah yang menjadi redaktur *Parahiangan* yang memberi kesempatan kepada Salmun untuk maju. Konon resénsi anonim yang dimuat dalam majalah *Warga* dan yang isinya mengeritik bahasa Sunda yang digunakan Salmun dalam romannya *Gogoda ka nu Ngarora* (1951) itu sebenarnya adalah tulisan R. Satjadibrata. Salmun ditarik dari Kantor Pos dan diangkat menjadi redaktur bahasa Sunda di Balai Pustaka pada masa sebelum perang adalah atas prakarsa R. Satjadibrata.

***

Sejak akhir 1950-an, saya jarang bertemu dengan Salmun, karena saya tidak lagi tinggal di Jakarta. Kami hanya bertemu secara kebetulan dalam acara-acara yang bertalian dengan kegiatan bahasa dan sastera Sunda yang kian lama kian jarang diselenggarakan. Kongrés LBSS terakhir diselenggarakan tahun 1961. Ketika dia bersama R. Ondo Kartadinata menerbitkan majalah *Sari* di Bandung kadang-kadang saya menemuinya di kantor majalah tersebut. Tapi kian lama Salmun kian jarang datang ke Bandung sehubungan dengan kesèhatannya yang kian mundur, terutama matanya sudah payah digunakan.

Pada tahun 1971, sebagai anggota DKJ (Déwan Kesenian Jakarta) saya mengusulkan agar Salmun diminta berceramah di TIM tentang sastera Sunda. Usul itu diterima. Anggota DKJ Ali Audah yang tinggal di Bogor diminta agar menyampaikan permintaan berceramah itu kepada Salmun. Salmun sendiri bersedia memenuhi permintaan itu tetapi waktunya entah kenapa tertunda-tunda saja. Bulan Januari 1972, saya mengajak Sékertaris DKJ Ramadhan K.H. agar bersama-sama pergi mengunjungi Salmun di rumahnya di Bogor untuk memastikan waktu ceramah tersebut, dia setuju dan kami berjanji akan pergi ke Bogor pada tanggal 12 Fébruari 1972. Tapi pada tangal 10 Fébruari kami mendapat kabar bahwa M.A. Salmun sudah dipanggil oléh Allah SWT menghadap ke hadirat-Nya.

Inna lillahi wainna ilaihi roji'un.

Pak Amin Singgih yang Unik

DENGAN MENINGGALNYA Pak Amin Singgih, kita kehilangan penuntun berbahasa Indonésia yang baik. Ya, Pak Amin Singgih almarhum adalah lebih daripada hanya seorang ahli saja. Keahliannya barangkali dapat digantikan oléh yang lain-lain—yang sekarang sudah menduduki jabatan yang lebih menentukan arah perkembangan bahasa Indonésia daripada Pak Amin sendiri. Tapi Pak Amin dihormati sebagai ahli bahasa Indonésia bukanlah semata-mata karena jabatannya yang menentukan arah perkembangan bahasa Indonésia, melainkan karena wibawa yang dibinanya dengan usaha yang tak kenal jemu dan tak kenal lelah.

Orang mudah saja akan mengatakan bahwa wibawa Pak Amin Singgih sebagai ahli bahasa Indonésia itu disebabkan karena beliau mendapat tempat secara tetap saban minggu dalam siaran TVRI. Tapi anggapan semacam itu dapat dengan mudah dinafikan. Karena kita pun mengenal beberapa orang ahli atau calon ahli bahasa Indonésia yang mendapat kesempatan muncul di layar TVRI seperti Pak Amin Singgih, namun terbukti kesempatan itu tidak menyebabkan dia berwibawa.

Menurut hémat saya wibawa Pak Amin itu disebabkan oléh karena setidak-tidaknya dua hal:

1. Keahlian beliau mengenai bahasa Indonésia terutama karena selama hidupnya beliau selalu mengikuti dan turut serta memperkembangkan bahasa Indonésia. Sebagai orang tua yang kaya pengalaman, pengetahuan bahasa beliau bukanlah hasil penelitian di belakang méja, melainkan hasil pengamatan beliau terhadap kehidupan bahasa Indonésia seperti yang dihayati dan dipergunakan oléh masyarakat luas. Itulah sebabnya keterangan-keterangan yang beliau sampaikan ketika menjawab pertanyaan-pertanyaan tentang bahasa Indonésia di layar TVRI menarik masyarakat luas, terutama para pemakai bahasa yang ingin memperbaiki kemampuannya berbahasa—yang biasanya oléh para ahli yang lain dianggap tak punya hak untuk turut berbicara mengenai bahasa Indonésia. Dengan kata lain Pak Amin Singgih benar-benar menghayati dan menunjukkan keterbukaannya sebagai ahli bahasa untuk menerima kenyataan bahwa bahasa Indonésia itu bukan milik sekelompok ahli bahasa saja, melainkan milik seluruh bangsa Indonésia sebagai pemakai bahasa, sehingga dengan demikian yang menentukan perkembangan bahasa itu seyogyanya bukanlah sekelompok ahli bahasa saja, sebagai ahli meréka pun harus mendengarkan juga suara dan pendapat para pemakai bahasa.
2. Kenyataan bahwa Pak Amin Singgih orang Jawa menyebabkan tambahnya wibawa beliau yang dalam melancarkan kritik-kritiknya terhadap kekeliruan yang menjurus kepada penjawaan bahasa Indonésia. Kalau Pak Amin orang Sumatera, maka sikapnya yang keras dalam menolak penjawaan bahasa Indonésia yang berlebihan akan diterima dengan resérve. Orang akan mudah memberikan koméntar, "Tentu saja dia menolak pengaruh bahasa Jawa, ke dalam bahasa Indonésia, habis dia orang Sumantera sih!"

Dalam hal yang kedua itulah uniknya Pak Amin Singgih. Beliau orang Jawa (lahir di Pati, Jawa Tengah), namun dalam memandang bahasa Indonésia, Pak Amin mempertahankan sifat-sifatnya yang khas. Bukan Pak Amin menolak masuknya kata-kata Jawa ke dalam perbendaharaan bahasa Indonésia, bukan pula beliau menolak masuknya pengaruh Jawa ke dalam struktur bahasa Indonésia, tetapi dari jawaban-jawaban yang dilontarkannya melalui TVRI kita bisa tahu bahwa pengaruh itu hendaknya mempunyai batas-batas tertentu. Pak Amin nampaknya menolak bahasa Indonésia yang kata-katanya saja Indonésia tetapi struktur kalimatnya tidak. Sikap seperti itu juga sama keras ditunjukkannya terhadap meréka yang berbahasa Belanda atau Inggris dengan kata-kata Indonésia.

Tapi juga dalam mempergunakan kata-kata asing Pak Amin tak lelah-lelahnya menganjurkan agar untuk kata yang dapat dicari padanannya dalam bahasa Indonésia hendaknya diambil kata Indonésianya saja. Penggunaan kata-kata Inggris yang berlebihan yang sekarang menjadi mode, bukan hanya di Jakarta, mendapat kritik keras dari Pak Amin Singgih: Apa tak ada kata-kata Indonésia untuk pengganti "shopping centre", "main building", "youth centre", "swimming pool", dan lain-lain? Dan kalau tak ada atau belum ada, apakah tidak dapat dicarikan padanannya?

Juga adalah unik peringatan Pak Amin Singgih yang tak jemu-jemunya agar kita memperbaiki kesalahan yang sudah menjadi kaprah dalam pemakaian bahasa Indonésia. Menjelang ulang tahun proklamasi kemerdékaan, Pak Amin menjelaskan arti kata "dirgahayu" yang banyak kita pakai tetapi sering tidak sesuai dengan artinya. "Dirgahayu proklamasi kemerdékaan" itu keliru, karena yang dirgahayu itu kan bangsa dan negara Indonésianya, bukan proklamasinya, kata Pak Amin. Dan yang paling akhir ialah pemakaian istilah "air mancur" yang salah, karena air itu menyebrot dari bawah ke atas, maka menurut Pak Amin seharusnya "air mancar".

Terhadap arguméntasi-arguméntasi Pak Amin Singgih yang sangat tepat dan kuat, biasanya tak ada orang yang membantah.

Misalnya dalam soal "air mancur", paling-paling orang akan kembali kepada peribahasa "Kalau sudah diterima umum kan salah kaprah, artinya biarkan saja."

Sikap méntal demikian jelas tak dapat diterima Pak Amin Singgih. Yang salah kalau bisa diperbaiki ya lebih baik diperbaiki.

Alangkah baiknya apabila untuk mengenang dan menghormati jasa-jasa dan usaha-usaha Pak Amin Singgih yang unik tentang bahasa Indonésia, kita menerima anjurannya yang terakhir mengenai pemakaian "air mancar" itu sebagai peringatan kepada diri kita sendiri agar selalu mempergunakan bahasa yang baik. Mengganti istilah "air mancur" dengan "air mancar" bukan saja berarti bahwa kita mempergunakan bahasa yang lebih tepat dan benar, melainkan juga akan selalu memperingatkan kita untuk selalu berhati-hati dalam berbahasa—bahasa Indonésia, bahasa nasional yang harus sama-sama kita junjung tinggi.

Djamal Djaharuddin: Mata Peristiwa Budaya

PERAYAAN ULANG tahun NU (Nahdlatul Ulama) yang paling meriah adalah yang ke-40, yaitu tanggal 31 Januari 1966. Waktu itu NU merupakan partai politik. Masih dalam suasana jor-joran antar partai yang menandai éra kehidupan (politik) Indonésia paruh pertama tahun 1960-an dan dalam suasana penuh kemenangan setelah golongan Kiri terpojok (waktu itu PKI masih belum dibubarkan), didorong oléh hasrat rakyat agar pemerintah segera menentukan sikap terhadap para pelaku kudéta Gestapu yang gagal; maka perayaan ulang tahun NU itu dimeriahkan tidak hanya oléh warga partai tersebut. Hampir semua pihak yang ingin agar PKI dibubarkan turut serta dalam perayaan tersebut.

Salah satu kegiatan dalam rangka perayaan ulang tahun ke-40 NU tersebut ialah paméran foto-foto kehidupan kaum muslimin dan bangunan-bangunan Islam yang terdapat di seluruh Indonésia. Foto-foto yang di*blow-up* besar-besar itu tidak hanya sekedar foto yang memberikan gambaran mati tentang obyéknya, melainkan sangat berhasil memberikan suasana kehidupan yang mau ditampilkannya. Suasana khusyu orang sembahyang di mesjid, kehidupan malam ketika seorang anak mengaji dengan kitab suci Al-Qur-an di depannya. Bangunan-bangunan suci yang ditampilkannya memberikan suasana syahdu dan kudus.

Foto-foto itu dibuat oléh Djamal. Nama lengkapnya Djamal Djaharuddin. Saya sendiri belum mengenalnya. Tetapi saya sangat mengagumi foto-foto karyanya itu. Foto-fotonya itu tidak hanya semata-mata "karya seni" yang menampilkan kehébatan mutu artistiknya: ia lebih dalam dari itu. Seorang kawan pernah berkata bahwa yang penting pada fotografi ialah perimbangan cahaya antara terang dengan gelap. Di situlah nilai foto seni. Tapi saya tidak pernah menyukai foto seni yang hanya memperlihatkan ketinggian téknis seperti yang dibuat oléh M. Arsath Ro'is, misalnya, yang pada awal tahun 1950-an banyak membuat foto para seniman Indonésia (di negeri Belanda tentu, karena pemotrét itu tinggal di sana) yang dimuat dalam majalah-majalah kesenian awal tahun 1950-an nampak seperti batu yang mati. Ia tidak menampilkan watak obyéknya—kecuali barangkali pada sebuah foto Sitor Situmorang yang hanya memakai baju kaus.

Pada foto-foto Djamal saya menemukan sesuatu yang lebih daripada hanya komposisi cahaya saja. Jelas foto-fotonya tidak mengabaikan keindahan artistik, tetapi melalui (atau dengan) keindahan artistik itu ia menampilkan sesuatu yang lebih sublim. Foto-fotonya seperti mempunyai gaung yang mendasar dalam kehidupan.

Baru beberapa lama kemudian saya berkenalan dengan Djamal. Kalau tidak salah di kantor majalah *Horison* yang ketika itu menumpang di percétakan Tampomas di jalan Kemidi, hampir berseberangan dengan Gedung Kesenian Jakarta. Biasanya pada hari Jum'at siang para pengasuh majalah *Horison* berkumpul dan saya yang ketika itu tinggal di Bandung sering singgah di situ untuk sekedar bertemu dan bercakap-cakap dengan kawan-kawan. Pada suatu hari Jum'at, saya mendapati Djamal ada di situ. Tak pernah ada perkenalan resmi antara kami. Tapi dia tak henti-hentinya membidikkan kaméranya kepada saya. Ketika dalam kesempatan lain saya bertemu lagi dengan dia, saya memperoléh foto-foto saya yang dibuatnya itu.

Dan ternyata bukan hanya foto-foto yang dibuat di kantor *Horison* saja. Dia pun memberikan foto-foto saya yang dibuatnya beberapa tahun sebelumnya, yaitu ketika saya mengikuti KKPI (Konferénsi Karyawan Pengarang se-Indonésia) pada awal tahun 1964. Jadi mestinya saya sudah bertemu dengan Djamal pada waktu itu, tapi saya tidak ingat. Foto-foto tentang KKPI itu sungguh memberikan suasana pada waktu itu: beberapa orang pengarang berbicara atau lebih tepat ber-lobby dengan serius. Nugroho dan Toto Sudarto Bachtiar sedang berbicara serius dikelilingi oléh pengarang lain seperti Idrus Ismail dan Trisnoyuwono. Ada foto saya yang membungkuk di antara Trisno Sumardjo dan Usmar Ismail yang duduk di kursi. Agaknya saya sedang "berkonsultasi" dengan keduanya. Ketiga orang yang nampak dalam foto itu kelihatan serius. Ada foto yang mengabadikan Asrul Sani yang sambil duduk di atas kursi dikerubungi oléh para pengarang delegasi Bandung (Jawa Barat), antaranya Toto S. Bachtiar, Sahuri, Sayudi, Rukasah, Ayatrohaédi, dan saya. Suasana masa itu tercermin dalam foto-foto Djamal itu; ketegangan yang meliputi konferénsi karena konferénsi berlangsung dalam sorotan tajam dan hamburan fitnah para pengarang dan surat kabar golongan Kiri.

Saya tidak ingat apakah Djamal hadir ketika berlangsung musyawarah para seniman Jakarta di rumah resmi Gubernur DKI Jakarta menjelang pertengahan tahun 1968, yaitu ketika pembentukan lembaga yang kemudian menjadi DKJ (Déwan Kesenian Jakarta). Pada musyawarah itu dipilih formatur yang terdiri dari tujuh orang untuk memilih para anggota lembaga yang akan dibentuk. Tetapi saya tahu benar bahwa Djamal mengikuti sidang-sidang pertama DKJ, yang ketika itu dilangsungkan di ruangan-ruangan kantor lama Pemerintah Daérah DKI Jakarta di jalan Merdéka Selatan—di tempat yang sekarang berdiri gedung paling tinggi di Jakarta. Dia tidak termasuk dalam daftar anggota DKJ, tapi dia hadir dalam rapat-rapat itu mengabadikan saat-saat penting lahirnya lembaga kesenian yang sebelumnya tak pernah ada di Indonésia.

Pada saat-saat itulah saya menyadari bahwa Djamal selalu hadir pada waktu yang menentukan dalam kegiatan kesenian. Tidak tahu saya bagaimana dia dapat mengetahui jadwal rapat-rapat itu. Dan juga bagaimana dia mengetahui (akan) terjadinya peristiwa kesenian yang penting.

"Rapat-rapat kalian seperti ini penting karena menentukan masa depan. Orang tidak menaruh perhatian pada peristiwa ini sekarang, karena belum menyadari artinya bagi masa depan," katanya ketika saya menyatakan kehéranan saya karena dialah satu-satunya pemotrét yang mengabadikan rapat-rapat itu dan dia melakukan hal itu bukan karena diminta. Mémang rapat-rapat pertama itu merumuskan Pedoman Dasar DKJ, pembentukan Pusat Kesenian Jakarta, Taman Ismail Marzuki, menetapkan perlunya dibentuk Lingkar Seni Jakarta sebagai penunjang kegiatan di TIM, dll. Saya tidak pernah melihat foto-foto hasil jeprétan Djamal pada waktu itu. DKJ sendiri setahu saya tidak mempunyainya. Entah di mana Djamal menyimpannya.

Sejak itulah saya berhubungan lebih akrab dengan Djamal. Rumahnya waktu itu di bilangan Bendungan Hilir, rumah sederhana dari bambu, di samping tebat yang kuning kecoklatan airnya. Saya harus hati-hati melangkah untuk sampai ke rumahnya karena jalan licin dan bécék sehabis hujan. Di rumah itu tak ada listrik, sehingga saya bertanya-tanya dalam hati, bagaimana Djamal bekerja memprosés filemnya? Saya yang tidak tahu banyak tentang fotografi selalu menghubungkan fotografi dengan persyaratan téknologi seperti listrik dan semacamnya. Sedang Djamal yang hidup sebagai pemotrét profésional tinggal di rumah yang boléh dikatakan sangat primitif. Bahkan kaméra yang selalu disandangnya juga sudah tua, di sana-sini kulitnya sudah terkelupas dan ikatannya sudah diganti dengan tali rami.

Kenyataan-kenyataan itu memberi tahu saya bahwa préstasi artistik dapat dicapai dengan peralatan yang sederhana. Perlengkapan téknis yang bagus tidak menjamin karya yang dihasilkannya bermutu tinggi.

Sebagai manusia Djamal ternyata orang yang menyenangkan diajak bicara. Bidang perhatiannya luas. Mémang sering ia berbuat atau berkata semaunya, tetapi hal itu tak saya hiraukan benar, karena di dunia para seniman hal seperti itu telah biasa. Karena pemotrét-pemotrét lain yang saya kenal umumnya wartawan foto yang merasa telah menunaikan tugasnya kalau telah melaksanakan perintah redaktur foto atau redaktur berita, maka Djamal menjadi istiméwa di mata saya. Dia pemotrét yang tidak puas hanya dengan melayani perintah. Dia sendiri memilih peristiwa mana yang patut diabadikannya. Dan kalau dia hadir dalam suatu peristiwa maka dia beranggapan bahwa "seorang pemotrét harus dapat mewakili berjuta-juta manusia lain yang tak hadir dalam peristiwa itu, karena itu dia harus dapat membidikkan kaméranya secara tepat."

Tentu banyak ucapannya yang baik berkenaan dengan fotografi yang pernah dikatakannya kepada saya. Tapi umumnya tak saya ingat lagi, karena mémang bidang tersebut kurang saya pahami. Tapi saya mempunyai kesan yang istiméwa tentang pemotrét itu. Bukan karena saya tahu bahwa ia banyak mengenal tokoh-tokoh penting, melainkan karena cara dia menganggap profésinya yang sangat berlainan dengan para pemotrét lain yang saya kenal sebelumnya.

Karena itu ketika pada tahun 1978 saya mau menikahkan anak saya yang sulung, saya sengaja mencari ke rumahnya. Waktu itu saya sudah beberapa tahun tinggal di Jakarta dan menjadi Ketua DKJ. Djamal anéhnya setelah DKJ berdiri jarang nampak muncul di DKJ atau di TIM. Saya sudah lama tidak bertemu dengan dia. Di Sékertariat DKJ atau TIM tak ada catatan alamatnya. Dia sudah lama pindah dari Bendungan Hilir. Menurut Ed Zulvérdi yang memandangnya sebagai guru dalam potrét-memotrét, Djamal tinggal di bilangan Kebon Melati. Tapi dia tidak ingat alamatnya yang tepat. Saya mencarinya. Ternyata wilayah Kebon Melati itu sangat luas. Maka saya mencarinya dari ujung gang yang satu ke ujung gang yang lain. Setelah berjam-jam mencari akhirnya saya mendapat petunjuk dari orang yang mengatakan bahwa ia melihat orang yang seperti yang saya cari itu di mesjid kalau Jum'atan. Dia tidak tahu namanya dan tidak tahu rumahnya. Tapi setiap hari Jum'at dia selalu salat di mesjid yang letaknya tak jauh dari situ. Saya sudah putus asa dan berniat akan kembali pada hari Jum'at berikutnya untuk bersembahyang di mesjid itu agar bisa bertemu dengan Djamal. Tetapi ketika saya mau keluar dari mulut gang yang pertama saya masuki, ada anak yang mencegat saya. "Oom, mencari pak Djamal? Dia menunggu di rumah. Mari saya antar..."

Ternyata Djamal sudah mendengar ada orang yang mencarinya dan karena dia tak dapat mengetahui siapa orang yang mencarinya itu dan tak tahu juga ke mana orang itu pergi, maka dia menunggu saja di rumah dan menyuruh anaknya mencegat.

Djamal sedang sakit. Dia tak dapat memenuhi permintaan saya untuk mengabadikan pernikahan anak saya. Tetapi saya sempat bercakap-cakap sejam lebih dengan dia. Kami sudah lama tidak berjumpa, karena itu banyak yang masing-masing hendak katakan.

Dia rupanya mengidap penyakit yang berlarut-larut. Tapi dia merasa bangga karena seorang anaknya dapat mengikuti jejaknya sebagai pemotrét. Sedang kehidupannya seperti tergambar dari keadaan rumahnya yang sempit dan pengap, nampak tidak lebih baik daripada ketika masih tinggal di Bendungan Hilir. Saya sendiri sering bertanya-tanya dalam hati, bagaimana selama ini dia dapat menghidupi keluarganya dari keahliannya memotrét.

Ternyata pertemuan itu merupakan pertemuan kami yang terakhir. Sejak itu saya tak sempat berjumpa lagi dengan Djamal. Ketika akhir tahun yang lalu saya pulang ke tanahair, saya membaca dalam majalah *Mutiara* ada ruangan fotografi yang diasuh oléh Djamal. Saya merasa gembira membacanya, karena hal itu memberi isyarat bahwa dia telah bekerja kembali. Saya mengharap dia benar-benar sembuh karena beberapa waktu sebelumnya saya mendengar dari Ed Zulvérdi bahwa penyakitnya sangat parah.

Sampai saya berangkat kembali meninggalkan tanahair, saya tak sempat berjumpa dengan Djamal. Berita bahwa dia meninggal saya dengar terlambat sekali. Menurut surat kabar yang saya baca terlambat, dia meninggal di Jakarta tg. 20 Méi 1981. Djamal dilahirkan di Tanjung Balai, Sumatera Timur, tanggal 11 Méi 1918. Jadi ketika meninggal, usianya 63 tahun léwat 9 hari.

Innalillahi wainna ilaihi roji'un.

Mudah-mudahan Allah SWT mengampuni dosa-dosanya, menerima iman dan amalnya, serta memberinya tempat yang patut di sisi-Nya di alam yang kekal. Dan mudah-mudahan keluarganya mendapat rahmat dan hidayah-Nya, untuk menempuh dunia yang fana ini dengan penuh ketabahan dan ketawakalan. Amin.

Osaka, Juli 1981.

Mohammad Diponegoro, Seniman Muslim

OSAKA, 1 Méi 1982.

Saudara Rusydi Hamka yang budiman,

Assalamu'alaikum wr. wb.,

Télégram Saudara, yang memberitahukan bahwa Mas Dipo (Mohammad Diponegoro) sudah berpulang ke rahmatullah tanggal 9 Méi 1982, saya terima soré ini. Tak saya duga sama sekali bahwa dia akan mendahului kita menghadap ke hadirat Allah SWT. Saya tidak pernah mendengar bahwa dia sakit dan dalam angan-angan saya yang tetap terbayang ialah Mas Dipo yang gesit, selalu tersenyum, ramah. Tetapi takdir Allah mémang telah ditetapkan untuk setiap kita, dan tak seorang pun yang dapat mengetahuinya lebih dahulu.

Innalillahi wainna ilaihi roji'un.

Saya bukanlah orang yang sangat akrab dengan Mas Dipo (yang lahir di Yogyakarta, 28 Juni 1928), tetapi saya kira kami berdua sama-sama mengikuti perkembangan yang lain selama lebih dari seperempat abad. Mas Dipo selalu tinggal di Yogyakarta; dan saya jarang pergi ke sana, dan kalaupun pergi ke sana sering tidak mempunyai kesempatan untuk bertemu dengan dia. Paling akhir—berapa tahun yang lalu itu—saya mencari Mas Dipo ke kantor Muhammadiyah waktu saya berada di Yogyakarta; tetapi ketika itu dia sedang tidak ada di tempat; atau entah sedang apa, tetapi yang jelas saya tak berhasil bertemu dengannya, sehingga saya akhirnya duduk makan durian di pinggir jalan di dekat kantor tersebut.

Berapa kali saya bertemu dengan Mas Dipo? Mungkin selama kurang lebih tiga puluh tahun, hanya sekitar 10 kali saja. Pertama kali pada pertengahan tahun 1950-an. Saya berkunjung ke Yogya dan menemuinya di kantornya. Ketika itu saya kira masih bekerja di perpustakaan. Dia memberikan majalah budaya Islam yang baru diterbitkannya bersama kawan-kawan. Kalau tidak salah namanya *Misykah,* tetapi majalah itu tak lama umurnya, mungkin hanya terbit satu-dua nomor saja—seperti kebanyakan majalah kebudayaan kita, apalagi yang khusus bersifat Islam.

Pada pertemuan yang pertama itu—saya belum lagi 20 tahun dan Mas Dipo sepuluh tahun lebih tua—telah tampak perangainya yang lembut serta tenang. Tentu berlainan sekali dengan saya yang pada waktu itu masih penuh ledakan remaja. Pada waktu itu saya sudah membaca sajak dan cerita-cerita péndéknya yang dimuat dalam majalah-majalah *Siasat, Indonésia, Kisah,* dll. Sebuah cerita péndéknya yang saya baca dalam majalah *Indonésia* yang kalau tak salah berjudul "Kedatangannya" sangat saya sukai dan sampai sekarang saya anggap sebagai salah satu cerita péndék yang baik yang ditulis dalam bahasa Indonésia. Cerita itu melukiskan perjalanan dengan keréta api dalam masa révolusi. Dalam kisah itu si aku (pencerita) bertemu dengan kawan seperjuangannya yang kemudian ternyata sudah meninggal dalam pertempuran.

Saya kira sebagai penulis cerita péndék Mas Dipo mempunyai tempat tersendiri dalam dunia sastera Indonésia. Hampir selalu terdapat akhir yang mengejutkan dalam cerita péndéknya yang dicapai setelah persiapan yang matang dikitberdikit. Mungkin jumlah cerita péndék yang ditulisnya selama kurang lebih 30 tahun ini—yang semuanya masih bertebaran dalam berbagai majalah yang terbit di Jakarta, Yogyakarta, dan kota lain—cukup banyak untuk diterbitkan sebagai kumpulan. Belum lagi cerita-cerita yang ditulisnya untuk siaran radio. Beberapa tahun yang lalu saya mendengar bahwa selama beberapa tahun Mas Dipo mengisi acara cerita péndék untuk siaran Radio Australia (ABC) yang dikerjakannya dengan tekun setiap pekan. Saya sendiri tidak pernah mendengarkan siaran radio, tetapi kalau mendengar bahwa acara itu selalu diminta diperpanjang saban tahun oléh pihak Radio Australia, maka niscaya mendapat perhatian yang besar dari para pendengarnya. Karena acara itu disiarkan setiap pekan, maka tentu jumlahnya sudah ratusan kalau acara itu berlangsung bertahun-tahun.

Keterampilannya menulis cerita, dibuktikan pula oléh romannya yang berjudul *Siklus* (diterbitkan oléh Pustaka Jaya, 1975). Naskah roman itu memperoléh hadiah penghargaan dari Juri Sayémbara Mengarang Roman yang diselenggarakan oléh Panitia Tahun Buku Internasional 1972 DKI Jakarta. Roman itu menunjukkan keahlian penulisnya dalam téknik penyusunan suspéns. Disusun dengan cermat sehingga membuat pembaca merasa penasaran terus—walaupun mungkin orang tidak akan menggolongkannya ke dalam kelompok sastera dengan S-besar. Roman itu dan juga cerita-cerita péndéknya mengingatkan saya kepada kaya-karya Somerset Maugham—pengarang Inggris yang sering disebut pengeritik sebagai berada pada batas antara sastera dengan bukan-sastera, tetap masih termasuk ke dalam wilayah sastera.

Secara téknis roman *Siklus* dan cerita-cerita péndék Mas Dipo yang lain menunjukkan penguasaan penulisnya bercerita dalam tradisi Maupassant, Saki, dan O. Henry—dan Maugham. Barangkali orang akan mendapat kesukaran kalau mencari nilai-nilai sastera Islami dalam cerita-cerita itu—apa pun yang dimaksudkannya dengan "nilai-nilai sastera Islami" itu. Hal ini saya singgung di sini karena pernah ada kawan yang menyatakan kehéranannya setelah membaca *Siklus* yang dianggapnya samasekali tak memuat nilai-nilai keislaman padahal pengarangnya terkenal sebagai sasterawan muslim.

Belum ada orang yang meneliti cerita-cerita Mas Dipo, tetapi dari beberapa cerita yang saya ingat, mungkin kehéranan kawan itu beralasan juga.

Juga sajak-sajak Mas Dipo yang awal, yang banyak dimuat dalam majalah-majalah sekitar tahun 1950, tidak ada yang secara khusus mengingatkan kita bahwa penyairnya seorang muslim yang taat. Sajaknya yang saya pilih untuk bungarampai puisi yang saya susun (tapi tak pernah terbit), ialah tentang gadis pegunungan yang agaknya ditemui penyairnya di jaman gerilya. Pada masa révolusi Masa Dipo menjadi perwira tentara, pangkatnya sampai létnan. Tapi setelah pengakuan kedaulatan oléh Belanda, Mas Dipo keluar dari militér. Mungkin pada masa gerilya itu ia menjelajahi daérah pedalaman Jawa Barat.

Beberapa karyanya ada yang dimuat dalam buku *Manifés-tasi,* bungarampai puisi yang disusun oléh Saribi Afn (terbitan Tintamas, Jakarta, 1963) yang memuat 30 buah sajak karya 8 orang penyair, merupakan terjemahan puitis ayat-ayat Al-Qur-an, sehingga di antara sajak-sajak lainnya karya Mas Dipo nampak Islami. Mémang sejak paruh kedua tahun 1950-an, Mas Dipo memperlihatkan minatnya untuk membuat terjemahan puitis dari ayat-ayat Al-Qur-an. Beberapa di antaranya dimuat dalam majalah *Siasat, Budaya, Indonésia,* dan lain-lain. Saya tidak tahu apakah terjemahan itu dilakukan langsung dari bahasa Arab ataukah melalui bahasa Inggris. Tetapi yang jelas pekerjaan itu dilakukannya lama sebelum orang-orang lain beramai-ramai membuat "terjemahan puitis" Al-Qur-an berdasarkan terjemahan yang sudah ada tak lama setelah peristiwa Gestapu—walaupun sebutan "pemula" tak dapat disandangkan kepadanya karena Rifa'i Ali dalam kumpulan sajaknya *Kata Hati* sudah melakukan hal itu hampir 30 tahun sebelum Mas Dipo.

Setelah *Juz Amma* selesai diterjemahkannya, naskahnya yang diberi judul *Pekabaran* ditawarkan kepada saya untuk diterbitkan. Penerbitan itu kemudian dilaksanakan oléh *Budaya Jaya* sebagai penerbitan khusus. Sebelum terbit saya mengusulkan beberapa perbaikan bahasa kepada Mas Dipo, antara lain untuk meninggalkan semacam permainan kata dengan membuat kata ulang tidak lengkap, melainkan hanya satu sukukata yang akhir saja (misalnya "rang-orang" dan bukan "orang-orang"). Mas Dipo ternyata cukup terbuka untuk menerima saran-saran saya, tetapi ditolaknya anggapan saya bahwa perbuatan demikian itu meniru penyair Mahatmanto. Disebutnya bahwa permainan kata demikian ditirunya dari Muhammad Yamin. Dalam surat saya mémang menyebut nama Mahatmanto, karena yang saya ingat permainan kata demikian terdapat dalam sajak-sajaknya yang banyak dimuat dalam majalah-majalah *Mimbar Indonésia, Zénith, Siasat* dll. pada paruh pertama tahun 1950-an. Nama asli Mahatmanto adalah Suradal A. Manan tapi kalau menulis menggunakan berbagai nama samaran seperti Mahatmanto, Sang Agung Murbaningrat, Abu Chalis, Sri Amarjati Murbaningsih, dll. Baru kemudian saya tahu, bahwa Mahatmanto meskipun sama-sama hasil didikan sekolah Muhammadiyah pada tahun 1954 pernah mengadakan débat terbuka dengan A. Hassan tentang ada-tidaknya Tuhan. Mahatmanto menolak keberadaan Tuhan. Dia kalah dalam débat itu. Setelah mengetahui latar belakang demikian, saya bisa mafhum kalau Mas Dipo tersinggung disebut meniru Mahatmanto.

Nampaknya ada niat Mas Dipo untuk menterjemahkan secara puitis seluruh Al-Qur-an. Penerbitan *Pekabaran* yang memuat terjemahan *Juz Amma* (Juz 30), kemudian diikuti oléh penerbitan Juz 29 (diterbitkan oléh *Suara Muhammadiyah*, Yogyakarta). Berlainan dengan para penterjemah yang lain, Mas Dipo mulai dari akhir (Juz 30), kemudian maju ke depan! Mungkin sekarang pun sudah diselesaikannya terjemahan Juz ke-28 dan Juz-juz sebelumnya?

Tidak hanya penterjemahan puitis ayat-ayat Al-Qur-an saja yang menunjukkan "nilai-nilai kemusliman" Mas Dipo sebagai seniman. Yang memantapkan kedudukannya sebagai salah seorang seniman dan budayawan muslim terkemuka ialah kegiatannya dalam bidang téater. Pada awal tahun 1960-an, ketika Lékra (Lembaga Kebudayaan Rakyat) dan PKI kian agrésif menyerang orang-orang yang dianggap tidak (mau) masuk ke dalam kubunya, maka Mas Dipo bersama para seniman lain di Yogyakarta mendirikan Téater Muslim. Dia aktif mengarang lakon, atau menyadurnya, kemudian menyutradarainya. Aktivitas Téater Muslim pada masa itu, bukan saja memperlihatkan kegiatan para seniman dan budayawan di bidang téater, di antaranya memupuk bakat-bakat téater anak muslimin yang menyadari "warna"nya yang khas, melainkan juga membina kesadaran ummat Islam akan éféktivitas téater sebagai média dakwah. Artinya ikut menghapuskan prasangka sebagian ulama terhadap kegiatan kesenian. Dari Téater Muslim muncul beberapa pegiat téater dan filem yang kemudian diakui secara nasional. Saya kira Amaroso Katamsi, Arifin C. Noer, Chairul Umam, Amak Baldjun, dan lain-lain berhutang budi kepada Téater Muslim yang diasuh oléh Mas Dipo, sehingga meréka dapat berkembang menjadi seperti sekarang.

Seingat saya ada beberapa lakon yang ditulis oléh Mas Dipo dan dipentaskan oléh Téater Muslim dan yang pada waktu itu sempat dipentaskan berkeliling ke berbagai kota, terutama di Jawa Tengah. Sayang sekali lakon-lakon itu belum diterbitkan sebagai buku. Alangkah baiknya kalau lakon-lakon itu dikumpulkan dan diterbitkan. Saya teringat beberapa judulnya, misalnya "Iblis" dan "Surat Kepada Gubernur". Tak tahu di mana sekarang naskahnya tersimpan.

Déwan Kesenian Jakarta pernah meminta Mas Dipo berceramah tentang pengarang pencetus berdirinya negara Islam Pakistan, yaitu Muhammad Iqbal, dan saya kira ceramah itu merupakan salah satu uraian yang baik sekali tentang penyair muslim tersebut (ceramah itu kemudian dimuat dalam majalah *Budaya Jaya*). Hal itu menunjukkan bahwa Mas Dipo adalah orang yang sangat sungguh-sungguh dan mendalam kalau menilai sesuatu. Tak banyak mémang Mas Dipo menulis pemandangan seperti itu. Tetapi niscaya akan banyak manfaatnya kalau tulisan-tulisannya yang berupa pemandangan atau ésai dikumpulkan dan diterbitkan sebagai buku.

Mungkinkah *Suara Muhammadiyah* Yogyakarta melakukan penerbitan karya-karya Mohammad Diponegoro yang lama menjadi redakturnya?

Mudah-mudahan. Kalau tidak, harus ada penerbit lain yang turun tangan. *Panji Masyarakat* barangkali?

Penerbitan demikian saya anggap penting, supaya karya-karya para seniman kita tidak menguap begitu saja ditelan masa. Dalam hidupnya, walaupun tidak disertai dengan pukulan kendang atau beduk yang hiruk-pikuk, Mas Dipo selama lebih dari 30 tahun telah memberikan sumbangan yang penting dalam kesenian dan kebudayaan Islam di Indonésia. Ia mémang bukan tukang gembar-gembor berbangga diri, tetapi orang yang tekun bekerja. Tenang, ramah, mantap, dengan senyumnya yang khas—itulah Mas Dipo yang telah banyak sumbangannya buat kehidupan budaya kita.[1]

Mudah-mudahan segala amal perbuatannya menjadi amal yang soléh di sisi Allah Yang Maha Rahman dan Rahim.

Wassalam,
Ajip Rosidi

---

1 Pada tahun 1986, Shalahuddin Préss, Yogyakarta menerbitkan kumpulan cerita péndék Mohammad Diponegoro berjudul *Odah dan Cerita Lainnya*. Waktu dicétak ulang oléh penerbit Hikayat, Yogyakarta, t.t., cerita yang dimuat di dalamnya bertambah menjadi dua kali lipat. Namun demikian niscaya masih banyak lagi karya Mohammad Diponegoro yang menunggu diterbitkan sebagai buku.

H. Ismail Nazir,
Guru Orang-orang Jepang

SETELAH DIRAWAT beberapa lama di rumah sakit Universitas Kotapraja Osaka (dan sekitar setengah bulan terakhir terus menerus dalam keadaan tak sadarkan diri), akhirnya meninggallah H. Ismail Nazir pada tanggal 1 Désémber 1982 pukul 19.43. Jenazahnya setelah disemayamkan di Masjid Kobé dikebumikan di pemakaman orang asing kota Kobé yang terletak di Futabisuji, di léréng gunung yang tenang dengan pemandangan yang indah.

Kecuali bagi kaum keluarganya dan sejumlah kawan sepermainan semasa muda seperti H. Adam Malik yang sekarang menjadi Wakil Presidén Républik Indonésia, atau kawan seperantauannya seperti Umarjadi Njotowijono yang pernah menjadi Sékertaris Jénderal ASEAN, maka bagi umumnya bangsa Indonésia nama H. Ismail Nazir kurang dikenal. Beliau meninggalkan tanahair ketika masih muda sekali (21 tahun) yaitu pada tahun 1933 untuk selanjutnya menetap di Kansai, Jepang, hingga meninggal. Beliau berangkat ke negeri Sakura sebagai karyawan perusahaan dagang tetapi hidup beliau selanjutnya diabdikan dalam dunia pendidikan, yaitu mengajarkan bahasa (dan dengan demikian juga kebudayaan) Indonésia kepada para mahasiswa Jepang.

Mula-mula beliau mengajarkan bahasa Indonésia di universitas swasta yang didirikan oléh organisasi agama Ténri yang sejak 1925 mempunyai jurusan bahasa Indonésia (bahasa Melayu istilah yang digunakan pada waktu itu). Beliau mulai mengajar di Ténri Daigaku tahun 1936 dan sampai meninggal beliau masih tetap mengajar di sana.

Sejak tahun 1938 beliau mengajar di Osaka Gaidai atau Osaka Gaikokugo Daigaku (Universitas Bahasa-bahasa Asing Osaka yang dalam bahasa Inggris digunakan istilah Osaka University of Foreign Studies) sampai pensiun pada tahun 1981. Jadi seluruhnya beliau mengajar di Osaka Gaidai yang didirikan tahun 1921 dan sejak awal mempunyai jurusan bahasa Melayu itu sekitar 43 tahun. Beliaulah yang mengusulkan agar istilah "Melayu" diganti dengan istilah "Indonésia" lama sebelum kemerdékaan Indonésia diproklamasikan, namun baru diluluskan setelah Indonésia merdéka.

Di Kyoto Sangyo Daigaku (Universitas Industri Kyoto) juga H Ismail Nazir mengajarkan bahasa Indonésia sejak 1971 sampai tahun 1982, saat beliau kembali ke hadirat Allah SWT.

Ketiga universitas itu boléh dikatakan merupakan pusat pengajaran bahasa dan studi keindonésiaan di wilayah Jepang Barat atau Kansai. Di wilayah Jepang Timur atau Kanto terdapat universitas yang juga mempunyai departemén bahasa Indonésia yaitu Tokyo Gaidai atau Tokyo Gaikokugo Daigaku tempat W.J.S. Poerwadarminta dan Anas Ma'ruf pernah mengajar.

Dengan demikian boléh dikatakan hampir semua orang Jepang yang mempelajari bahasa Indonésia di wilayah Kansai pernah menjadi murid H. Ismail Nazir. Bukan itu saja, hampir semua orang Jepang pengajar bahasa Indonésia di berbagai universitas yang terdapat di wilayah Kansai pernah mendapat pelajaran dari beliau.

Prof. Matsuura Kénji, Ketua Departemén Indonésia di Kyoto Sangyo Daigaku berkata pada waktu mengebumikan jenazah almarhum bahwa jumlah murid almarhum lebih dari seribu orang. Tetapi ketika kemudian beliau hitung lagi dengan lebih teliti, jumlah tersebut ternyata menjadi hampir tiga kali lipat.

Murid-murid H. Ismail Nazir sekarang bertebaran di berbagai lapangan kehidupan baik di Jepang maupun di Indonésia, baik di séktor swasta maupun di kantor pemerintah, baik di pemerintah pusat maupun di berbagai pemerintah daérah. Ada yang menjadi pedagang, ada pula yang menjadi diplomat. Banyak yang bekerja di lapangan yang sama sekali tak ada hubungan dengan Indonésia ataupun keindonésiaan. Tetapi banyak di antaranya yang tetap bekerja di lapangan yang mempunyai hubungan dengan Indonésia. Ketika berita beliau meninggal dimuat dalam surat kabar, maka para murid beliau yang berada di Jakarta menyelenggarakan upacara khusus untuk arwah beliau.

Pertemuan Japan-Indonésia Gakkai yang diselenggarakan di Gifu pada tanggal 2 Désémber 1982 tak dapat dilaksanakan sebagaimana diharapkan karena kebanyakan peserta ingin pergi ke Kobé untuk menéngok jenazah almarhum. Setiap tahun para sarjana dan pengajar bahasa Indonésia dan keindonésiaan di seluruh Jepang yang tergabung dalam organisasi Japan-Indonésia Gakkai itu mengadakan pertemuan sambil membahas berbagai kertas kerja yang dikemukakan oléh para anggotanya. Pertemuan yang tempatnya selalu berpindah-pindah setiap tahun itu, biasanya dihadiri oléh kira-kira 30 orang. Tetapi karena kebanyakan meréka bekas murid H. Ismail Nazir, maka banyak yang membatalkan kepergiannya ke Gifu.

***

H. Ismail Nazir dilahirkan di Médan tanggal 14 Méi 1912. Pada tahun 1933 tibalah beliau di Jepang sebagai pegawai perusahaan swasta Indonésia yang membuka cabang di sana. Ternyata Jepang kemudian menjadi tanahairnya yang kedua, karena beliau tidak pulang ke Indonésia lagi, walaupun beliau tetap menjadi warganegara Républik Indonésia. Pada tanggal 5 Fébruari 1940 beliau menikah dengan gadis Jepang bernama Sugihara Fumiko yang sudah terlebih dahulu réla memeluk agama Islam dan mengganti namanya menjadi Fatmah. Dari pernikahan itu meréka dianugerahi dua orang anak perempuan. Sedangkan anak laki-laki meninggal ketika masih bayi. Kedua anak perempuannya itu sekarang sudah menikah dan memberinya cucu.

Karena jasanya yang besar sebagai pengajar bahasa Indonésia di Jepang, pada tahun 1972 beliau mendapat anugerah Bintang Kelas Tiga dari Kaisar Jepang Hirohito. Dari pemerintah Républik Indonésia beliau pada tahun 1978 memperoléh Piagam Penghargaan Departemén P dan K.

Setelah pensiun dari Osaka Gaidai beliau masih aktif mengajar di Ténri Daigaku dan Kyoto Sangyo Daigaku. Bahkan pada tahun 1982 beliau menjadi Ketua Juri Perlombaan Membaca Sajak Indonésia yang kedua yang diselenggarakan bulan Oktober 1982 di Kyoto Sangyo Daigaku. Sayang pada waktu itu keséhatan beliau sudah memburuk sehingga tidak dapat hadir pada waktunya.

***

Saya pertama kali berkenalan dengan beliau di Wisma Indonésia di Mikagé, Kobé, dalam salah satu acara peringatan nasional yang diselenggarakan oléh Konsul Jénderal Djamaluddin Joeda. Ketika itu saya tinggal di Kyoto sebagai *fellow* The Japan Foundation untuk setengah tahun lamanya (1980). Karena cukup lama maka ada kesempatan bagi saya untuk berkenalan dengan warga Indonésia yang tinggal di daérah Kansai, terutama pada waktu menghadiri acara-acara yang diselenggarakan oléh Konsul Jénderal di tempat kediaman resminya itu.

Pak Nazir ramah, suka bicara, suka humor, sehingga sering kami asyik bercakap padahal acara sudah selesai dan tamu-tamu yang lain semua sudah pulang. Dalam salah satu kesempatan itu beliau menceritakan alasan mengapa beliau sampai menukar arah hidupnya dari karyawan perusahaan dagang menjadi guru bahasa Indonésia.

Menurut cerita beliau, pada satu saat beliau menyaksikan pawai yang diselenggarakan oléh para mahasiswa Osaka Gaidai. Mahasiswa setiap jurusan memperagakan kebudayaan yang dipelajarinya di jurusan masing-masing. Ketika tiba pada rombongan mahasiswa jurusan Melayu (ketika itu belum mempergunakan istilah Indonésia), nampaklah sejumlah mahasiswa yang bertelanjang hanya memakai cawat dengan muka coréng-moréng dengan kapur, begitu pula dada penuh coréngan, sedang kepala dihiasi entah dengan apa. Meréka pun berteriak-teriak seperti hendak mengayau.

Melihat itu bangkitlah perasaan kebangsaan anak Médan yang satu ini. Beliau merasa perlu memberi pelajaran dan pengertian yang lebih tepat mengenai kebudayaan bangsanya kepada para mahasiswa Jepang dan juga kepada guru-gurunya. Itulah peristiwa yang kemudian menyebabkan beliau hidup sebagai guru di negeri orang.

Meskipun nama Indonésia belum begitu populér (masih kalah oléh popularitas pulau Bali) dan minat orang terhadap bahasa dan kebudayaan Indonésia masih termasuk rendah, namun citra orang Jepang sekarang tentang Indonésia tidaklah seperti pada tahun 1930-an lagi. Di daérah Kansai hal itu niscaya disebabkan antara lain oléh jasa H. Ismail Nazir yang sudah mengabdikan seluruh hidupnya bagi penyebaran bahasa dan kebudayaan Indonésia di Jepang.

Meskipun namanya tak banyak diketahui di tanah airnya sendiri, namun nun di Negara Matahari Terbit selama hampir setengah abad, beliau tak henti-hentinya memperkenalkan nama dan bahasa serta kebudayaan bangsanya kepada orang-orang Jepang, sehingga timbul penghargaan meréka terhadap kita.

Mudah-mudahan jasa beliau itu menjadi amal yang soléh di sisi Allah SWT. Amin.

Ito Ryoji-*san*

MERÉKA YANG pernah diundang oléh Asian Cultural Centre for UNESCO (ACCU) di Tokyo, niscaya tak dapat melupakan Ito Ryoji-*san* (*san* artinya sama dengan Tuan atau Mr.)—Diréktur Jendéralnya. Seorang tua (dia pensiunan dari Monbusho, yaitu Departemén Pendidikan Jepang) yang sebelumnya berpengalaman sebagai guru. Pada masa perang dunia kedua dia mengajar di Sekolah Menengah Makasar. Di antara muridnya ada Makaminan Makagiansar dan Éddy Mokodompit—keduanya sekarang sudah profésor dan orang penting: Makagiansar sebagai Députi Diréktur Jénderal UNESCO di Paris, Mokodompit menjadi réktor Universitas Sulawesi Tenggara.

ACCU yang dipimpin oléh Ito-*san* sejak didirikan itu, mempunyai berbagai kegiatan yang selalu mengikutsertakan negara-negara Asia—bahkan kemudian juga negara-negara Pasifik seperti Papua Nugini, Australia, Sélandia Baru, dan lain-lain. Setiap tahun ada beberapa kegiatan yang secara tetap diselenggarakan: kursus penerbitan buku yang lamanya kurang lebih sebulan setengah, rapat redaksi Penerbitan Bersama Asia yang menyelenggarakan penyusunan dan penerbitan berbagai séri bacaan anak-anak yang bukan saja telah diterjemahkan ke dalam bahasa-bahasa Asia, melainkan juga ke dalam bahasa-bahasa Éropah dan Arab. Édisi bahasa Spanyol diterbitkan di Amérika Latin. Bahkan proyék ini ditiru di belahan dunia lain atas restu UNESCO.

Sejak tiga tahun yang lalu ada pula kegiatan untuk menyediakan bacaan buat orang-orang pedésaan.

Itu yang berkenaan dengan penerbitan saja. Di samping itu ACCU juga menyelenggarakan pertemuan para ahli musik yang menghasilkan piringan hitam dan kasét rekaman lagu-lagu rakyat Asia. Itu pun sudah mencapai beberapa album. Tujuan semua kegiatan itu jelas: untuk menjadi jembatan yang menghubungkan negara-negara peserta supaya lebih saling mengenal.

Karena keadaan tiap-tiap negara tidak sama, maka Ito-*san* pun memikirkan kemungkinan-kemungkinan yang cocok dengan setiap negara. Buat penerbitan buku-buku misalnya, ACCU menyediakan filem ilustrasi empat warna secara cuma-cuma. Tapi kalau di negara yang bersangkutan buku dengan empat warna masih dianggap terlalu méwah, maka ACCU menyediakan filem dua warna. Bahkan disediakan pula bantuan berupa sejumlah uang yang digunakan untuk membeli buku tersebut kalau sudah terbit, yang diperuntukkan bagi berbagai lembaga dan perpustakaan sekolah setempat.

ACCU juga menyelenggarakan kursus penerbitan yang berpindah-pindah tempatnya dari satu negara ke negara yang lain. Sekarang hampir semua negara Asia pernah memanfaatkan uluran tangan tersebut: berupa pengiriman sejumlah tenaga ahli baik dari Jepang maupun dari negeri lain, ke negara yang menyelenggarakan kursus tersebut. Penyelenggaraan kursus penerbitan demikian di Indonésia dilaksanakan dengan berhasil atas kerjasama dengan Pusat Grafika Indonésia pada tahun 1981.

Rapat yang membahas kebijaksanaan kebudayaan diselenggarakan pula setiap tahun. Yang hadir umumnya para pejabat pemerintah yang berwewenang dalam bidang kebudayaan. Dari Indonésia kalau bukan Dirjén Kebudayaan Prof. Dr. Hariyati Subadio maka sékertarisnya, Bustomi Érvan yang hadir. Dan di samping itu ada pula sayémbara foto tahunan yang diikuti oléh paméran foto pemenang. Juri didatangkan dari negara-negara Asia yang dipandang mampu. Dari Indonésia, Éd Zulvérdi dan Kusnadi pernah diminta untuk menjadi juri sayémbara foto tersebut. Meskipun belum ada juru foto kita yang memperoléh hadiah pertama, namun telah ada beberapa orang yang mendapat hadiah yang agak buntut. Kalénder yang diterbitkan ACCU tahun ini (1983) misalnya memuat 3 buah foto buah tangan juru foto Indonésia—dari 12 buah semuanya.

Sayémbara lain yang diselenggarakan oléh ACCU ialah pembuatan ilustrasi buku bacaan kanak-kanak yang disebut sebagai Noma Contest. Noma adalah nama pensiunan Presidén Diréktur penerbit terkemuka di Jepang, yaitu Kodansha, yang sejak beberapa tahun lumpuh, tapi tetap mempunyai minat besar terhadap dunia perbukuan. Dia pernah mendapat berbagai penghargaan internasional atas jasa-jasa dan gagasan-gagasannya dalam bidang perbukuan. Tahun Buku Internasional 1972 pun konon merupakan gagasan Noma-*san*. Sayémbara pembuatan ilustrasi bacaan kanak-kanak itu diselenggarakan dua tahun sekali, dan hanya boléh diikuti oléh para ilustrator dari negara-negara berkembang dari Asia, Afrika, dan Amérika Latin beserta negara-negara Arab. Ilustrator dari negara maju tak boléh ikut. Kegiatan yang dimulai tahun 1978 itu sekarang sudah tiga kali diselenggarakan.

Semua kegiatan itu dipimpin oléh Ito-*san* selama lebih dari sepuluh tahun. Dari tahun ke tahun kegiatannya kian berkembang. Dan bertambah. Dengan sendirinya kantornya pun bertambah luas. Yang tadinya hanya satu lantai sebuah gedung di Fukuro-machi, Shinjuku, sekarang seluruh gedung yang terdiri dari beberapa tingkat itu dipakainya. Jumlah pembantunya meningkat dari tahun ke tahun. Setiap tahun ada anak-anak muda yang baru lulus universitas yang diterima sebagai pegawai baru. Karena perbédaan usia yang cukup tinggi maka para pegawai baru itu memandangnya sebagai ayahnya sendiri atau bahkan sebagai kakéknya. Sebagai orang Jepang, Ito-*san* bertindak sebagai ayah dalam "uchi"nya, yaitu dalam organisasi ACCU yang dipimpinnya, sedangkan para pembantunya menjadi anggota keluarganya.

Saya yang sejak tahun 1973 sampai 1979 setiap tahun mewakili Indonésia dalam rapat tahunan redaksi penyusunan naskah buku bacaan kanak-kanak Asia—dan sesudah itu masih juga diundang menghadiri rapat itu sebagai "ahli"—sehingga telah akrab dengan kebanyakan pegawai ACCU, tak pernah mendengar keluhan meréka tentang Ito-*san*.

Kalau ada sidang-sidang yang dihadiri oléh wakil-wakil berbagai negara, sudahlah menjadi tradisi bagi ACCU (dan juga bagi banyak lembaga lain di Jepang) untuk juga mengajak para peserta melancong ke tempat wisata yang indah—biasanya kalau urusan pekerjaan sudah rampung. Kadang-kadang kalau pekerjaan belum rampung, diselesaikan di tempat wisata itu. Pada malam hari ACCU mengundang para peserta untuk menikmati hidangan khas Jepang. Diakhiri dengan acara yang khas pula. Para peserta diminta untuk menyumbangkan nyanyian atau tarian atau semacamnya—kebiasaan yang umum kita jumpai pada pertemuan-pertemuan demikian di seluruh dunia. Tetapi yang istiméwa ialah karena Ito-*san* naik panggung. Bukan untuk menyanyi, melainkan untuk main kabuki! Tentu saja kabuki-kabukian. Tetapi Ito-*san* yang biasanya menjadi pemain wanita (atau *onnagata,* yaitu pemain laki-laki yang selalu menjalankan peran wanita dalam kabuki, juga dalam kehidupannya sehari-hari), telah memberikan kesan yang istiméwa kepada para peserta. Meskipun di antara peserta banyak yang seperti saya, datang berkali-kali mewakili negerinya dalam kesempatan demikian, namun acara itu tetap menggembirakan dan sukar dilupakan.

Peranan Ito-*san* dalam sidang-sidang tidak hanya terbatas pada waktu pembukaan dan penutupan saja. Pidato ucapan selamat datang dan selamat berpisahnya yang diucapkan dalam bahasa Inggris dengan lidah Jepang yang medok terasa bukan sekedar basa-basi saja. Ia selalu memerlukan hadir mengikuti setiap sidang, walaupun hanya bicara kalau diminta, terutama memberi penjelasan tentang hal-hal yang langsung bertalian dengan ACCU.

Tapi saya hanya sekali menyaksikan peristiwa demikian. Yaitu ketika timbul perbantahan yang seru di antara para juri Noma Contest tentang kebijaksanaan pemberian hadiah, karena juri memilih pemenang hadiah kesatu dan kedua ternyata berasal dari satu negara (yaitu Iran). Ito-*san* sebagai Diréktur Jénderal ACCU menyarankan agar hadiah jangan diberikan kepada dua pelukis yang berasal dari negeri yang sama. Dia menghendaki agar hadiah "dibagi rata" dengan negara lain. Beliau menyokong pendapat wakil dari India yang kalau hadiah itu diberikan kepada pemenang ketiga maka peserta dari negerinyalah yang menjadi pemenang kedua. Pemenang kedua yang berasal dari Iran akan menggigit jari. Tetapi saya sebagai anggota juri berkeras mengatakan bahwa karena juri telah memilih para pemenang secara obyéktif, walaupun kedua pemenang utama itu ternyata berasal dari negara yang sama, maka merékalah yang harus memperoléhnya. Perbédaan pendapat itu akhirnya diselesaikan dengan pemungutan suara. Ternyata pihak yang tak menginginkan hadiah "dibagi rata" menang, artinya hadiah tetap diberikan kepada dua orang pelukis yang berasal dari Iran. Saya kira para anggota juri dari Jepang yang dalam perbantahan pendapat itu tak bersuara, pada waktu pemungutan suara menyokong pendapat saya.

Setelah pemungutan suara hasilnya demikian, Ito-*san* pun mengalah. Kedua hadiah tersebut diberikan kepada pelukis dari Iran. Ia patuh kepada putusan juri—walaupun sebenarnya dapat saja dia membangkang, karena pada akhirnya ACCU-lah yang menetapkan dan memberikan hadiah tersebut.

Ada lagi peristwa yang menyebabkan Ito-*san* memberikan kesan mendalam pada saya, ialah dalam sidang ACCU yang dihadiri oléh wakil Diréktur Jénderal UNESCO dari Paris. Yang mewakili Kantor Pusat UNESCO adalah Dr. Makaminan Makagiansar yang ketika itu menjadi salah seorang Députi Diréktur Jénderal UNESCO. Dalam pidato sambutan lisannya yang mula-mula disampaikan dalam bahasa Inggris tetapi kemudian diulangi dalam bahasa Jepang, Makagiansar menyinggung masalah pribadi, yaitu menyampaikan penghargaan dan terimakasih kepada gurunya waktu di SMP Makasar, yaitu Ryoji Ito-*san*. Bagian pidato itu sangat menyentuh, sehingga sangat mengharukan. Saya lihat Ito Ryoji-*san* menétéskan air mata. Saya sendiri sangat terharu oléh penghargaan murid kepada guru—yang sudah lama tidak terdengar diucapkan orang di Indonésia karena yang sering diberitakan di surat kabar adalah tingkah murid yang berbuat kurang ajar kepada gurunya. Setelah selesai Makagiansar memberikan sambutan, saya lihat Ito Ryoji-*san* mendekatinya sambil membungkukkan badan secara Jepang menyatakan terimakasih.

Apakah karena peristiwa itu, ataukah karena mémang berdasarkan pertimbangan obyéktif, ketika masa jabatan Diréktur Jénderal UNESCO Mbouw hampir selesai, Ito Ryoji-*san* sempat memberitahu saya bahwa Jepang akan mendukung Makaminan Makagiansar sebagai pengganti Mbouw. Pada waktu itu Makagiansar tidak lagi menjadi Députi Diréktur Jénderal, tetapi karena bertengkar dengan Mbouw dipindahkan menjadi Kepala Perwakilan UNESCO di Bangkok. Namun ternyata pemerintah Indonésia mencalonkan Dr. Soedjatmoko sebagai Diréktur Jénderal UNESCO, dan Jepang tidak mendukung pencalonannya. Calon Indonésia kalah.

Ito Ryoji-*san* lahir tanggal 8 Séptémber 1909 dan berpulang pada tanggal 2 April dan diperabukan di Tokyo tg. 4 April 1983.

Ahmad Sadali, Pelukis Abstrak Islami

"*KANG DALI téh puguh keur dibenduan ku sadayana,*" (Saya sedang dimarahi oléh semua orang").

Boléh dikatakan itulah kalimat pertama yang diucapkan oléh Prof. Drs. Ahmad Sadali pada pagi hari tanggal 2 Agustus 1987 di rumahnya di jalan Bukit Dago Utara, Bandung, setelah beliau bersama isterinya menyambut kedatangan saya yang tiba-tiba dengan bertanya kapan datang? Apakah dari Jepang bersama isteri? Dan semacamnya.

Kami duduk menghadapi méja makan, karena saya dipaksa agar sarapan, walaupun sudah saya katakan bahwa saya sudah sarapan pagi-pagi di tempat saya menginap. Saya kira pribumi belum sarapan, karena itu membiarkan saja nyonya rumah menutup méja. Ternyata setelah kami bertiga duduk menghadapi méja makan, keduanya menyatakan sudah makan juga. Dan untuk tidak mengecéwakan yang telah répot-répot menyediakan hidangan saya pun mengisi piring kosong di depan saya lalu mulai makan. Selanjutnya kami bercakap-cakap santai sambil duduk menghadapi méja makan.

Waktu saya tanyakan siapa saja yang "marah", maka dijawabnya dengan menyebut sejumlah nama orang yang selama ini saya ketahui sebagai sahabat-sahabat atau lebih tepat adik-adik beliau. Namun waktu saya tanyakan lebih lanjut, beliau tidak suka menceritakan masalahnya secara terperinci. Saya dianggapnya harus maklum sendiri, artinya harus mencari informasi dari orang lain.

Sebagai mukmin yang cenderung kepada sufi, beliau mémang tidak suka menceritakan soal-soal kecil apalagi kalau tentang keburukan karena mémang masalah yang telah menimbulkan "kemarahan semua orang" itu sebenarnya masalah réméh-téméh yang dalam situasi dan kondisi tertentu agaknya telah menyebabkan orang-orang kehilangan nalarnya. Saya mémang kemudian bertemu dengan atau sengaja menemui orang-orang lain, baik yang namanya langsung disebut oléh beliau sebagai "sedang marah" pada beliau atau pun yang tidak disebut tetapi saya tahu mempunyai hubungan yang dekat dengan lingkungan beliau, sehingga saya menjadi tahu juga serba sedikit tentang masalah yang menyebabkan Sadali merasa orang-orang sedang memarahinya.

Menurut hémat saya sebagai orang-orang yang telah sama-sama mengayunkan langkah memulai kerja besar seperti mendirikan dan membina jemaah masjid Salman, meréka seharusnya tidak sampai kehilangan akal-budi karena terlanda émosi. Ataukah situasi tanahair tercinta sudah sedemikian rupa sehingga orang-orang banyak yang kehilangan nalar dan keseimbangan?

Mémang Sadali sendiri tidak dapat dilepaskan dari kritik, misalnya karena selalu menerima segala macam tugas dan kepercayaan yang ditawarkan kepadanya, mulai dari duduk sebagai Ketua Yayasan Mesjid Salman, Yayasan Unisba, Ketua Badan Pertimbangan Kebudayaan Jawa Barat, menjadi pengurus pembangunan rumah sakit Islam, sampai menjadi juri berbagai kontés. Karena semua jabatan dan kepercayaan diterimanya, maka timbul anggapan bahwa tidak mungkin ada waktunya untuk menangani itu semua karena beliau masih duduk sebagai guru besar senirupa di ITB (Institut Téknologi Bandung), bahkan menjadi Ketua Jurusan Seni Murni pada Fakultas Senirupa. Tetapi tentu ada alasannya maka beliau berbuat begitu, misalnya karena tidak mau mengecéwakan orang yang memberikan kepercayaan kepadanya.

***

Sadali mémang manusia dengan banyak segi: beliau pelukis terkemuka Indonésia, beliau salah seorang, kalau bukan pendiri niscaya anggota pertama HMI (Himpunan Mahasiswa Islam), beliau salah seorang pendiri dan pembina masjid Salman sekaligus menjadi Ketua Yayasannya. Beliaupun menjadi Ketua Yayasan Unisba (Universitas Islam Bandung). Di samping itu seperti tadi disebut menjadi gurubesar senirupa, mungkin yang kedua setelah S. Sumardja.

Ketika pada tahun 1984, Bagong Kussudiardjo mengadakan paméran di Kyoto dan sempat menginap beberapa hari di rumah yang saya tinggali di Osaka, kepadanya pernah saya kemukakan pertanyaan: "Siapakah pelukis Indonésia yang paling terkemuka?"

"Affandi," jawabnya tak ragu.

"Siapakah pelukis lain yang dapat disejajarkan dengan Affandi?"

"Héndra," jawab Bagong cepat. Maksudnya Héndra Gunawan.

Saya bertanya lagi, "Kalau di samping Héndra dan Affandi yang mungkin keduanya sama besar, harus disebut yang ketiga, siapakah orang itu menurut Saudara? Artinya yang seimbang kebesarannya sebagai pelukis dengan yang dua itu?"

Jawab Bagong segera, seakan tidak berpikir lagi, "Sadali. Lukisan-lukisannya berbobot religius yang kuat."

Saya sendiri berpendapat begitu. Tapi kalau hal itu dikemukakan oléh saya, maka niscaya akan timbul tuduhan yang bukan-bukan, yaitu bahwa pilihan saya itu disebabkan karena ketiganya orang Sunda. Maklumlah orang selalu menganggap saya orang Sunda. Padahal saya tulén orang Indonésia.

Lepas dari setuju atau tidak kepada pendapat Bagong yang juga menjadi pendapat saya itu, kedudukan Sadali dalam dunia senilukis Indonésia tidak dapat diganggu gugat. Dialah salah seorang hasil pendidikan tinggi senilukis di Indonésia yang utama dan juga termasuk yang pertama. Kalau Affandi dan Héndra, demikian juga kebanyakan pelukis terkemuka Indonésia yang lain seperti S. Sudjojono, Basuki Resobowo, Sudarso, Zaini, Oesman Effendi, Nashar, Nasjah Djamin, dan lain-lain adalah hasil didikan "sanggar" yang berkembang dengan prakték, maka Sadali (seperti Popo Iskandar, But Mochtar, Srihadi Sudarsono, A.D. Pirous, dan lain-lain) adalah keluaran akadémi senirupa Indonésia yang pertama. (Yang sebelumnya dianggap pelukis didikan akadémi adalah Basuki Abdullah yang belajar di negeri Belanda). Dan ternyata berlainan dengan "sanggar" yang telah mendorong puluhan—kalau tidak ratusan—pemuda untuk menjadi pelukis walaupun masa depan hidupnya tidak jelas, bahkan contoh yang ada sangatlah tidak menggembirakan, maka perguruan senirupa lebih banyak menghasilkan tenaga-tenaga terampil di bidang désain daripada yang terjun menjadi pelukis. Bahkan lulusan jurusan senilukis murni juga banyak yang tidak meneruskan hidup sebagai pelukis dengan secara sungguh-sungguh melumuri kanvas dengan cat, melainkan pindah ke bidang lain—walaupun masih sekaum seperti bidang grafis, désain, atau intérior, atau semata-mata jadi pengajar. Bahkan ada yang aktif di bidang lain sama sekali seperti Samsuddin Dayat yang lebih suka memetik gitar sembari menyanyi. Hingga sekarang yang menonjol sebagai pelukis, walaupun masih tidak melepaskan kedudukannya sebagai pengajar di lembaga pendidikan tinggi yang menjadi almamaternya, di samping Sadali hanya Srihadi Sudarsono dan A.D. Pirous. Popo Iskandar menjadi tenaga pengajar di IKIP (Institut Keguruan dan Ilmu Pendidikan) Bandung. Tidak ada yang sepenuhnya mencurahkan hidupnya sebagai pelukis, berlainan dengan hasil didikan sanggar yang menempuh hidup sebagai pelukis sepenuhnya walaupun keadaannya sangat memprihatinkan.[1]

Sebagai murid guru-guru orang Belanda seperti Ries Mulder yang mengikuti mazhab kubisme dan abstrak, Sadali dan kawan-kawannya itu pun berangkat dari lukisan kubistis sampai menemukan gayanya sendiri. Popo dan Srihadi ternyata tidak mempertahankan gaya abstrak atau kubismenya. Meréka menemukan gaya sendiri dalam mengéksprésikan dirinya. Sadali dan Pirous lebih banyak mencurahkan perhatian kepada lukisan-lukisan kaligrafi. Tapi lukisan-lukisan Sadali dan Pirous kemudian menjadi abstrak. Dalam mengembangkan gaya abstrak sehingga menjadi miliknya sendiri, Sadali berhasil menemukan pengucapan yang menampilkan kecenderungannya yang sufistis. Dalam pengantar salah sebuah paméran tunggal Sadali yang diseponsori oléh Déwan Kesenian Jakarta di TIM, sebagai Ketua DKJ saya pernah mengemukakan bahwa gaya abstrak Sadali itu mémang cocok dengan larangan menggambar sesuatu bentuk kehidupan yang terdapat dalam agama Islam.

---

1 Konstatasi ini dibuat sebelum lukisan Indonésia mengalami *booming* menjelang akhir tahun 1980-an. Sejak terjadinya *booming* banyak lulusan akadémi senirupa yang tadinya bergerak di bidang lain, kembali melukis. Dengan demikian jelas bahwa motivasinya hanyalah mengejar pemasukan finansial belaka.

Lukisan-lukisan abstrak demikian itu, anéhnya, akrab dengan publik. Hal itu nampak dari kenyataan ramainya paméran Sadali dikunjungi orang dan dari lakunya lukisan-lukisan Sadali dibeli orang. Sebelum paméran secara resmi dibuka, biasanya sudah ada sejumlah lukisan Sadali yang terjual. Mémang dapat saja disebut bahwa peminat lukisan Sadali adalah sejumput golongan élit. Tapi bahwa golongan élit yang sejumput itu membeli lukisan dan yang dipilihnya adalah lukisan Sadali yang abstrak pun merupakan kenyataan yang tak dapat dibantah. Jumlah koléktor senirupa masih terbatas sekali di Indonésia. Yang membeli lukisan Sadali banyak yang bukan koléktor. Dan mungkin istilah "sejumput" itu pun ternyata meliputi jumlah yang cukup besar. Bagaimana pun kenyataan itu membuktikan bahwa lukisan-lukisan Sadali itu meskipun abstrak namun terasa akrab sehingga banyak orang yang ingin memilikinya.

***

Meskipun berlainan dengan lukisan yang dapat dikatakan murni sebagai karya pribadinya, namun tak dapat dipungkiri besarnya peranan Sadali dalam pembangunan dan pembinaan jemaah mesjid Salman. Mesjid yang sudah berkembang menjadi pusat ibadah, budaya dan ilmu (inteléktual) itu mémang bukan karya pribadi seseorang. Di samping Sadali kita harus ingat akan Imaduddin, Luthfi, Ahmad Noe'man, dan lain-lain yang telah menyebabkan mesjid Salman berkembang seperti sekarang.

Dengan menempuh berbagai iklim politik (mesjid itu mulai dibangun di jaman Orde Lama dan nama "Salman" sendiri diberikan oléh Presidén Sukarno), Salman memantapkan dirinya sebagai pusat kegiatan budaya yang kalau tak dapat kita sebut sebagai Islami, niscaya akan dapat dikatakan memberikan alternatif kepada para pemuda yang kelak akan menjadi pemimpin di tanahair. Mesjid itu seakan menawarkan nilai-

nilai lain daripada yang dianut dalam masyarakat banyak. Dengan kata lain, lingkungan mesjid Salman mengembangkan semacam "counter culture". Di mesjid inilah sepanjang tahu saya, dimulai ceramah-ceramah Ramadhan yang tidak hanya membahas soal-soal ibadah dalam arti yang sempit saja. Begitu juga dengan khutbah-khutbah pada hari Jum'at atau hariraya Idulfitri dan Iduladha. Sehingga dengan demikian banyaklah sarjana berbagai bidang ilmu yang naik mimbar memberikan khutbah atau ceramah di mesjid. Banyak pula yang kemudian ternyata mémang berbakat sebagai khatib. Sadali sendiri adalah salah seorang contoh, di samping Prof. Dr. Doddy A. Tisna Amidjaja.

Beratlah tentu menghadapi keadaan ketika alternatif yang ditawarkan dianggap sebagai pembangkangan oléh penguasa. Tetapi di bawah pimpinan Sadali ternyata mesjid Salman dapat melalui saat-saat kritis itu dan terus berkembang, walaupun tentu ada yang tidak merasa puas karena kurang seirama dengan langkah yang dikehendakinya sendiri. Dalam menilai situasi mémang sering terjadi perbédaan di antara para pemimpin, tetapi seharusnya jangan sampai menimbulkan kebuntuan atau perpisahan jalan. Kita sering mengutip hadis yang menyatakan bahwa menurut Rasulullah perbédaan pendapat di antara ummatnya itu merupakan rahmat, tetapi mungkin kita harus belajar bagaimana menghargai pendapat yang berlainan dengan pendapat kita sendiri. Pedoman yang diberikan oléh Rasulullah, bahwa kalau dalam keadaan buntu kita harus kembali kepada Al-Qur-an, kadang-kadang kita lupakan.

Penerbitan buku-buku yang membahas agama Islam yang terutama berupa terjemahan yang dilakukan oléh Pustaka Salman (yang berada dalam lingkungan mesjid Salman) misalnya telah beberapa kali menampilkan karya-karya yang kontrovérsial, seperti karya Fazlul Rahman. Tinggallah lagi harus diusahakan agar diterbitkan juga karya-karya yang memberikan pandangan yang berbéda. Kalau karya demikian belum ada, maka penerbitan itu merupakan rangsangan agar ada yang menulisnya.

Pikiran-pikiran kita sejak indoktrinasi Manipol-Usdék jaman Orde Lama agaknya sudah terbiasa dengan lalulintas pemikiran satu arah sehingga kehilangan diménsi kedalaman dan keluasan pandangan. Sejarah telah membuktikan bahwa penerbitan berbagai buku yang menyebarkan paham yang berbagai-bagai di masa kejayaan Islam, tidaklah menenggelamkan kebenaran Al-Qur-an dan ajaran Islam, melainkan mengasahnya hingga kemilau gemerlapan.

Saya yakin bahwa sebagai "sesepuh" di lingkungan Salman Sadali turut memberikan warna dalam pemilihan buku-buku yang diterbitkan oléh Pustaka Salman. Dan usaha tersebut kalau belum sudah, niscaya nanti akan memberikan buah, karena buku-buku yang diterbitkannya itu dibaca dengan penuh perhatian dan dengan daya kritis yang tinggi oléh para jemaah Salman yang masih muda-muda dan juga oléh para pemuda lain di seluruh tanah air. Para pemuda yang selalu disebut sebagai "harapan bangsa", "yang empunya hari depan", namun jarang sekali diberi kepercayaan dalam memilih apa yang baik bagi dirinya dan seakan dihambat untuk turut memimpin dan memberikan arah buat hari depan.

Melalui penerbitan Pustaka, saya berpendapat bahwa Sadali sedikit banyak telah menanamkan iklim berbéda pendapat yang penuh rahmat itu. Mudah-mudahan iklim itu akan terus dipertahankan walaupun Sadali sendiri sudah meninggalkannya untuk selamanya.

***

Pada waktu saya datang berkunjung ke rumahnya pada hari Ahad tanggal 2 Agustus 1987 itu, Sadali memberi tahu bahwa tanggal 2 Séptémber sepulang dari Amérika beliau akan menyelenggarakan paméran di Erasmus Huis, Jakarta. Saya diundangnya dan saya berjanji akan datang. Tapi apa lacur, karena saya akan meninggalkan Jakarta tanggal 3 Séptémber pagi-pagi, maka malamnya banyak kawan yang sengaja datang, baik dari Jakarta, Bandung, maupun Jatiwangi, sehingga saya terlupa untuk memenuhi janji itu. Waktu teringat, malam sudah pukul sebelas. Paméran tentu sudah ditutup. Saya tak sempat meminta maaf kepada Sadali karena terlalu malam lagi pula saya tak tahu di mana beliau menginap malam itu.

Setiba kembali di Osaka saya segera terlibat dalam kesibukan penyelengaraan paméran lukisan Srihadi Soedarsono di Hankyu Department Store dan berbagai kesibukan lain, sehingga tidak sempat segera menulis surat kepada Sadali. Maka berita télépon H. Endang Saifuddin Anshari dari Bandung yang memberitahukan bahwa Sadali meninggal dunia menjelang Subuh hari Saptu 19 Séptémber 1987 sungguh mengejutkan. Hampir-hampir tak dapat dipercaya. Dan sekaligus menimbulkan kepedihan dalam hati karena ada janji yang tak ditunaikan. Mudah-mudahan beliau memaklumi kelataan manusia dan memaafkan saya. Dan mudah-mudahan beliau di alam yang langgeng akan mendapat cucuran rahmat Allah SWT yang terasa selalu dirindukannya dalam sejumlah lukisannya. Saya yakin bahwa sahabat-sahabatnya yang "memarahinya" pun tidak akan réla membiarkan amarahnya berlarut-larut dan akan sama-sama mendo'akan agar iman Islam beliau diterima oléh Allah Yang Maha Pengampun dan Penyayang.

Innalillahi wainnailaihi roji'un.

Osaka, 20 Séptémber 1987.

R. Hasan Nata Permana: Pembina Koperasi

BARANGSIAPA MENGIKUTI perkembangan perkoperasian di Jawa Barat, terutama koperasi pegawai negeri, niscaya akan mengenal nama R. Hasan Nata Permana. Beliaulah salah seorang pendiri dan yang menjadi ketuanya yang pertama PKPN (Pusat Koperasi Pegawai Negeri) se-Jawa Barat yaitu sejak didirikan tahun 1954. Kedudukan itu baru dilepaskannya pada tahun 1959.

Minat dan aktivitas beliau dalam bidang perkoperasian sudah nampak sejak beliau masih duduk di sekolah, yaitu di MOSVIA (Middelbare Opleiding School voor Indische Ambtenaren=Sekolah Menengah untuk Pegawai Pribumi) di Bandung. Pada tahun 1929 beliau mendirikan dan memimpin koperasi di asrama para murid MOSVIA. Setelah tamat dari sekolah dan ditempatkan di Anyar Lor, Banten sebagai AIB (Ambtenaar Indische Bestuur), beliau ikut aktif dalam koperasi konsumsi yang dipimpin oléh Tb. Haji Ahmad, seorang Kepala Sekolah Kelas Dua (1932). Juga ketika beliau dipindahkan tugasnya menjadi Mantri Polisi di Jatinegara, bersama dengan

Mr. Djoemhana yang ketika itu menjadi Asistén Wedana (Camat), mendirikan Koperasi Bank Désa Kramatjati (1937). Dan ketika tugasnya dipindahkan menjadi Camat Manonjaya, Tasikmalaya, beliau pun mendirikan koperasi pembuatan minyak kelapa (1939) dan ketika ditempatkan di Cikeruh, Bandung (masih sebagai Camat), beliau mendirikan Koperasi Simpan-Pinjam (1940). Ketika tahun 1942 beliau ditempatkan sebagai Camat di Tanjungsari, Sumedang, setelah sebelumnya menjadi Camat di Rancakalong, bersama dengan Ipik Atmasubrata beliau mendirikan Koperasi Pertokoan.

Hanya pada masa pendudukan Jepang dan masa révolusi saja beliau tidak aktif dalam bidang perkoperasian, karena mémang keadaan pada masa-masa tersebut tidak memungkinkannya. Pada masa-masa tersebut beliau aktif dalam kegiatan yang lebih bersifat sosial politik.

Namun setelah pengakuan kedaulatan oléh Belanda, sebagai pegawai tinggi yang diperbantukan pada Gubernur Jawa Barat dan kemudian sebagai bupati yang diperbantukan pada Kementerian Dalam Negeri, beliau pada tahun 1952 mendirikan dan mengetuai Koperasi Pegawai Gubernuran Jawa Barat, dan pada tahun 1954 mendirikan dan menjadi Ketua PKPN se-Jawa Barat. Setelah berhenti sejak 1959, hampir sepuluh tahun kemudian, yaitu tahun 1968, beliau diminta kembali menjadi ketua organisasi yang sudah diubah namanya menjadi GKPN (Gabungan Koperasi Pegawai Negeri). Selama hampir sepuluh tahun pada masa Demokrasi Terpimpin, organisasi itu menderita kerusakan hébat sebagai akibat Nasakomisasi. Tugas membenahi organisasi tersebut beliau selesaikan dengan baik. Pada tahun 1975 beliau mengundurkan diri dari segala aktivitasnya yang bertalian dengan koperasi.

Perlu ditambahkan bahwa pada tahun 1954 beliau bersama dengan Rd. Pandji Soeroso yang ketika itu menjabat sebagai Menteri Sosial, mendirikan IKPN (Induk Koperasi Pegawai Negeri) seluruh Indonésia dan beliau duduk sebagai anggota kemudian sebagai Wakil Ketua Déwan Pengurus sampai tahun 1959. Beliau pun duduk sebagai anggota kemudian sebagai Ketua Déwan Koperasi Jawa Barat, dan menjadi anggota pengurus Bank Koperasi Jawa Barat. Ketika meninggal beliau "hanya" masih menjadi penasihat Déwan Koperasi Indonésia, Bank Umum Koperasi Jawa Barat, Puskud (Pusat Koperasi Unit Désa), dan Akop (Akadémi Koperasi) 12 Juli.

***

Kalau melihat daftar kegiatan beliau semasa hidupnya, tak boléh tidak akan timbul kesan pada kita bahwa beliau adalah orang yang sangat aktif dalam berbagai kegiatan kemasyarakatan dan organisasi. Ketika masih bersekolah di MULO (sekarang sama dengan SMP) di Jakarta dan kemudian di Bandung, beliau menjadi anggota Jong Java dan kemudian anggota Indonésia Muda, yaitu organisasi yang lahir sebagai hasil fusi berbagai organisasi kepemudaan setelah Kongrés Pemuda tahun 1928. Beliau pun mendirikan dan menjadi Ketua Himpunan Siswa Priangan Timur (Oost Preanger Bond atau OPB). Sebagai pegawai negeri beliau menjadi anggota pengurus VAIB (Vereniging van Ambtenaren b/h Binnenlands Bestuur=Perhimpunan Pegawai Negeri masa Hindia Belanda, 1935–1938). Tahun 1948–1952 beliau menjadi salah seorang pendiri dan Ketua Serikat Sekerja Pemeritahan Daérah Jawa Barat yang kemudian bergabung menjadi satu dalam SSKDN (Serikat Sekerja Kementerian Dalam Negeri).

Aktivitasnya dalam bidang kemasyarakatanlah yang menyebabkan beliau pada tahun 1941 dipilih menjadi anggota Déwan Perwakilan Kabupatén (Regentschapraad) Sumedang. Pada waktu kemerdékaan bangsa Indonésia diproklamasikan, beliau yang sedang menjabat sebagai Booéi Kacho Kabupatén Ciamis segera terpilih sebagai Wakil Ketua KNI (Komité Nasional Indonésia) Kabupatén Ciamis. KNI pada masa révolusi bertindak sebagai lembaga perwakilan rakyat, karena parlemén pilihan rakyat belum terbentuk. Ketika partai-partai politik berdiri sebagai akibat dari Maklumat Wakil Presidén X/1945, maka beliau masuk menjadi anggota dan terpilih sebagai Wakil Ketua Partai Masjumi (Madjelis Sjuro Muslimin Indonésia) Kabupatén Ciamis. Kemudian beliau menjadi anggota pengurus partai tersebut cabang Jawa Barat sampai partai tersebut membubarkan diri pada tahun 1960 atas desakan rezim Sukarno-Nasution. Sejak 1956 beliau duduk sebagai anggota Konstituante wakil partai tersebut sampai lembaga pembentuk konstitusi pilihan rakyat itu dibubarkan oléh Dékrit Presidén Sukarno pada tahun 1959.

Pada tahun 1948–1950 beliau menjadi anggota parlemén Negara Pasundan dari Fraksi Kesatuan bersama dengan R. Tg. Malé Wiranatakoesoemah, Abdul Hamid Margana, M.D. Soetigna, M.A. Chasboellah, dan lain-lain. Setelah terbentuk negara RIS (Républik Indonésia Serikat) sebagai hasil KMB (Konferénsi Méja Bundar) beliau bersama dengan R. Sujoso dan Harun Al-Rasjid mengajukan mosi yang menuntut supaya Wali Negara Pasundan bersama-sama dengan pemerintah dan parleménnya "segera menyerahkan kepada RIS semua kekuasaan Negara Pasundan serta tunduk selanjutnya kepada putusan-putusan menurut kebijaksanaan Pemerintah Pusat RIS selaras dengan Undang-undang Dasar RIS". Mosi yang dikemukakan pada tanggal 26 Januari 1950 (jadi tatkala usia RIS belum cukup satu bulan) merupakan langkah awal yang menuntut pembubaran Negara Pasundan dan yang kemudian diikuti oléh mosi-mosi yang seirama dengan itu oléh negara-negara bagian RIS yang lain, yang akhirnya diselesaikan dengan "Mosi Integral" M. Natsir dan kawan-kawan di tingkat Parlemén RIS. Dengan "Mosi Integral" M. Natsir itu, maka hapuslah Negara RIS, menjelma kembali menjadi Republik Indonésia yang satu.

***

Meski sudah mendengar nama beliau sejak akhir tahun 1950-an, tetapi saya baru mengenal secara pribadi R. Hasan Nata Permana sekitar tahun 1970. Beliau ketika itu sudah berusia sekitar 60 tahun (beliau dilahirkan di désa Utama, Kecamatan Cijeungjing, Kabupatén Ciamis, pada tanggal 1 Juli 1910), tetapi banyak melahirkan gagasan-gagasan orisinal tentang hal-hal yang praktis. Misalnya ketika Pengurus Paguyuban Pasundan sesudah perang hendak melaksanakan pemberian béasiswa kepada murid yang tidak mampu padahal dana untuk itu tidak tersedia, beliau menganjurkan agar semua murid setiap bulan diharuskan menyumbang sejumlah kecil uang (kalau tak salah sebesar Rp. 50 sebulan yang niscaya tidak akan memberatkan orangtuanya) dan béasiswa diberikan dari uang yang terkumpul itu. (Beliau menjadi marah karena meski pengumpulan uang dilakukan namun ternyata béasiswa tidak diberikan). Beliau mémang seorang praktikus walaupun (atau justru karena itu) kemudian beliau pernah memberi kuliah tentang koperasi sebagai dosén luar biasa pada Universitas Parahiangan, Bandung (1958–1959). Sejumlah brosur yang sempat beliau tulis pun memperlihatkan hal tersebut, di antaranya *Soal Distribusi di Negara Pasundan; Undang-undang Pemilihan Umum no. 7 tahun 1953; Hukum Pemecatan; Bentuk Hukum Perusahaan; Buruh dalam Prosés Produksi;* dan *Kamus Istilah Ékonomi Asing-Indonésia dengan Penjelasan.*

Sebagai orang yang mulai dari bawah dan berpengalaman luas sebagai pejabat yang berpindah-pindah di berbagai daérah pedalaman beliau mengenal secara nyata masalah-masalah yang dihadapi rakyat kecil sehari-hari. Dengan demikian beliau berbéda sekali dengan para ahli di belakang méja yang mengenal kenyataan melalui téori dan buku-buku saja, atau dengan para pejabat yang hanya mempercayakan pengenalannya tentang kenyataan pada laporan-laporan yang disampaikan bawahannya saja.

Sampai akhir hayatnya beliau tidak henti-hentinya memikirkan kemajuan masyarakat. Dan "masyarakat" bagi beliau bukanlah sesuatu yang abstrak, melainkan manusia-manusia kongkrit yang menghadapi persoalan-persoalan dan keperluan-keperluan kongkrit pula. Meskipun beliau sudah jatuh sakit sehingga untuk sementara lumpuh (karena tekanan darah tinggi), namun setelah bisa bergerak lagi (dengan bantuan tongkat) dan bisa berbicara lagi dengan jelas, ada saja yang beliau kerjakan untuk kepentingan orang lain. Di antaranya mendirikan Yayasan Raga Katineung yang tujuannya memberikan béasiswa bagi para pelajar dan mahasiswa pandai yang menghadapi kesulitan biaya. Yayasan itu sekarang telah membantu sejumlah mahasiswa hingga berhasil tamat dari universitas.

Pada hari Saptu 30 Januari 1988, tatkala saya mengunjungi beliau terakhir kali di rumahnya, saya terpaksa harus masuk dari samping melalui dapur karena ruang depan sedang digunakan oléh sejumlah ibu-ibu untuk latihan keterampilan bicara. Menurut beliau, para ibu dan para bapak itu bukan hanya memerlukan pengajian saja, tetapi juga memerlukan keterampilan-keterampilan lain termasuk keterampilan mengemukakan pendapat dengan baik di depan orang banyak. Karena adanya kegiatan-kegiatan yang banyak macamnya itu, yang diadakan di ruang depan rumah beliau secara bergiliran setiap hari, maka hampir tujuh kali dalam seminggu ada saja ibu-ibu atau bapak-bapak yang datang untuk mengikuti latihan meningkatkan kemampuan pribadinya di rumah beliau.

R. Hasan Nata Permana meninggal empat hari setelah kunjungan saya itu, yaitu tanggal 4 Fébruari 1988 pagi hari. Menurut Ibu R. Tiwah Permasih yang telah mendampingi beliau sebagai isteri selama lebih dari setengah abad (hampir 54 tahun), beliau meninggal dengan tenang tanpa keluhan sebelumnya, sehingga benar-benar di luar dugaan keluarga terdekatnya sendiri.

Inna lillahi wainna ilaihi roji'un. Mudah-mudahan Allah SWT memberikan tempat yang mulia di hadirat-Nya bagi almarhum. Amin.

M. Nazar Yahya: Penerbit Sebagai Jalan Hidup

PADA AWAL tahun 1964, Penerbit Widjaya, yang ketika itu dipimpin oléh Ibu M. Luthan, telah menyatakan kesediaannya menerbitkan naskah yang saya tawarkan, ialah bungarampai puisi Indonésia yang paling lengkap yang pernah disusun sampai pada saat itu. Bungarampai yang sudah ada, biasanya hanya merupakan penggalan saja dari perkembangan puisi Indonésia seperti *Puisi Lama* dan *Puisi Baru* susunan S. Takdir Alisjahbana, atau dimuat bersama-sama dengan prosa seperti dalam berbagai bungarampai yang disusun oléh H. B. Jassin seperti *Gema Tanahair, Kesusasteraan Indonésia di Masa Jepang,* dll. Bungarampai yang saya susun itu dimulai sejak awal puisi Indonésia modéren, yaitu dengan memuat karya-karya Roestam Éffendi, Sanoesi Pané, dan M. Yamin, sampai karya penyair yang paling muda masa itu ialah Isma Sawitri.

Kesediaan penerbit itu bukan hanya dibuktikan dengan penandatanganan SPP (Surat Perjanjian Penerbitan) atau yang di lingkungan dunia penerbitan dan para pengarang lebih populér disebut sebagai "kontrak", melainkan juga dengan segera menyuruh percétakan De Unie mengesét naskah saya itu. Saya pun segera dikirimi prufdruk (coba cétak) tatkala pengesétan sudah selesai. Pada waktu itu pencétakan buku masih dilakukan secara cétak-tinggi, karena mesin offsét belum lagi dikenal. Pengesétan dilakukan dengan mesin Lettertype yang membuat lémpéngan-lémpéngan timah yang memuat baris-baris téks yang akan dicétak. Prufdruk yang tebalnya sekitar 400 halaman itu, setelah selesai saya koréksi segera dikembalikan lagi kepada penerbit supaya prosés penerbitannya berjalan lancar.

Tetapi beberapa minggu kemudian ketika saya berkesempatan pergi ke Jakarta lagi (ketika itu saya tinggal di tempat kelahiran saya, Jatiwangi) dan memerlukan mengunjungi penerbit Widjaya, saya ditemui oléh petugas yang selama itu saya kira mengurus soal-soal keuangan penerbit tersebut. Orang itulah Nazar Yahya, yang setelah Ibu M. Luthan mengundurkan diri sebagai pimpinan penerbit Widjaya, menggantikannya sebagai pimpinan.

M. Nazar Yahya meminta saya, karena tatkala itu baru saja ada "pembersihan" terhadap karya-karya para penandatangan Manifés Kebudayaan dan para pengarang yang berada dalam tahanan seperti Mochtar Lubis dan Hamka dan yang tinggal di negara-negara Nékolim (Néo Kolonialisme) seperti S. Takdir Alisjahbana, M. Balfas, dan Idrus yang tinggal di Malaysia dan Achdiat K. Mihardja yang tinggal di Australia; agar mencabut sajak-sajak buah tangan Hamka, Takdir, dan Balfas, begitu juga karya-karya para penandatangan Manifés Kebudayaan seperti Subagio Sastrowardojo, Taufiq Ismail, Goenawan Mohamad dan lain-lain dari buku yang saya susun dan yang tinggal dicétak saja itu. Dengan terus terang saya mengatakan bahwa saya tidak mau memenuhi permintaannya itu, karena menurut hémat saya sebenarnya tidak ada larangan formal untuk menerbitkan karya-karya para pengarang tersebut lagi pula karya-karya meréka sudah menjadi bagian dari sejarah sastera Indonésia dan dengan demikian menjadi bagian dari khazanah kekayaan ruhani bangsa, mengapa harus dikucilkan? Saya katakan bahwa ketakutan menerbitkan karya meréka itu hanyalah karena adanya tekanan dari golongan kiri, yang mendesak pemerintah agar mengikuti keinginan meréka demi kepentingan politiknya. Itulah sebabnya ada instruksi atau entah apa di lingkungan Kementerian P. P dan K. (yang menterinya, Prof. Dr. Prijono dan Sékjénnya Soepardo SH, yang keduanya dikenal sebagai tokoh kiri) yang melarang menggunakan karya para pengarang Manifés Kebudayaan dan lainnya. tetapi kalaupun instruksi itu sah, wewenangnya hanyalah melarang pemakaian buku karya pengarang penandatangan Manifés Kebudayaan dan lain-lain di sekolah-sekolah saja. Di luar sekolah larangan itu tidak berlaku. Wewenang Kementerian P dan K hanya di lingkungan sekolah dan kantor-kantor yang ada di bawahnya saja. Larangan pemakaian dalam masyarakat haruslah keluar dari Jaksa Agung dan sampai pada waktu itu tak ada larangan dari pihak Jaksa Agung mengenai itu.

Nazar Yahya bersikukuh pada permintaannya, sedangkan saya juga bersikukuh pula tidak mau mencabut sajak-sajak yang dikehendakinya itu. Akhirnya dia mengusulkan jalan tengah. Dia akan meminta saran kepada pihak Kejaksaan Agung. Kalau menurut pihak Kejaksaan Agung buku itu boléh diterbitkan, maka buku itu akan segera dicétak. Kalau tidak, tentu dia pun harus menyelamatkan perusahaan yang dipimpinnya.

Sejarah mencatat bahwa buku itu tidak pernah terbit. Sama nasibnya dengan bungarampai cerita péndék (tiga jilid) yang juga saya susun pada waktu itu dan yang juga pada waktu itu sudah disét dan akan diterbitkan oléh penerbit Dhiwantara di Bandung. Prufnya sudah saya koréksi juga. Tetapi penerbit itu meminta agar saya mencabut cerita-cerita péndék karya Achdiat K. Mihardja, Mochtar Lubis, Idrus, M. Balfas, Hamka, dan para pengarang penandatangan Manifés Kebudayaan. Permintaan penerbit Dhiwantara juga saya tolak dan sebagai akibatnya buku itu juga tidak pernah terbit. Padahal kalau jadi terbit, keduanya niscaya akan merupakan sepasang bungarampai puisi dan cerita péndék Indonésia moderen yang dapat dijadikan sumber atau pegangan oléh meréka yang berminat terhadap kesusasteraan Indonésia moderen.[1]

Dengan peristiwa itu jelas kiranya bahwa awal perkenalan saya dengan Nazar Yahya sama sekali tidak menyenangkan. Pada waktu itu saya menganggapnya sebagai pengecut, karena saya yakin betul bahwa kalau buku itu diterbitkan tidaklah nanti akan dilarang. Maklum pada waktu itu saya percaya bahwa di Indonésia berlaku hukum seperti yang ditulis dalam buku-buku.

***

Tetapi perkenalan kami tidak berhenti hanya sampai di situ. Pada tahun 1973, dalam Kongrés IKAPI (Ikatan Penerbit Indonésia) saya terpilih sebagai ketua yang baru. Dalam badan Pengurus yang akan bekerja selama tiga tahun (1973–1976) itu duduk M. Nazar Yahya sebagai salah seorang anggota pengurus. Tugas pengurus pilihan kongrés 1973 cukup berat, roda organisasi hampir berhenti karena kehidupan penerbitan buku di Indonésia pada waktu itu mencapai titiknya yang paling rendah, sehingga jumlah anggota IKAPI merosot dari empat ratus lebih menjadi

---

1 Pada tahun 1980-an saya menyusun kembali kedua bungarampai itu sampai dengan saat terakhir sehingga di dalamnya dimuatkan karya para pengarang yang termuda untuk diterbitkan, tetapi penerbitnya (Dunia Pustaka Jaya!) meminta saya untuk meninggalkan puisi dan cerita péndék karya para pengarang Lékra karena ada larangan Kejaksaan Agung menerbitkan karya meréka. Permintaan itu juga saya tolak sehingga naskah yang juga sudah disét itu tidak jadi terbit.

hanya tinggal sekitar 80 saja—itu pun banyak di antaranya yang sebagai perusahaan sebenarnya sudah tidak berjalan. Untuk menjalankan roda organisasi, pengurus sebelumnya terpaksa melakukan pinjaman uang kepada beberapa perusahaan anggota pengurus yang jumlahnya sudah lumayan besar. Dan utang organisasi tidak hanya itu saja! Tetapi alhamdulillah dengan ridha Allah, kehidupan dunia perbukuan Indonésia pada tahun-tahun itu berangsur baik dan jumlah penerbit yang menjadi anggota IKAPI bertambah, sehingga sebagai organisasi IKAPI pun dapat berjalan lagi sambil sedikit demi sedikit membayar utang-utang yang ada. Perubahan itu antara lain merupakan hasil tak sengaja percakapan saya dengan Prof. Dr. Makaminan Makagiansar yang ketika itu baru diangkat sebagai Dirjén Pendidikan. Dalam percakapan itu saya mengingatkan Dirjén Pendidikan akan pentingnya perpustakaan di sekolah-sekolah supaya para murid dapat memupuk kegemarannya membaca dan dengan demikian memperluas cakrawala pikirannya, tidak terbatas kepada apa yang disampaikan oléh guru dalam kelas saja. Kebetulan pada waktu itu akibat terjadinya krisis énérgi, Indonésia yang kaya minyak bumi mendapat pemasukan yang melebihi APBN (Anggaran Pendapatan dan Belanja Negara). Dalam sidang kabinét timbul wacana tentang kelebihan uang masuk itu hendak digunakan untuk apa. Dalam sidang itu, Prof. Makagiansar mengajukan pembangunan sekolah dan perpustakaan sekolah sebagai salah satu alternatif. Ternyata sidang memutuskan bahwa saran yang diajukan oléh Dirjén Kebudayaan itu yang disetujui untuk dilaksanakan. Terjadilah pembangunan Sekolah Dasar Inprés dan pembelian buku bacaan Inprés secara besar-besaran.

Dalam tiga tahun masa kepengurusan kami itu, saya merasakan betul hasil pekerjaan M. Nazar Yahya yang walaupun hanya menjadi anggota pengurus saja (yang menjadi Bendahara ada orang lain yang tidak bekerja), namun berhasil membenahi segala pembukuan organisasi dan hal-hal lain yang bertalian dengan keuangan organisasi yang sebelumnya agak kacau. Karena itulah tatkala dalam kongrés berikutnya yang dapat kami selenggarakan tepat pada waktunya (1976) dan saya terpilih kembali sebagai ketua merangkap formatur, saya meminta beliau duduk sebagai Bendahara. Permintaan itu beliau terima dan dengan demikian kami untuk tiga tahun berikutnya bekerjasama lagi dalam kepengurusan IKAPI. Pengurus period 1976–1979 itu pun dapat menyelenggarakan kongrés tepat pada waktunya (1979) dan berhasil menarik perhatian pemerintah dan masyarakat akan dunia penerbitan buku, sehingga sempat menyelenggarakan paméran buku nasional secara périodik—yang sudah lama terhenti. Paméran buku pertama dibuka oléh Wakil Presidén Sultan Hamengku Buwono IX, kemudian oléh Wakil Presidén H. Adam Malik. Berhasil pula mendesak pemerintah agar membentuk BPPBN (Badan Pertimbangan Pengembangan Buku Nasional) dan mendesak Dirjén Pajak agar tidak menganggap buku semata-mata sebagai komoditas hasil produksi manufaktur seperti sepatu atau genting. Dalam Kongrés IKAPI tahun 1979 itu pulalah Presidén Républik Indonésia untuk pertama kali hadir dan memberikan kata sambutan pada pembukaannya. Pada waktu pemilihan pengurus baru, saya menyatakan bahwa saya tidak bersedia dipilih kembali karena dua kali menerima kepercayaan kongrés menurut hémat saya sudah cukup, lagi pula IKAPI sebagai organisasi sudah berjalan dengan baik dan dunia perbukuan pun menghadapi hari depan yang cerah. Ternyata M. Nazar Yahya juga menyatakan bahwa beliau tidak bersedia lagi duduk dalam pengurus, karena menurut beliau sudah waktunya ada peremajaaan.

***

Dari pengalaman bekerjasama selama dua périod kepengurusan IKAPI (dua kali 3 tahun) itu saya menjadi tahu bahwa M. Nazar Yahya bukanlah orang yang suka berbicara, namun semua tugas yang diterimanya dia jalankan dengan tekun dan sebaik-baiknya. Dia sangat cermat, teliti, sabar, dan mempunyai rasa humor yang halus. Kukuh pada prinsip-prinsip kebenaran yang dipegangnya dengan teguh. Sebagai pemimpin penerbit, beliau bukan orang yang bercita-cita hendak menerbitkan karya-karya besar dalam bidang ilmu atau budaya, tetapi memilih bidang penerbitan buku agama dan buku pelajaran. Buku agama dianggapnya sangat bermanfaat bagi masyarakat yang membutuhkan tuntunan ruhani sedang buku pelajaran dianggapnya sangat dibutuhkan oléh anak-anak di sekolah. Tapi dalam bidang penerbitan buku pelajaran pun, beliau memperlihatkan rasa tanggungjawab yang besar. Buku pelajaran yang diterbitkannya bukanlah asal ditulis oléh pejabat di Departemén P dan K yang memegang kunci menetapkan buku yang digunakan di sekolah, sehingga buku itu akan dijadikan buku pegangan wajib. Buku pelajaran yang diterbitkan oléh penerbit Wijaya benar-benar disusun oléh guru-guru dan para ahli dalam bidang yang bersangkutan. Untuk penyusunan buku-buku demikian, beliau sering membentuk tim penulisan buku pelajaran bidang pengajaran tertentu dan menyelenggarakan rapat-rapat bersama penyusunan naskah, tentu saja disesuaikan dengan kurikulum yang ditetapkan oléh pemerintah. Untuk itu tim-tim tersebut diundangnya untuk mengadakan rapat-rapat bersama selama berhari-hari, di rumah peristirahatannya di Cipayung.

Ke rumah peristirahatannya di Cipayung itu pulalah kemudian saya dan keluarga sering diundangnya. Dalam kesempatan demikian sering keluarga kami berdua bersama-sama menikmati udara segar dan pemandangan alam yang indah di sekitarnya sambil bersenda bergembira.

"Jangan bawa pekerjaan ke sini," katanya selalu kalau dilihatnya saya membaca di rumah peristirahatannya. "Berikanlah waktu untuk beristirahat. Kalau sudah sakit, nanti kita sendiri yang répot."

Saya pada waktu itu mémang sudah selalu dalam pengawasan dokter karena hipertènsi yang sering sekali muncul dan M. Nazar Yahya tahu tentang hal itu. Karena itu pulalah saya dipersilakannya untuk mempergunakan rumah peristirahatannya itu kapan saja saya memerlukannya.

Menurut M. Nazar Yahya beliau terjun ke dunia penerbitan buku itu karena nasihat Pak Kasoema St. Pamoentjak yang sejak muda bekerja di Balai Pustaka dan setelah pensiun mendirikan penerbit Djambatan. Bukan hanya sekali dikutipnya nasihat Pak Pamoentjak itu, yang isinya kira-kira sebagai berikut: "Usaha penerbitan buku adalah lapangan usaha yang halal dan baik karena bermanfaat bagi kemajuan masyarakat dan bangsa. Hari depannya pun cerah bagi kita di Indonésia karena kita merupakan bangsa yang besar yang dari waktu ke waktu kian banyak memerlukan buku."

Nasihat yang dipegangnya sendiri itu kemudian dinasihatkannya pula kepada anak-anaknya. M. Nazar Yahya selalu dengan bangga mengatakan bahwa anak-anaknya pun telah ditanami keyakinan akan hal itu. Waktu paling akhir saya mengunjunginya di rumahnya dalam bulan Januari 1988, diperlihatkannya buku-buku terbitan dua buah penerbit yang dipimpin oléh dua orang anaknya. Meskipun pada waktu itu sebenarnya sakitnya sudah berat (dia telah diketahui oléh dokter bahwa mengidap penyakit kangker hati tapi atas permintaan keluarga hal itu dirahasiakan terus kepadanya sendiri, sehingga dia hanya mengatakan bahwa tubuhnya lemah dan sering merasa lesu), namun terpancar dari wajahnya kegembiraan dan kebahagiaannya karena menyaksikan ada dua orang anaknya yang mengikuti jejaknya dalam dunia penerbitan. Saya yang sudah sejak berangkat dari Osaka tahu akan penyakitnya karena disurati oléh salah seorang anaknya, Ir. Élan Kusuma, hanya berdo'a dalam hati semoga usaha kedua anaknya dalam dunia penerbitan buku itu berhasil dan maju sehingga dalam usia yang sisanya sudah diperkirakan dokter tinggal beberapa bulan saja itu, M. Nazar Yahya benar-benar merasa marem.

Indonésia mémang masih memerlukan banyak penerbit buku yang sungguh-sungguh, yang yakin bahwa lapangan pekerjaannya itu merupakan tempat pengabdian yang juga dapat memberikan rizki yang halal untuk hidupnya, sekaligus juga dapat mendorong usaha mencerdaskan bangsa yang menjadi salah satu cita-cita kemerdékaan seperti yang tercantum dalam Pembukaan Undang-Undang Dasar. Hanya meréka yang yakin akan kebenaran hal itu dan terus tekun dalam bidangnya menghadapi badai-badai bencana ékonomi yang silih berganti menerjang kehidupan bangsa kita, akan dapat membina kehidupan dunia perbukuan yang teguh dan séhat. Sayangnya meréka harus pula berhadapan dengan modal-modal besar yang maksudnya tidak lain hanya hendak merendam uang panas untuk menarik keuntungan yang memikat dari usaha perbukuan dengan pembelian besar-besaran pemerintah melalui berbagai macam proyék, namun kemudian menarik keuntungan besar yang diperoléhnya itu ke tempat lain, dan tidak menanamkannya buat mengembangkan industri perbukuan. Dengan demikian dunia perbukuan kita tetap lemah karena keuntungan besar yang diperoléh dari penjualan buku melalui proyék pemerintah selalu dibawa keluar bidang usaha perbukuan dan tidak memperkuat modal industri buku.

Maka kepergian M. Nazar Yahya pada tanggal 23 April 1988, bukan hanya merupakan kehilangan buat keluarganya atau buat penerbit Widjaya sendiri saja, melainkan juga buat dunia perbukuan kita umumnya.

S.I. Poeradisastra: Hidayah di Pulau Buru

KETIKA SAYA pertama kali berkenalan dengan S.I. Poeradisastra yang masa itu menggunakan nama Boejoeng Saléh (Poeradisastra), yaitu pada tahun 1953 atau 1954, dia sudah dikenal sebagai orang kiri, lebih khusus lagi sebagai Marxis yang tangguh. Saya mendengar bahwa selagi masih muda (usia 20-an) dia ikut mendirikan Sarikat Buruh Perkebunan (Sarbupri). Dalam Simposion Sastera pertama yang diselenggarakan oléh Sénat Mahasiswa Fakultas Sastera Universitas Indonésia, dia diminta mengemukakan pandangannya tentang sastera Indonésia yang oléh pendébatnya, Anas Makruf, disebut sebagai pandangan Marxis bahkan komunis. Anggapan demikian kemudian di kalangan kesusasteraan Indonésia menjadi cap yang melekat pada diri Boejoeng Saléh.

Pada waktu pertama kami berkenalan itu, dia menjadi Sékertaris redaksi Majalah Kebudayaan *Indonésia* yang diterbitkan oléh BMKN (Badan Musawarat Kebudayaan Nasional). Yang menjadi redaktur majalah tersebut pada waktu itu antara lain Armijn Pané dan St. Muh. Sjah. Di kalangan BMKN juga, Boejoeng dikenal sebagai tokoh Lembaga

Kebudayaan Rakyat (Lékra). Tetapi pada waktu itu pergaulan antar seniman (bahkan antara politisi juga) tidaklah dipagari oléh pandangan hidup atau keyakinan yang berbéda-béda. Pada masa itu orang Indonésia benar-benar dapat menghargai perbédaan pendapat tanpa mempengaruhi hubungan pribadi. Karena itu gembong komunis D.N. Aidit bersahabat baik secara pribadi dengan K.H. Isa Anshari dari Masjumi yang dalam forum selalu mengecam komunisme, bahkan sempat membentuk organisasi anti-komunis. Sebagai Marxis, Boejoeng Saléh bersahabat dengan para seniman lain yang mempunyai berbagai ragam paham, seperti St. Muh. Sjah, Achdiat K. Mihardja, Ramadhan K.H., Aoh K. Hadimadja, Dodong Djiwapradja, Toto S. Bachtiar, Bahrum Rangkuti, Utuy T. Sontani, Asrul Sani, Amir Pasaribu, Nashar, A. Wakidjan, dll. Setiap orang menghormati paham politik atau keyakinan masing-masing dan tidak hendak mendesakkan pahamnya kepada yang lain.

Selama saya bergaul dengan Boejoeng Saléh, tidak pernah dia berbicara tentang paham politik atau keyakinan hidupnya. Dia berbicara tentang segala macam soal, karena dia mémang suka bicara, tetapi tidak pernah memujikan paham politik atau pandangan hidupnya itu kepada saya atau kawan yang lain untuk misalnya mempengaruhi kami agar menganutnya juga. Masih banyak segi hidup yang sama-sama memikat hati kami lain daripada masalah politik atau paham kemasyarakatan yang membuat kami tetap bersahabat.

Pernah dalam suatu kesempatan, Aoh K. Hadimadja bertanya kepada Boejoeng Saléh ketika kami beberapa orang sahabat mengobrol santai, "Sebagai Marxis Saudara percaya akan adanya Tuhan atau tidak?"

Terhadap pertanyaan itu Boejoeng menjawab setelah berpikir beberapa jenak, "Pada saat-saat tertentu mémang saya merasa bahwa ada kekuasaan yang lebih tinggi dan lebih besar dari kita...," katanya.

Pernyataan seperti itu niscaya ganjil diucapkan oléh seorang yang dianggap sebagai Marxis yang berpegang kepada filsafat matérialisme. Saya spontan memberi koméntar négatif, dengan nada mengéjék bertanya mengapa dia tidak melanjutkan pemikiran tersebut. "Tentu karena takut kalau-kalau pada ujungnya akan sampai pada anggapan bahwa mémang Tuhan ada." Boejoeng tidak memberi koméntar terhadap éjékan saya. Dan yang lain pun tidak ada yang mempersoalkannya. Aoh juga tidak bertanya lebih lanjut.

Tetapi peristiwa itu selalu saya ingat. Pertama karena ternyata Marxis yang begitu terkenal juga pada dasar hatinya kadang-kadang merasakan adanya kekuasaan yang lebih tinggi dan lebih besar. Kedua, karena Boejoeing sendiri tidak pernah menyinggung hal itu. Dia tidak merasa perlu menerangkan lebih lanjut tentang pernyataannya di depan Aoh dkk. atau tentang éjékan saya. Saya juga tidak merasa perlu untuk mendesaknya lagi mengenai hal itu. Mungkin karena pada waktu itu (pada awal paruh kedua tahun 1950-an) saya sendiri belum mempelajari Islam secara mendalam.

Sementara itu hubungan saya dengan Boejoeng kian renggang, dalam arti kian jarang bertemu, apalagi setelah dia diangkat menjadi gurubesar bahasa Indonésia di Moskwa, kemudian sepulang dari Rusia dia diangkat menjadi Sékjén Baperki (Badan Permusyawaratan Kewarganegaraan Indonésia). Tentang hubungannya dengan Baperki saya mengetahui kejadian yang sesungguhnya. Bukanlah pandangannya sebagai Marxis yang menyebabkan dia "masuk" Baperki seperti disangka kebanyakan orang, melainkan karena hubungan pribadinya dengan Mr. St. Muh. Sjah. Muh. Sjah mengenal Boejoeng (atau kalau sebelumnya sudah saling kenal menjadi mengenalnya lebih dekat) ketika bersama-sama duduk sebagai anggota redaksi majalah kebudayaan *Indonesia* (Boejoeng sebagai sékertaris redaksi). Keduanya sama-sama kutu buku yang sama-sama rajin menulis dalam majalah yang meréka kelola, walaupun tulisan Sjah kebanyakan hanya berupa resénsi buku, terutama buku-buku dalam bahasa Perancis. Ketika Boejoeng berhenti sebagai sékertaris redaksi *Indonésia* (1958), dia menganggur. Dalam keadaan mengganggur itulah dia dirékrut Sjah "masuk" ke Baperki sebagai peneliti dengan tugas menelaah dan menyusun sejarah orang Cina di Indonésia. Mungkin ajakan itu didorong oléh rasa persahabatan, karena Sjah ingin menolong sahabatnya yang sedang menganggur.

Tahun 1960 Boejoeng menggantikan Achdiat sebagai dosén luar biasa sastera Indonésia modéren di Fakultas Sastera Universitas Indonésia karena Achdiat diminta mengajar di ANU (Australian National University), Canberra. Tahun 1962 Boejoeng diminta mengajar bahasa Indonésia di Moskwa. Baru sepulang dari Moskwa dia diangkat sebagai Sékjén Baperki atas permintaan Siauw Giok Tjan yang menjadi ketuanya. Yang mempunyai inisiatif mendirikan Baperki adalah sejumlah warganegara peranakan Cina yang mempunyai paham politik beragam macam. Tetapi setelah terbentuk dan Siauw Giok Tjan terpilih sebagai ketua, meréka mulai mengajak orang-orang "asli" dan Indo masuk ke dalamnya, supaya organisasi itu tidak sempit hanya beranggotakan orang peranakan Cina saja. Demikianlah dalam kepengurusan Baperki baik di pusat maupun di daérah duduk Sudarjo Tjokrosisworo, D.S. Diapari, Slamet Harto Prodjohartono, J.F.G. Steyn, dll. Muh. Sjah duduk di Baperki pusat. Sementara itu beberapa orang tokoh pendiri Baperki yang dikenal dekat atau berpaham sosialisme yang dianut PSI (Partai Sosialis Indonésia) seperti Tan Po Goan, Khoe Woen Sioe, Injo Bang Goat, dan Auwjong Péng Koen menyatakan keluar dari Baperki. Injo Béng Goat dan Auwjong Péng Koen waktu menyatakan keluar menulis serangkaian karangan dalam sk. *Kéng Po* yang menuduh Baperki dikuasai oléh kaum komunis, karena Siauw Giok Tjhan dekat dengan Amir Sjarifuddin, Tan Ling Djie, dan tokoh komunis lainnya.

Pertemuan dengan Boejoeng menjadi jarang juga karena saya pindah dari Jakarta. Sejak 1958 saya tinggal di Sumedang kemudian di Cihideung, Lémbang, dan pada tahun 1961 mendirikan rumah di Jatiwangi. Baru awal 1965 saya pindah ke Bandung karena harus memimpin *Mingguan* (kemudian *Madjalah*) *Sunda* dalam bahasa Sunda. Setelah terjadi Gestapu berita tentang Boejoeng agak simpang-siur. Berita yang sampai kepada saya mengatakan bahwa dia sudah berangkat ke Pyongyang karena diminta mengajar bahasa Indonésia di sana. Tapi beberapa tahun kemudian, Slamet, anak Boejoeng yang sulung datang menemui saya. Dari dia saya mendengar bahwa ayahnya diasingkan ke pulau Buru. Dan pada tahun 1976 ketika berita tentang pembébasan para tapol dari Buru dimuat dalam surat-surat kabar, saya baca tentang Prof. Iskandar Poeradisastra di antara kelompok yang pertama dikembalikan dari pulau Buru. Ketika saya telusuri ternyata Prof. Iskandar Poeradisastra itu adalah Boejoeng Saléh Poeradisastra.

Pada pertemuan-pertemuan sehabis dia pulang dari pulau Burulah saya menjadi tahu bahwa Boejoeng tidak takut melanjutkan pemikirannya tentang adanya kekuatan yang lebih tinggi dan lebih besar seperti yang pernah diakuinya dua dasawarsa sabelumnya. Dengan hidayah dari Allah dan bimbingan salah seorang ustad yang dikirimkan ke pulau Buru, dia menjadi muslim yang soléh. Yang bukan saja saya saksikan sangat ta'at melaksanakan kewajiban salat lima kali sehari dan ibadah puasa, melainkan juga sering memuatkan tulisan yang menunjukkan sikapnya yang Islami dalam majalah-majalah dan surat kabar.

Yang mengharukan ialah ketika ia sampai menjual rumah warisan isterinya karena hendak mengusahakan agar Slamet yang terkena kangker membaca kembali sahadat sebelum meninggal. Slamet menikah waktu ayahnya masih di pulau Buru, telah keluar dari agama Islam dan masuk agama isterinya. Tentu saja yang menghabiskan biaya bukanlah usaha agar mengucapkan sahadat itu, melainkan usahanya mengobati anaknya di berbagai rumah sakit agar dengan berbagai cara dia selalu berada di sampingnya membisikkan agar anaknya itu mengucapkan kalimat sahadat. Alhamdulillah katanya sebelum menghembuskan nafasnya yang terakhir Slamet kembali kepada agama ayah-ibunya.

Pada waktu itulah dia menyerahkan naskah *Sumbangan Islam kepada Ilmu dan Peradaban Modern* untuk diterbitkan kepada saya. Meskipun isinya terutama hanyalah kompilasi dari pendapat para sarjana terkemuka tentang para ilmuwan dan sasterawan Islam sejak abad pertama Hijriah, namun saya anggap penting dibaca oléh bangsa Indonésia yang meskipun penduduknya mayoritas muslim, namun kebanyakan tidak mengetahui sejarah dan kebudayaan Islam. Buku ini bukan saja akan membukakan mata para pembaca muslim akan kehébatan para ilmuwan Islam dan penemuan-penemuannya, melainkan juga akan menumbuhkan rasa percaya diri bahwa Islam bukan agama terbelakang seperti demikian banyak dicekokkan oléh banyak pihak.

Melalui penerbit Girimukti Pasaka yang dipimpin oléh H. I. Martalogawa, buku ini diterbitkan untuk pertama kali. Meskipun sudah lampau lebih dari seperempat abad sejak terbit pertama kali dan sekalipun telah banyak terbit buku-buku tentang sejarah dan peradaban Islam, namun buku ini masih perlu dibaca.[1]

---

1 Cétakan kedua buku itu dilakukan oléh P3M, Jakarta (1986) dan cétakan ketiga oléh Komunitas Bambu, Dépok (2008).

Sirullah Kaélani
Pembina Seni di Cirebon

PADA TAHUN 1962, saya yang ketika itu tinggal di tempat kelahiran saya, Jatiwangi, menerima surat permintaan agar bersedia menjadi anggota juri perlombaan déklamasi sajak yang akan diselenggarakan di SMP Negeri Indramayu berkenaan dengan peringatan Hari Sumpah Pemuda tg. 28 Oktober. Para peserta perlombaan itu adalah para siswa SMP di seluruh keresidénan Cirebon. Ketika itu SMP baru ada di ibukota kabupatén dan di setiap kabupatén hanya ada satu SMP Negeri. Keresidénan Cirebon meliputi kabupatén-kabupatén Cirebon, Kuningan, Majalengka, dan Indramayu.

Saya yang baru kira-kira setahun tinggal di tempat kelahiran kembali, tidak tahu bahwa di keresidénan Cirebon ada kegiatan semacam itu yang konon sudah dilaksanakan setiap tahun sejak beberapa lama. Saya tidak ingat lagi siapa panitianya dan siapa pula pemenang dalam perlombaan itu, tetapi dalam kesempatan itulah saya pertama kali bertemu dengan Sirullah Kaélani yang namanya sudah saya kenal karena ada karyanya yang dimuat dalam bungarampai prosa dan puisi Indonésia yang disusun oléh H. B. Jassin yang berjudul *Gema Tanah Air* (1948). Dalam majalah *Mimbar Indonésia, Siasat, Kisah*, dan lain-lain pun sering saya baca buah tangannya baik berupa sajak maupun berbentuk cerita péndék.

Kecuali kami berdua masih ada anggota juri yang lain, semuanya guru SMP, tetapi yang menjadi Ketua Déwan Juri adalah juga orang yang baru saya kenal waktu itu. Namanya Drs. Arifin Mansur. Meskipun dia menjadi ketua Déwan Juri perlombaan déklamasi sajak dan agaknya menggemari puisi khususnya dan sastera umumnya, tapi gelar doktorandusnya bukan dari Fakultas Sastera. Sehari-hari dia bekerja sebagai diréktur apotik "Tjiremai" di Cirebon. Saya tidak berhasil mengusut apa gerangan hubungan antara puisi dengan farmasi namun perkenalan itu mempermudah saya sekeluarga kalau memerlukan obat. Maklumlah di Jatiwangi tidak ada apotik dan biasanya untuk mendapat obat dengan resép dokter saya harus pergi ke Bandung. Ke Cirebon jauh lebih dekat.

Selama beberapa dasawarsa dua serangkai itu menjadi penggerak berbagai kegiatan kesenian di Cirebon dan sekitarnya. Bukan hanya perlombaan déklamasi sajak yang meréka seponsori, melainkan juga kegiatan-kegiatan lain seperti pementasan téater, musik, dan lain-lain.

Mus Mualim sudah hijrah ke Jakarta. Arifin C. Noer pada waktu itu masih menjadi mahasiswa di Solo dan aktif dalam Téater Muslim yang didirikan dan dipimpin oléh Mohammad Diponegoro di Yogyakarta. Sedangkan Nano Riantiarno, yang kemudian terkenal sebagai pemimpin Téater Koma yang suksés besar membina publik téater sehingga menjadi fénoména yang unik dalam dunia téater Indonésia, pada waktu itu barangkali masih duduk di bangku sekolah menengah atau baru masuk ATNI (Akadémi Téater Nasional Indonésia). Arifin C. Noer dan Nano Riantiarno kemudian mengembangkan bakatnya di luar kota Cirebon, yaitu Jakarta. Arifin membentuk Téater Ketjil, sedang Nano mula-mula ikut dengan Téater Populér pimpinan Teguh Karya sebelum membentuk Téater Koma. Sementara itu orang-orang yang berminat dan berbakat dalam bidang téater yang tetap tinggal di Cirebon tidak ada yang berhasil mengembangkan keboléhannya. Mémang publik téater modéren belum lagi tumbuh di Cirebon dan usaha untuk menumbuhkannya secara berencana dan terus-menerus pun tidak ada. Maka orang yang berbakat seperti Indra Soeradi harus puas dengan menjadi pegawai Pemda saja, padahal kalau dia pindah ke Jakarta atau Bandung, mungkin dia akan suksés sebagai téaterawan—paling tidak sampai tingkat tertentu. Apakah seseorang yang hendak mengembangkan bakat seninya mau tidak mau harus hijrah ke Jakarta? Sekarang telah timbul alternatif-alternatif lain karena kita menyaksikan kian maraknya kegiatan kesenian modéren termasuk téater di kota-kota lain seperti Yogyakarta, Bandung, Surabaya, Makasar, Médan—meskipun Jakarta masih tetap dominan. Tetapi pada paruh pertama tahun 1960-an, di Jakarta pun kehidupan téater modéren belum mempunyai publik yang tetap, meskipun Teguh Karya mulai berhasil membentuk publiknya melalui kerjasama dengan Hotél Indonésia.

***

Sejak mulai berkenalan saya mendapat kesan Kaélani selalu sakit-sakitan. Maka persahabatannya dengan diréktur apotik tidak hanya bermanfaat dalam saat-saat genting tatkala sesuatu kegiatan memerlukan bantuan finansial, melainkan juga dia sendiri mudah memperoléh obat yang dibutuhkan. Pada waktu kami bertemu pertama kali, baik Kaélani maupun Arifin Mansur belum berumahtangga. Saya yang lebih muda daripada keduanya telah mempunyai empat orang anak! Baru beberapa tahun kemudian Arifin menikah, sedangkan Kaélani lebih kemudian lagi, kalau tidak salah ingat baru tahun 1970, jadi termasuk lambat karena umurnya pada waktu menikah sudah léwat 40 tahun. Meskipun begitu, ternyata meréka mengejar saya dalam soal jumlah anak.

Mulai tahun 1962–1963 terasa kegiatan PKI (Partai Komunis Indonésia) di bawah pimpinan D.N. Aidit dan Njoto kian agrésif dalam segala bidang, termasuk dalam bidang kebudayaan umumnya dan bidang kesenian khususnya. Usaha meréka membuat garis tegas antara "kawan" (yaitu meréka yang menyokong politik dan langkah meréka) dan "lawan" (yaitu meréka yang tidak menyetujui paham dan langkah-langkah meréka), telah menimbulkan téror di kalangan seniman bébas. Kebébasan dianggap anti-révolusionér. Setiap orang didesak untuk memilih pihak dan masuk menjadi anggota lembaga-lembaga kebudayaan yang dibentuk oléh partai-partai. PKI menjadikan Lékra (Lembaga Kebudayaan Rakyat) sebagai organisasi mantelnya di bidang kebudayaan dan kesenian. PNI (Partai Nasional Indonésia) membentuk LKN (Lembaga Kebudayaan Nasional), Partai Nahdlatul Ulama membentuk Lesbumi (Lembaga Seniman Budayawan Muslimin Indonésia), PSII (Partai Syarikat Islam Indonésia) mendirikan Laksmi (Lembaga Kebudayaan Syarikat Muslimin Indonésia), Partai Kristen membentuk Lekrindo (Lembaga Kebudayaan Kristen Indonésia), Partindo (Partai Indonésia) membentuk Lésbi (Lembaga Sastera Budaya Indonésia), dan lain-lain.

Banyak seniman yang terpaksa atau dengan sukaréla menjadi anggota atau aktivis Lékra agar bisa mendapat berbagai fasilitas dan kesempatan atau agar jangan terus kena téror. Lékra banyak memberi kesempatan kepada para seniman untuk mengadakan paméran, menerbitkan buku, mengadakan pertunjukan, bahkan diundang ke luar negeri (yaitu ke negeri-negeri sosialis seperti Rusia, Cina, Cékoslovakia, Koréa Utara, dll.) Banyak yang tidak mempedulikan atau tidak menyadari paham politik yang dianut oléh Lékra. Tetapi seniman-seniman yang mempunyai pandangan dan kesadaran politik yang tidak setuju dengan paham komunisme, kalaupun terpaksa biasanya meréka memilih masuk ke dalam organsisasi kebudayaan dan kesenian yang berinduk ke partai-partai Islam atau partai nasional. Pada masa itu Nasakom dijadikan paham resmi secara nasional, sehingga partai-partai dikelompokkan menjadi kelompok Nasional (PNI, Partindo, Partai Murba), kelompok Agama (NU, PSII, Perti, Partai Katolik, Partai Kristen), dan kelompok Komunis (hanya PKI).

Dalam situasi demikian kalau saya tidak salah, Kaélani menggabungkan diri dengan organisasi kebudayaan yang dibentuk oléh PSII, yaitu Laksmi. Tetapi pengaruhnya yang besar terhadap para seniman di kota Cirebon dan sekitarnya, yang sering berkumpul di rumahnya atau di tempat lain tempat meréka mengadakan aktivitas, tidaklah hanya terbatas pada para anggota organisasi PSII saja. Boléh dikatakan di kota Cirebon pada waktu itu terjadi pemusatan kekuatan anti-komunis dalam bidang kesenian-kebudayaan di sekitar tokoh Kaélani dan Arifin Mansur. Meréka yang aktif dalam organisasi-organisasi kesenian lain seperti Lesbumi, bahkan juga yang berinduk pada Partai Katolik dan Partai Kristen Indonésia berkumpul dengan Kaélani dan Arifin. Hanya Lékra dan anték-antéknya saja yang tidak dekat dengan kedua tokoh itu. Sedangkan LKN ikut juga bergabung di sekitar kedua tokoh itu, walaupun di pimpinan Pusat LKN Ketua Umum Sitor Situmorang bermain mata dan sering menyokong kebijaksanaan dan langkah-langkah Lékra. Saya sering bertemu dengan Hamid Hadjar yang menjadi Ketua LKN cabang Cirebon di tempat Kaélani atau Arifin untuk membahas situasi bersama-sama atau bahkan meminta saran-saran kepada kedua orang itu.

Pada bulan Fébruari 1965 dalam rangka KIAA (Konferénsi Islam Asia Afrika) dipentaskan lakon *Masyitoh* yang saya tulis di Gedung Kesenian Jakarta. Pelaksanaan pementasan itu dilakukan oléh STB (Studiklub Téater Bandung) dengan sutradara Yaya Sunarya. Karena lakon itu dianggap dapat memberikan inspirasi dan semangat kepada kaum agama khususnya, kepada golongan anti-komunis umumnya, maka timbul gagasan untuk mementaskannya di Cirebon. Dukungan yang kuat diberikan oléh Kolonél J. Witono yang ketika itu menjadi Komandan Resimén Gunungdjati di Cirebon. Pementasan dilaksanakan sehubungan dengan peringatan Hari Lahir Angkatan Kepolisian dalam bulan Juli 1965. Pementasan dilangsungkan di alun-alun Kejaksaan, Cirebon, dan berhasil menarik massa penonton yang memenuhi alun-alun itu. Tentu saja meréka itu bukan publik téater. Kebanyakan adalah massa organisasi-organisasi anti-komunis yang dikerahkan untuk mensukséskan pertunjukan yang jelas témanya menebalkan keimanan terhadap Tuhan Yang Maha Kuasa. Pada masa Nasakom itu antara orang-orang golongan kiri dengan orang-orang agama terjadi jor-joran pengumpulan massa dalam segala lapangan. Anéhnya masing-masing menyebut dirinya sebagai penganut Nasakom yang asli, sebagai kaum révolusionér, penganut Manipol Usdék yang sejati, dan pengikut Bung Karno, sedang pihak lain dituduhnya sebagai anti-Nasakom, kontra-révolusionér, anti Manipol, dan kaum munafik terhadap PBR (Pemimpin Besar Révolusi) Bung Karno. Jelas sekali bahwa kedua belah pihak mencari muka terhadap Presidén Sukarno atau mempergunakan Bung Karno untuk memukul lawannya.

Tetapi yang berkerumun di alun-alun waktu pertunjukan drama *Masyitoh* itu diselenggarakan bukan hanya massa kaum anti komunis belaka, melainkan juga ada massa komunis yang agaknya dikerahkan untuk membuat kekacauan dan sabotase agar pertunjukan itu gagal. Beberapa saat sebelum pertunjukan dimulai, bahkan juga sampai menit-menit pertama ketika pertunjukan mulai dilangsungkan, terjadi kekacauan di sekitar panggung bagian depan karena ada orang-orang yang berteriak-teriak membuat kegaduhan dan keributan. Tapi untunglah dengan kesigapan para prajurit Siliwangi dan anggota Kepolisian yang juga berada di sana dengan pakaian préman, kegaduhan itu dapat diatasi. Saya kira orang-orang yang membuat gaduh itu kemudian menjadi penonton yang tertib sampai pertunjukan selesai.

Sabotasi tidak hanya terjadi di tempat dan pada waktu pertunjukan berlangsung. Pada waktu-waktu sebelumnya pun, terjadi berbagai sabotasi terhadap panitia yang bermarkas di kantor apotik "Tjiremai", karena Arifin Mansurlah yang menjadi Ketua Panitia. Yang saya ingat, kawat télépon ke kantor tersebut diputuskan, sehingga panitia sulit mengadakan komunikasi melalui télépon. Maklumlah PTT (Pos, Télégraf, dan Télépon) pada waktu itu dikuasai oléh orang-orang kiri yang bergabung dalam SB-PTT (Serikat Buruh PTT). Tetapi panitia, yang mendapat dukungan penuh dari berbagai organisasi dan partai agama (baik Islam, Katolik maupun Kristen Protéstan) dan organisasi non-komunis yang jumlah seluruhnya kalau tak salah lebih dari 30 buah, dan mendapat dukungan pula dari pihak Korém Gunungdjati dan Angkatan Kepolisian Cirebon, tidaklah terhalang karena sabotasi-sabotasi itu. Saya yang kadang-kadang datang ke Cirebon untuk melihat persiapan pementasan tersebut menyaksikan dengan kepala sendiri kerukunan dan kerjasama para aktivis organisasi-organisasi itu dalam usahanya hendak mensukséskan pertunjukan yang diselenggarakan bersama itu.

Ketika saya sudah pindah ke Bandung karena kawan-kawan meminta saya memimpin *Mingguan* (kemudian *Madjalah*) *Sunda*, tidak mudah bagi saya untuk pergi ke Cirebon. Tetapi Kaélani sering datang ke Bandung, sekalian pula untuk menunaikan keperluan lain. Ketegangan dengan kaum kiri kian meningkat. Hal itu memerlukan peningkatan komunikasi dengan kawan sepaham yang bertebaran di berbagai kota. Tapi setelah terjadi Gestapu (Gerakan Séptémber 30, 1965) kami kian jarang bertemu. Saya sering membaca sajak-sajak Kaélani yang dimuat dalam majalah *Horison* yang dipimpin oléh Mochtar Lubis setelah dia dibébaskan dari tahanan Orde Lama. Seperti sering kami bicarakan dalam berbagai kesempatan, kalau keadaan telah "normal" kembali maka seyogyanya kami semua kembali ke lapangan masing-masing. Dengan demikian Kaélani telah kembali aktif menulis, dan agaknya kegiatannya dalam organisasi telah ditinggalkannya. Saya pun menghentikan penerbitan *Madjalah Sunda*, setelah subsidi kertas dicabut oléh pemerintah Orde Baru.

Pada tahun 1969, saya yang ketika itu menjadi anggota Déwan Kesenian Jakarta, meminta Sirullah Kaélani agar membawa rombongan tari dari Keraton Kanoman untuk dipentaskan di TIM (Taman Ismail Marzuki). Kaélani adalah kerabat Keraton Kanoman. Pertunjukan itu tidak suksés. Rombongan itu banyak terdiri dari para penari muda kerabat keraton dan mungkin tidak ada penari profésionalnya. Tetapi saya dengar kemudian, Kaélani mempersunting salah seorang anggota rombongan tersebut.

Setelah saya pindah ke Jakarta dan kemudian ke Osaka, kalau pulang ke Jatiwangi saya selalu berusaha menemui Kaélani di rumahnya di Cirebon. Rumahnya yang lama di jalan Kepatihan telah menjadi salah satu titik tujuan saya dalam perjalanan dari Jatiwangi menuju ke Pabélan, untuk menjenguk anak saya yang tinggal di Pondok Pabélan, Magelang. Tetapi tatkala saya berkunjung ke rumah itu pada awal tahun 1988, ternyata Kaélani sudah pindah ke Perumnas Selatan. Untunglah ada kemenakannya yang tinggal di jalan Kepatihan yang bersedia mengantarkan saya ke Perumnas Selatan. Waktu bertemu, kelihatan jasmani Kaélani kian mencemaskan. Tubuhnya sangat kurus, ceking, dan lemah.

Pada waktu itu saya lupa mencatat alamatnya, sehingga lama tidak bisa menulis surat atau mengirimkan buku atau lainnya kepadanya. Usaha meminta alamatnya yang baru melalui orang lain tidak berhasil. Baru pada bulan Juli 1990, tatkala saya pulang dari Pabélan menyaksikan dua orang cucu saya dikhitan, saya singgah di Cirebon, saya minta diantarkan oléh

Indra Soeradi ke rumah Kaélani. Bukan hanya keadaan fisiknya yang sangat mengibakan, tetapi juga keadaan rumahtangganya. Dia hidup bersama enam orang anaknya yang masih kecil-kecil karena ibunya (isteri Kaélani) pergi meninggalkan meréka. Kaélani sendiri memberitahu saya bahwa mémang dia sedang menghadapi krisis dalam pernikahannya meskipun meréka belum bercerai.

Selama ini saya mengira Kaélani hidup dari uang pensiun (saya dengar dia pernah bekerja di Jawatan Keséhatan) atau dari kekayaan keluarga (maklum kerabat keraton). Tapi dari cerita Indra, saya mendapat kesan bahwa perkiraan saya itu tidak benar. Dengan keadaan fisik yang sakit parah dengan enam orang anak yang masih kecil-kecil tanpa sumber penghasilan yang tetap niscaya hidupnya tidak mudah. Kaélani agaknya selama ini mempertahankan kebébasannya hidup sebagai seniman dan tidak mau mengikat dirinya dengan sesuatu pekerjaan tetap, maka sekarang menanggung akibatnya. Sebagai penulis Kaélani tidak termasuk yang produktif, sehingga honorarium tulisannya tidaklah bisa diandalkan untuk hidup sekeluarga. Menurut Indra selama ini Kaélani membuat désain batik untuk dibikin oléh para pembatik di Trusmi, tetapi penghasilan dari penjualan batik seperti itu tidaklah memadai. Saya sendiri ingat bahwa beberapa tahun sebelumnya saya pernah menerima kiriman batik dari Kaélani dengan corak yang khusus. Tapi dia tidak memberitahukan bahwa désainnya dia sendiri yang bikin. Saya mengira Kaélani hanya gapah menulis sajak atau cerita péndék saja.

Sajak-sajaknya sampai sekarang masih bertebaran dalam berbagai majalah (terkadang dengan mempergunakan nama SK Insan Kamil atau Sirullah Kaélani IK) seperti dalam majalah *Mimbar Indonésia*, *Siasat*, *Horison*, dll. Tetapi cerita-cerita péndéknya telah diterbitkan sebagai buku beberapa tahun yang lalu dengan judul *Perempuan Senja* (Jakarta, Pustaka Jaya, 1977).

Setelah pada awal Séptémber saya kembali ke Osaka dari tanahair, saya menulis surat kepada Kaélani di Cirebon. Tapi agaknya surat itu berselisih jalan dengan surat Kaélani yang saya terima satu-dua hari setelah surat kepadanya saya kirimkan. Yang mencurigakan walaupun kata-kata surat itu boléh dikatakan kata-kata Kaélani (kami sering menulis surat dalam bahasa Cirebon) namun saya lihat tulisannya bukan tulisan dia, melainkan tulisan anak wanita. Mungkin anaknya yang sulung. Hal itu menimbulkan pertanyaan pada hati saya: Apakah keadaannya telah begitu parah sehingga tidak sanggup lagi menulis surat sendiri? Isi suratnya mémang memberitahukan bahwa dia dirawat di rumah sakit tidak lama setelah saya mengunjunginya, tapi dia sendiri merasa lebih baik berobat jalan saja. Artinya tidak mau dirawat di rumah sakit. Ya, siapa yang akan tenang dirawat di rumah sakit kalau ada enam orang anak yang masih kecil-kecil di rumah tak ada yang mengurus?

Surat Indra Soeradilah yang memberitahukan bahwa Sirullah Kaélani Insan Kamil meninggalkan dunia yang fana ini pada hari Saptu tanggal 3 Oktober 1990. Innalillahi wainnailaihi roji'un. Mudah-mudahan dia mendapat tempat yang mulya di sisi Allah SWT, diampuni-Nya segala dosanya, diganjar-Nya segala amalnya dengan berlipat ganda, sedangkan anak-anak yang ditinggalkannya mudah-mudahan akan menemukan atap dan lindungan kasih sayang di dunia yang kejam ini. Amin.

Osaka, 18 Oktober 1990.

Atja dan Studi Sunda Kuna

BERITA TENTANG meninggalnya Drs. Atja yang sangat mendadak, konon disebabkan oléh karena serangan jantung, sangat mengejutkan. Orang yang pendiam dan hampir dapat disebutkan pemalu itu meskipun rambutnya telah menjadi putih, namun usianya belum begitu lanjut. Saya kira baru sekitar 60 tahun saja. Pada waktu menulis catatan ini saya tidak mempunyai catatan tentang data hidupnya.[1] Yang saya ketahui ialah bahwa beliau berasal dari daérah Situraja, Sumedang, kemudian melanjutkan pelajarannya ke Fakultas Sastera Universitas Indonésia di Jakarta. Kalau tak salah ingat skripsi minornya tentang roman sejarah *Tambéra* karya Utuy T. Sontani dan skripsi mayornya tentang naskah *Hikayat Nur Muhammad.*

Ketika masih menjadi mahasiswa dan kemudian beberapa lama dilanjutkan setelah tamat dari universitas, beliau mengajar di Taman Madya (SMA Taman Siswa) dan SMA

---

1 Menurut *Ensiklopédi Sunda* (Jakarta: Pustaka Jaya, 2001), Atja dilahirkan di Sumedang tanggal 12 Méi 1929 dan meninggal di Jakarta 21 April 1991. Jadi waktu meninggal usianya baru 62 tahun.

IPPI di Jakarta, di samping menjadi kurator naskah-naskah Musium Nasional (pada waktu itu masih bernama Musium Lembaga Kebudayaan Indonésia, kemudian menjadi Musium Pusat, Jakarta). Pada masa menjadi kurator naskah di Musium itulah minatnya terhadap naskah-naskah Sunda umumnya dan terhadap naskah-naskah Sunda Kuna khususnya tumbuh dan berkembang.

Musium Pusat mempunyai koléksi naskah Sunda yang boléh dikatakan cukup kaya, termasuk naskah Sunda Kuna yang ditulis di atas dedaunan, tetapi berlainan dengan terhadap naskah-naskah Jawa, terhadap naskah-naskah Sunda sedikit sekali perhatian diberikan. Para ahli Belanda atau pribumi lebih tertarik hatinya untuk meneliti naskah-naskah Jawa (Kuna). Satu dua orang yang memperlihatkan minat terhadap naskah-naskah Sunda seperti C.M. Pleyte, K.F. Holle, dan H. Ten Dam—kemudian J. Noorduyn pada masa sesudah perang—boléh dikatakan merupakan kekecualian.

Dengan tidak mengecilkan usaha-usaha yang telah dilakukan oléh para ahli yang mendahuluinya, terutama C.M. Pleyte, usaha Drs. Atja menggeluti naskah-naskah Sunda Kuna merupakan usaha yang sungguh-sungguh dalam meletakkan dasar-dasar yang kuat untuk penelaahan sejarah dan budaya Sunda Kuna. Beberapa buah naskah Sunda Kuna berhasil dia ungkapkan isinya, setelah dia berusaha mati-matian untuk mengidéntifikasi huruf-huruf yang digunakan dalam naskah-naskah itu sehingga berhasil membaca dan mentransliterasikan huruf-huruf Sunda Kuna yang digunakan dalam penulisan naskah-naskah tersebut. Sebelumnya juga sudah ada sarjana Belanda seperti Pleyte yang mentranskripsi dan mempublikasikan (dengan terjemahan ke dalam bahasa Belanda) beberapa naskah seperti *Sanghyang Siksa Kanda ng Karesian*, tetapi oléh Atja naskah-naskah itu ditranskripsi ulang dengan memperbaiki kekeliruan-kekeliruan yang dilakukan oléh sarjana Belanda itu. Naskah *Carita*

Parahiangan yang telah digeluti oléh C.M. Pleyte, H. Ten Dam, R. Ng. Poerbatjaraka, dan lain-lain namun tidak berhasil sampai selesai, pada akhirnya atas usaha Atja tersusunlah lembar-lembar daun lontar yang tadinya urutannya kacau itu, sehingga dapat ditransliterasi dan diterjemahkan secara utuh ke dalam bahasa Sunda masa kini serta diterbitkan (1968), kemudian dengan bantuan Drs. Saléh Danasasmita diterjemahkan ke dalam bahasa Indonésia (1981)—kira-kira bersamaan waktunya dengan usaha Dr. Noorduyn yang dilakukan secara terpisah terhadap naskah yang sama.

Naskah *Sanghiang Siksa Kanda ng Karesian* yang berasal dari tahun 1518 Masehi yang pernah diulas oléh K.F. Holle dan dibahas serta diterjemahkan ke dalam bahasa Belanda oléh C. M. Pleyte, ditransliterasi lagi oléh Atja selengkapnya dan diterbitkan secara darurat yaitu disténsil (1973), kemudian diterbitkan dengan terjemahan bahasa Indonésia oléh Saléh Danasasmita (1981). Naskah ini yang oléh almarhum Suhamir disebut sebagai "Énsiklopédi Sunda" menurut Atja mémang mengandung "norma-norma kehidupan yang mengatur pola tingkah-laku manusia Pajajaran..., yang telah mewarnai kisah sejarah Jawa Barat dalam Période Pemerintahan Sri Baduga Maharaja (1482–1521)". Boléh dikatakan dengan diungkapnya naskah ini bagi masyarakat luas, terbukalah salah satu tabir penting untuk memahami manusia dan budaya Sunda Kuna, sehingga diketahuilah bahwa anggapan yang dianut orang Sunda selama ini yang memandang "kujang" sebagai senjata orang Sunda (sebagaimana keris dianggap sebagai senjata utama orang Jawa) dan bahwa "batik" adalah kebudayaan orang Jawa yang baru dikenal orang Sunda sesudah invasi Mataram ke Jawa Barat pada abad ke-17, adalah keliru. Dalam naskah tersebut dengan jelas tertulis bahwa "kujang" bukanlah senjata untuk membéla diri atau berperang, melainkan alat pertanian (untuk bercocok tanam seperti cangkul dan koréd) dan bahwa pada masa itu pun masyarakat Sunda sudah mengenal batik, bahkan di dalam naskah itu disebut corak-corak batik yang populér dalam masyarakat Sunda masa itu.

Naskah Sunda Kuna lain yang berhasil diungkapkan oléh Atja adalah kropak 632 dari Kabuyutan Ciburuy, Bayongbong, Garut yang juga tersimpan dalam koléksi naskah Musium Pusat. Atja dan Saléh menganggap naskah itu sebagai "Amanat Galunggung". Naskah yang hanya terdiri dari 6 (enam) lembar ini sebelumnya dikenal sebagai "Carita Parahiangan" yang telah digarap oléh K.F. Holle, C.M. Pleyte, dan R.M. Ng. Poerbatjaraka dan diumumkan oléh Pleyte sebagai sejarah Pajajaran yang palsu karena dia menganggap bahwa naskah itu berisi kisah sejarah (TBG 1917). Setelah tertunda kira-kira 75 tahun barulah Atja berhasil mentransliterasikannya lagi secara utuh dan kemudian atas kerjasama dengan Saléh Danasasmita diterbitkan bersama terjemahannya dalam bahasa Indonésia (1981) dengan judul *Amanat Galunggung*. Transliterasi naskah *Sanghyang Siksa Kanda ng Karesian* dan *Amanat Galunggung* kemudian diterbitkan juga bersama transliterasi naskah *Séwaka Darma* yang dikerjakan oléh Saléh Danasasmita, Ayatrohaédi, Tien Wartini, dan Undang Darsa (1987). Berlainan dengan penerbitan sebelumnya yang hanya dilakukan dengan sténsilan, penerbitan 1987 itu dicétak berupa buku oléh Proyék Sundanologi sehingga hasilnya lebih baik.

***

Jasa Atja dalam menggeluti naskah-naskah Sunda Kuna yang di antaranya ada yang sudah diterbitkan dengan catatan-catatan dan terjemahannya itu, sangatlah besar. Kita dapat membayangkan kesulitan-kesulitan yang dihadapinya karena harus mentransliterasi naskah-naskah yang ditulis dengan huruf-huruf yang belum sepenuhnya dikenal oléh para ahli, dan dalam huruf-huruf yang dipergunakan di dalam naskah-naskah dan prasasti itu sering terdapat perbédaan pula. Huruf Sunda Kuna digunakan oléh orang Sunda untuk menulis sampai abad ke-18. Umumnya diturihkan di atas lembaran-lembaran daun lontar dan daun lainnya yang setelah disimpan lebih dari seratus tahun niscaya tidak lagi baik keadaannya. Banyak yang sudah rusak sehingga tidak dapat lagi dibaca. Penggunaan huruf Sunda Kuna terdesak oléh pemakaian huruf Jawa (Hanacaraka) dan huruf Arab (Pégon), kemudian oléh huruf Latin. Karena kekeliruan pada waktu memperkenalkan huruf Jawa (Hanacaraka) yang diajarkan di sekolah-sekolah maka bagi kebanyakan orang Sunda yang sudah tua-tua yang bersekolah pada jaman penjajahan Belanda sampai tahun 1950-an, huruf Hanacaraka itulah yang disebut sebagai "Huruf Sunda". Meréka malah tidak tahu tentang Huruf Kaganga (huruf Sunda Kuna) yang baru dipopulérkan oléh Atja dkk. sejak tahun 1970-an.

Di samping itu bahasa Sunda Kuna yang dipergunakan dalam naskah-naskah itu pun merupakan masalah tersendiri yang harus ditelusuri artinya melalui perbandingan pemakaiannya dengan bahasa-bahasa yang dipergunakan dalam naskah-naskah sejaman dan dengan naskah-naskah bahasa-bahasa Nusantara yang lain. Bahwa Atja dkk. berhasil mengartikan dan menginterprétasikan, kemudian menterjemahkan naskah-naskah dalam bahasa Sunda Kuna ke dalam bahasa Sunda masa kini, bahkan ke dalam bahasa Indonésia, memperlihatkan bahwa beliau mempunyai pengetahuan yang luas tentang bahasa-bahasa Sunda lama khususnya dan bahasa-bahasa Nusantara lain umumnya. Usahanya hendak menyusun kamus Sunda Kuna niscaya merupakan pekerjaan besar, yang saya percaya telah dimulainya, meskipun masih jauh dari selesai. Usaha-usaha demikian memerlukan kelanjutan yang harus digarap oléh para ahli yang lebih muda seperti Saléh Danasasmita, Ayatrohaédi,

Édi Ékadjati, dll. yang selama ini banyak bekerjasama dengan Atja dalam menghadapi naskah-naskah Sunda Kuna itu.

***

Namun pekerjaan besar yang dihadapi oléh Atja menggarap naskah-naskah Sunda Kuna itu tidaklah banyak menarik perhatian kecuali sejumlah kecil orang yang mémang sudah menaruh minat terhadap bidang tersebut. Tidak banyak orang yang berminat terhadap naskah-naskah—tidak hanya terhadap naskah Sunda Kuna—karena tidak menjanjikan masadepan yang cerah dan uang yang cepat dan besar. Karena itu usaha Atja dkk. kecuali menggarap naskah-naskah Sunda Kuna itu, mengajak para mahasiswanya untuk terjun dalam bidang naskah Sunda, tidak banyak mendapat sambutan. Hanya satu dua orang saja yang mau mempelajari huruf yang sulit dan asing itu. Padahal naskah-naskah yang telah disimpan seabad lebih, tapi tak kunjung ada sarjana yang menggarapnya itu, memerlukan penanganan segera supaya bisa dibuka artinya sebelum naskah itu sendiri hancur dimakan waktu. Niscaya isi naskah-naskah itu akan membukakan tabir yang selama ini tertutup, yaitu kekayaan ruhani nénék-moyang orang Sunda sehingga manusia (Sunda) sekarang akan lebih mengenal diri dan alam pikiran, kepercayaan serta adat-istiadat nénék-moyangnya.

Adalah usahanya mengungkapkan sejumlah naskah—yang bukan naskah Sunda Kuna—yang kemudian menyebabkan Atja menjadi pusat perhatian para pakar sejarah dan arkéologi, di samping para pakar filologi Indonésia baik di dalam maupun di luar negeri. Yang dimaksudkan ialah usahanya mengungkapkan sejumlah naskah yang sekarang secara umum dikenal sebagai *Naskah Pangéran Wangsakerta* atau *Naskah-naskah Cirebon* yang menjadi koléksi Musium Jawa Barat Sri Baduga Maharaja di Bandung.

Naskah-naskah itu diperoléh tatkala Atja menjadi Kepala Musium tersebut dan dilakukan dengan jalan pembelian. Naskah-naskah yang jumlahnya beberapa puluh jilid itu ternyata diperoléh tidak sekaligus, melainkan sebagian demi sebagian. Dengan alasan agar tidak menghambat arus naskah yang masuk yang konon diterima oléh Drs. Atja secara penuh rahasia, maka untuk waktu yang lama idéntitas sumber naskah dirahasiakan oléh beliau. Ternyata sikap penuh rahasia itu telah menimbulkan kecurigaan dari kalangan para pakar yang mendengarnya, bukan (saja) terhadap pribadi Atja, melainkan terutama terhadap naskah itu sendiri. Beberapa sarjana dengan terang-terangan menuduh naskah itu palsu bahkan ada di antaranya yang menuduh bahwa naskah itu dibuat sendiri oléh Atja atau oléh Ayatrohaédi yang bersama Atja juga menggeluti naskah-naskah tersebut sambil memperkenalkannya kepada masyarakat luas melalui tulisan-tulisannya yang dimuat dalam berbagai média massa.

Namun Ayatrohaédi, Édi S. Ékadjati, dan Saléh Danasasmita (ketiganya sarjana yang telah lama memperlihatkan minat yang serius terhadap telaah sejarah Tatar Sunda) setelah menelaah sendiri sebagian naskah-naskah tersebut sampai pada kesimpulan bahwa naskah-naskah itu merupakan penemuan yang penting bagi bidang telaah sejarah Nusantara, khususnya Sunda Kuna. Sebagai naskah yang ditulis dalam bahasa Jawa Kuna Pesisir Barat (Cirebon), isinya sangat menarik karena banyak mengungkapkan kejadian sejarah di Nusantara yang selama ini masih merupakan tandatanya bagi para ahli sejarah. Namun sebagai sarjana meréka pun tahu bahwa untuk menetapkan validitas naskah-naskah tersebut sebagai sumber sejarah, haruslah dibuktikan dahulu bahwa naskah itu bukan palsu. Bukan (hanya) melalui pemeriksaan segi fisik naskah (kertasnya, tinta yang dipakai, hurufnya, dll), melainkan terutama mengenai isi naskah itu sendiri. Karena itu meréka pun berpendapat langkah yang harus segera dilakukan lebih dahulu ialah pentransliterasian naskah itu, kemudian penterjemahan dan penelitian secara filologis terhadapnya. Kalau penelaahan filologis sudah selesai, barulah dapat dilakukan penelaahan atas unsur-unsur sejarah yang termuat di dalamnya. Dengan dana yang disediakan oléh Yayasan Pembangunan Jawa Barat, maka usaha tersebut dapat dilaksanakan dan saya dengar sekarang sebagian telah selesai ditransliterasi dan diterjemahkan disertai dengan penelaahan filologinya oléh Ayatrohaédi dan Édi Ékadjati.

Namun beberapa orang pakar terkemuka dalam bidang sejarah dan arkéologi Indonésia yang umumnya belum atau tidak melakukan penelaahan sendiri terhadap naskah-naskah itu, bahkan ada yang belum pernah melihatnya samasekali, mengemukakan keraguan bahkan tuduhan palsu terhadap naskah tersebut. Dr. Soekmono, Dr. Soejono, Drs. Boechari, Dr. Hassan Ambary, Drs. Uka Tjandrasasmita, Dr. Edi Sedyawati, Dr. J. Noorduyn, dll. telah menyatakan kecurigaannya terhadap naskah-naskah tersebut dan menganggapnya sebagai naskah yang tidak mempunyai nilai sebagai sumber sejarah.

Karena adanya kecurigaan tersebut, maka diadakanlah séminar-séminar tentang *Naskah Pangeran Wangsakerta*. Yang pertama diselenggarakan oléh Universitas Tarumanagara di Jakarta (1988) dan berakhir dengan kesimpulan yang tegas meragukan keabsahan naskah tersebut. Tetapi tahun berikutnya diselenggarakan lagi séminar yang lain, yang disebut sebagai "gotra sawala" oléh Universitas Pasundan dan séminar yang diselenggarakan di Cirebon itu sampai pada kesimpulan yang sebaliknya dari séminar yang diselenggarakan oléh Universitas Tarumanagara.

Sedangkan Atja, Ayatrohaédi, Édi Ékadjati, dkk sebenarnya belum pernah secara tegas menyatakan bahwa naskah tersebut mémang asli. Yang berkali-kali meréka katakan ialah bahwa naskah-naskah itu menarik untuk diteliti dan meréka sudah mulai melakukannya serta menyatakan niat yang bulat untuk terus meneliti naskah-naskah tersebut. Secara tegas meréka menyatakan bahwa seandainya nanti setelah penelaahan secara filologis dan sejarah terhadap naskah-naskah itu sampai pada kesimpulan yang meyakinkan bahwa naskah-naskah itu palsu dan tidak bernilai sebagai sumber, maka meréka sendirilah yang akan menyatakan tentang ketidakvalidan naskah tersebut sebagai sumber sejarah. Namun sebelum meréka selesai dengan penelitiannya, meréka akan terus menggarapnya.

Mémang dalam peristiwa ini ada sesuatu yang ganjil: Sebagian pakar sejarah, arkéologi maupun filologi bukannya mendorong tetapi malah menghalang-halangi, paling tidak meragukan manfaatnya secara terbuka sebagai usaha mempengaruhi orang banyak, agar beberapa orang rekannya sendiri seprofési tidak melanjutkan usahanya dalam menelaah sejumlah naskah, padahal usaha itu dilakukan semata-mata dengan mempergunakan dana dari pihak swasta, sementara kita tahu entah berapa banyak "penelitian" yang merupakan proyék-proyék lembaga-lembaga pemerintah (artinya menggunakan uang negara) yang dibiarkan dan tidak diketahui bagaimana hasilnya.

***

Penelitian terhadap naskah-naskah Pangéran Wangsakerta belum tuntas, tetapi Atja yang menjadi penemu naskah-naskah tersebut dan kemudian menjadi yang pertama kali turun tangan terhadapnya telah dipanggil Allah SWT untuk menghadap ke hadirat-Nya—setelah beberapa tahun sebelumnya Dia memanggil Saléh Danasasmita yang selama tahun-tahun terakhir hidupnya dengan penuh antusias membantu Atja menangani naskah-naskah itu. Kepergian kedua orang sarjana itu merupakan kehilangan besar bagi studi Sunda Kuna. Namun niscaya takdir Allah SWT itu memberikan hikmah tersembunyi. Tidak mustahil dengan berpulangnya almarhum Atja, maka orang akan melepaskan kontrovérsi terhadap naskah-naskah Pangéran Wangsakerta itu dari persoalan pribadi penemunya dan dengan demikian dapat lebih jernih dan lebih obyéktif menghadapinya sebagai naskah.

Meskipun orang dapat mengatakan bahwa seandainya perhatiannya tidak berpindah kepada naskah-naskah Pangéran Wangsakerta, Atja akan dapat lebih banyak lagi menyelesaikan garapan terhadap naskah-naskah Sunda Kuna, tetapi harus diakui bahwa kalau nanti ternyata naskah-naskah Pangéran Wangsakerta itu valid sebagai sumber sejarah, maka jasanya dalam mengungkapkan sejarah Nusantara yang selama ini menjadi tandatanya bagi para ahli sejarah akan tak terperikan besarnya. Bagaimana pun baik dalam bidang penelaahan naskah Sunda Kuna maupun dalam usahanya mengungkapkan sejarah Nusantara melalui naskah-naskah Pangéran Wangsakerta, apa yang dilakukan oléh almarhum Atja memerlukan kelanjutan garapan oléh para pakar yang lebih kemudian. Almarhum telah memberikan patok-patok yang dapat dijadikan pedoman oléh pakar yang masuk ke daérah yang masih sangat sepi itu.

H. Widayat dan Musiumnya

KARENA DIBERI uang oléh Mr. Muhammad Yamin (1903–1962) yang ketika itu menjadi Menteri P.P. dan K. (Pendidikan, Pengajaran, dan Kebudayaan), saya menghadiri Kongrés Kebudayaan yang diselenggarakan oléh BMKN (Badan Musawarat Kebudayaan Nasional) pada tahun 1954 di Solo. Dalam kesempatan itu saya berkenalan dengan para sasterawan, pelukis, komponis, dan tokoh-tokoh kebudayaan lain yang hadir dalam kongrés tersebut, di antaranya dengan J.É. Taténgkéng yang datang dari Makasar, dengan Ki Hadjar Déwantara dari Yogyakarta, S. Sumardja dari Bandung, dll. Dengan para seniman dari Jakarta seperti Armijn Pané, Amir Pasaribu, Trisno Sumardjo, dll. saya sudah lebih dahulu berkenalan karena saya tinggal di Jakarta. Tetapi karena perbédaan usia yang sangat jauh (saya waktu itu berusia 16 tahun, katanya peserta kongrés termuda), maka dengan tokoh-tokoh itu tidak banyak kesempatan berbicara (kecuali dengan Taténgkéng dan Armijn Pané yang selalu mengajak seméja kalau makan).

Yang menggembirakan ialah berkenalan dengan para seniman muda, baik yang tinggal di Solo maupun di Yogya. Meréka kira-kira sebaya dengan saya, kalaupun lebih tua tidak terlalu banyak selisihnya. Pada waktu itulah saya berkenalan dengan D.S. Moeljanto, kakak beradik Winarta dan Winarna, W.S. Réndra, Mansur Samin (yang ketika itu tinggal di Solo), dll. Pada tahun berikutnya (1955), saya menghadiri Simposion Kesusasteraan di Yogyakarta yang menyebabkan saya lebih banyak berkenalan dengan para sasterawan dan seniman yang tinggal di Yogya: Kirdjomulyo, Nasjah Djamin, Bagong Kussudiardja, Sukarno Hadian, Handriyo, dll.

Sejak itu saya sering berkunjung ke Yogya, kadang-kadang menginap di Sanggar "Pelukis Rakyat" yang dipimpin oléh Héndra Gunawan (yang pertama kali saya temui tatkala sedang membuat patung di Markas Besar Polisi Militer di jalan Kebonsirih Jakarta bersama dengan Sudarso dan beberapa pelukis lain). Di situ saya berkenalan dengan Tjitji Tarmizzi, Sudiardja, Sutopo, Chairul Bahri, Batara Lubis, Abas Alibasyah, Fadjar Siddik, Tjétjép Lili, Yuski Hakim, dll. Pada kesempatan lain saya kadang-kadang menginap di kamar yang diséwa oléh pelukis Rusli di jalan Kaliurang, atau di rumah Kirdjomulyo.

Karena di Jakarta juga saya banyak berkenalan dengan pelukis, maka wajar saja kalau di Yogya juga saya banyak mengenal pelukis. Hampir semua pelukis yang aktif di Yogya pada waktu itu saya kenal. Affandi saya kenal di Jakarta, pada waktu itu ia baru pulang dari kunjungannya yang pertama ke Éropah dan belum membuat musium.

Yang menghérankan sekarang kalau saya ingat-ingat masa tersebut, koq saya tidak bertemu dan berkenalan dengan pelukis Widayat? Juga ketika saya menjadi Ketua DKJ (Déwan Kesenian Jakarta) dan Widayat pernah mendapat hadiah dalam biennale yang diselenggarakan oléh DKJ, secara pribadi saya tidak menjadi kenalannya. Padahal para pelukis yang saya kenal di Yogyakarta adalah kenalannya yang akrab.

Saya baru kenal dekat dengan Pak Widayat setelah beliau membuat musium di Mungkid, Magelang. Pak Widayat tadinya bermaksud membuat musium di pinggir jalan Borobudur yang tanahnya termasuk wilayah désa Pabélan, sehingga harus berurusan dengan Lurah Pabélan yang adalah anak saya yang sulung. Ternyata tak boléh membuat bangunan permanén di situ, sehingga ketika anak saya membicarakannya dengan Bupati Magelang, lantas dicarikan tempat yang ternyata jauh lebih baik lokasinya.

Pada kesempatan mengunjungi Musium Haji Widayat, saya segera tahu bahwa yang berada di belakang (atau di depan) pelaksanaannya adalah Ibu Sumini, isteri Pak Widayat yang muda. Ibu Suminilah yang menjadi "manager" Pak Widayat. Beliaulah yang mengatur segala sesuatu yang bertalian dengan lukisan yang dihasilkan oléh suaminya: menyelenggarakan paméran, menghubungi koléktor, pelaksanaan penjualan lukisan, dll. Pak Widayat hanya melakukan satu hal: bertelur emas berupa lukisan setiap hari. Dengan demikian Pak Widayat dibébaskan dari urusan-urusan yang kadang-kadang membuat puyeng para pelukis, sehingga terganggu berkarya.

Ketika berkunjung ke Jepang, Pak Widayat dan Ibu Sumini sempat menginap di apartemén yang saya tinggali di Onohara, Mino-shi. Kesempatan itu membuat hubungan kami kian akrab. Karena tahu bahwa saya kadang-kadang menyelenggarakan paméran lukisan karya pelukis Indonésia atas biaya saya sendiri, Pak Widayat pada suatu pagi bertanya, "Kapan Pak Ajip menyelenggarakan paméran lukisan saya di Jepang?"

Saya segera memesan tempat di galeri Blanche, Ikéda-shi, tapi baru mendapat kesempatan untuk dua taun kemudian. Begitulah galeri di Jepang biasanya sudah penuh untuk satu dua tahun ke depan. Namun ahirnya paméran itu dapat diselenggarakan. Karena saya katakan bahwa rumah orang-orang Jepang kecil dan sempit, maka ukuran lukisan pun harus kecil-kecil, Pak Widayat sengaja membuat kl. 40 lukisan dengan ukuran mini. Tidak banyak yang terjual, tetapi ada juga uang buat Pak

Widayat. Beliau minta agar uang itu saya berikan dalam bentuk yén dan katanya beliau tidak mau menukarkannya dan akan menyimpannya sebagai azimat.

Pak Widayat mémang tidak memerlukan uang tersebut untuk keperluan sehari-hari, karena itu menganggapnya lebih sebagai lambang persahabatan saja.

Saya sendiri merasa syukur dan bangga dapat menyelenggarakan paméran lukisan Pak Widayat di Jepang di samping (sebelumnya) Srihadi Sudarsono, Rusli, Syahri, Yus Rusamsi, Nana Banna, Kartika, dan (sesudahnya) Salim pelukis kita yang hidup di Paris. Secara finansial tidak menguntungkan, karena tidak pada setiap paméran terjadi transaksi jual-beli lukisan, tetapi dengan begitu dapatlah publik Jepang berkesempatan melihat lukisan karya orang Indonésia, karena perwakilan Républik Indonésia sendiri tidak pernah melakukannya, konon karena tidak ada dananya. Saya sendiri sengaja menyisihkan dana dari gaji saya agar bisa menyelenggarakan paméran lukisan Indonésia—walaupun tak dapat dilaksanakan setiap tahun. Kalau ada yang terjual, uangnya saya kirimkan kepada pelukisnya setelah dipotong 10% buat Yayasan "Rancagé". Sedang biaya paméran yang biasanya besarnya sekitar 300.000–700.000 yén menjadi tanggungan keluarga saya.

Pak Widayat sendiri membangun musium yang niscaya tidak akan menguntungkan secara finansial, tetapi besar manfaatnya bagi pembinaan aprésiasi bangsa kita akan senirupa moderen. Beruntunglah pelukis Widayat karena mendapatkan isteri dan kemudian dilanjutkan oléh puteranya Pungky (Fajar Purnama Sidi) yang cekatan sebagai manager, dan dapat pula menyediakan "dana abdi" buat kelangsungan musiumnya. Saya kira tidak semua pelukis yang membangun musium bernasib baik seperti Pak Widayat.

Maka meskipun Pak Widaya dan Ibu Sumini sekarang sudah mendahului menghadap Tuhan Yang Maha Kuasa, namun keberlangsungan musiumnya terjamin. Mudah-mudahan akan seterusnya demikian.[1]

---

1 Sayang bahwa pada tahun 2006, Fadjar Purnomo Sidi dipecat sebagai diréktur oléh rapat saudara-saudaranya yang lain, digantikan oléh saudaranya yang nampaknya tidak tahu dan tidak mengerti akan fungsi musium, sehingga tidak melaksanakan cita-cita Pak Widayat semasa hidupnya.

Ir. H. Saikin Suriawidjaja Pejuang Daérah

BERITA TERLAMBAT sampai pada saya bahwa Ir. Saikin Suriawidjaja meninggal pada hari Saptu tg. 1 Oktober 2005 di Bandung dan dikebumikan di tempat kelahirannya di Wanaraja, Garut. Innalillahi wainna ilaihi roji'un.

Sebelum meninggal beliau konon sempat dirawat di Rumah Sakit Muhammadiyah, Bandung selama seminggu, tetapi dokter tidak menemukan sesuatu penyakit, konon mungkin karena udzur tua saja. Pada tahun ini usianya genap 81 tahun pada bulan April. Jadi ketika meninggal beliau berusia jalan 82 tahun.

Mungkin tidak banyak lagi kawan sebayanya yang masih hidup. Beliau sendiri sering berkata kepada saya bahwa setelah meninggalnya Brigjén H. Akil Prawiradiredja, di Bandung beliau tidak lagi mempunyai kawan berdiskusi. Saikin mémang kawan seperjuangan Akil sejak awal révolusi ketika meréka bersama-sama dengan Afandi Ridhwan, yang menjadi wakil pemuda Islam, menjadi pimpinan perjuangan di Tasikmalaya: Saikin mewakili golongan pemuda, Akil yang ketika itu berpangkat Létnan menjadi wakil militér. Kerjasama Saikin dengan Akil berlanjut dalam gerakan daérah Sunda tahun 1950-an. Saran saya untuk mengadakan kongrés orang Sunda sesudah tersebarnya Pamflét Adéng-Adjam pada tg. 17 Agustus 1956 dan disambut positif oléh Akil, dapat dilaksanakan oléh usaha Saikin yang ketika itu masih menjadi mahasiswa di Fakultas Pertanian Universitas Indonésia di Bogor (yang kemudian menjadi IPB). Dalam rapat yang diselenggarakan di rumah tempatnya menumpang, saran tersebut akhirnya disetujui untuk dilaksanakan menjadi Kongrés Pemuda Sunda yang diselenggarakan di Bandung pada tg. 4-7 Novémber 1956 yang panitianya diketuai oléh Rahmatullah Ading Affandie (RAF). Saikin sendiri menjadi ketua Présidium Kongrés yang banyak menentukan arah kongrés. Ketika membentuk Déwan Komando Pemuda Sunda (DKPS) sebagai salah satu keputusan Kongrés, Saikin menjadi Wakil Ketua, sedangkan kedudukan Ketua diserahkannya kepada orang yang lebih sénior ialah R. Gumbira. Beberapa bulan setelah terbentuk, ketika menghadiri acara halal bihalal di Jakarta, semua anggota DKPS yang hadir ditangkap dengan tuduhan akan mengadakan makar dengan merubah bentuk negara menjadi federasi. Padahal gagasan merubah struktur negara kesatuan menjadi federasi itu merupakan salah satu keputusan Kongrés Pemuda Sunda yang sudah diumumkan dalam pérs dan sudah dikirimkan kepada semua pejabat dan lembaga pemerintah yang terkait. Penangkapan itu bersifat dan bertujuan politis, karena sampai meréka semua dibébaskan kira-kira empat tahun kemudian, tak pernah diajukan ke Pengadilan. Maklumlah tuduhannya pun dibuat-buat.

Jénderal A. H. Nasution yang waktu itu menjadi KSAD serta mengeluarkan perintah penangkapan terhadap meréka, paling tidak untuk sebagian dari meréka, menyinggung masalah tersebut dalam mémoarnya *Memenuhi Panggilan Tugas* jilid

IV, katanya: ".....rapat Déwan Komando Pemuda Sunda di jalan Benda I/44 Kebayoran. Penguasa militer melakukan penggerebegan, dalam razia itu 20 orang ditangkap, seorang di antaranya adalah tokoh Déwan Banténg di ibukota. Dari meréka didapat keterangan adanya usaha-usaha kerjasama dari anasir-anasir gerakan kedaérahan dalam menghadapi pemerintah pusat. Ternyata organisasi-oganisasi illegal lainnya yang mempergunakan kesukuan Sunda, yaitu Front Pemuda Sunda (FPS), Légiun Sunda di bawah pimpinan éks-Kolonél Sukanda Bratamanggala...." (h. 122).

Padahal pertemuan di jalan Benda itu bukan rapat, melainkan acara halal bihalal dan Kolonél Sukanda Bratamanggala tidak hadir di sana. Dia baru ditangkap penguasa perang tiga tahun kemudian (1960) bertalian dengan peristiwa Puskav di Bandung. Adanya orang yang disebut sebagai "tokoh Déwan Banténg di ibukota" tidak mustahil karena dalam acara halal bihalal banyak orang yang datang. Agaknya Nasution tidak tahu bahwa DKPS itu dibentuk oléh Kongrés Pemuda Sunda, yang di dalamnya mémang ada tokoh-tokoh dari organisasi-organisasi pemuda Sunda yang ada pada waktu itu seperti Front Pemuda Sunda, Putra Sunda, Nonoman Sunda, Daja Nonoman Sunda, dll. Mémang yang paling terkenal FPS karena adanya pamflét Adéng-Adjam yang menghébohkan. FPS merupakan fusi berbagai organisasi pemuda Sunda, tetapi tidak secara formal ikut serta dalam Kongrés Pemuda Sunda—hal yang secara sadar sengaja dilakukan oléh Panitia Kongrés untuk menghindarkan tuduhan apriori terhadap Kongrés, karena pada waktu itu Ketua FPS, Adéng Kusumawidjaja sedang ditahan akibat pamflét yang disebarkannya. Tidaklah benar kalau Nasution menyebut FPS itu organisasi illegal, karena berita tentang pembentukannya dimuat dalam pérs pada waktu itu, struktur dan susunan pengurusnya juga dimuat dalam berita, bahkan juga alamatnya, dan sampai waktu itu bahkan sampai sekarang pun FPS sebagai organisasi tak pernah dinyatakan sebagai terlarang baik oléh Kejaksaan Agung maupun oléh Pengadilan. Begitu juga DKPS yang dibentuk oléh Kongrés Pemuda Sunda bukan organisasi terlarang. KSAD sendiri mengirimkan télégram ucapan selamat pada waktu pembukaan Kongrés Pemuda Sunda.

Saikin orang yang teguh pada pendiriannya, meskipun terkadang mengesankan kaku. Tegas dalam mengemukakan pendapat yang biasanya didukung oléh pemikiran yang mendalam dan luas. Dia mengidéalisasi sifat utama orang Sunda sebagai satria yang berpegang kepada nilai-nilai moral dan budaya yang luhur. Bukan hanya memikirkan hak, melainkan juga dan terutama kewajiban-kewajibannya terhadap kesejahteraan rakyat kecil. Sebagai penguasa meréka harus memperlihatkan tanggungjawab yang besar.

Di dalam tahanan Saikin mendapat kesempatan untuk menyelesaikan skripsi sarjananya, sehingga begitu keluar dari tahanan bisa segera menempuh ujian dan lulus sebagai insinyur pertanian (1960). Sejak masih mahasiswa (sejak 1955 sampai saat ditahan), Saikin telah menjadi asistén dosén di fakultasnya, dan setelah lulus beliau diangkat menjadi Kepala Bagian Téh dan Kina di Balai Penyelidikan Perkebunan Besar (sebelumnya Centraal Proefstation Vereeniging), Bogor (1961–1963), di samping menjadi dosén di almamaternya dan di Universitas Ibnu Khaldun, Bogor. Tapi ketika ditawari untuk menjadi Diréktur Balai Penyelidikan itu, Saikin memilih keluar untuk hidup berwiraswasta.

Saikin lahir sebagai anak mantri kehutanan, sehingga perhatiannya terhadap pertanian tumbuh sejak kecil. Setelah tamat HIS di Tasikmalaya (1939), melanjutkan ke Cultuurschool (Sekolah Pertanian), Malang. Begitu tamat (1942), Belanda kalah oléh Jepang dan balatentara Jepang menangkap semua pegawai Belanda dan menggantinya dengan orang Indonésia. Saikin yang baru berumur 19 tahun (1943), langsung diangkat sebagai

Pj. Pemimpin Perkebunan Kopi dan Kina "Tombo-Wonodadi", Pekalongan, dan kemudian menjadi Wakil Pemimpin Perkebunan Téh dan Kina "Sélokaton", Kendal (1944–1945). Waktu kemerdékaan bangsa Indonésia diproklamasikan dia berada di Sélokaton dan dia mengerahkan karyawan dan orang di sekitarnya untuk menyambut proklamasi itu. Kemudian dia bergabung dengan TRI (kemudian TNI), menjadi anggota staf Resimén 8 Divisi III Siliwangi bersama Létnan Umar Wirahadikusumah (yang kemudian pernah menjadi Wakil Presidén RI). Tahun 1946–1947 menjadi Pemimpin Présidium Déwan Pimpinan Pemuda Tasikmalaya, menjadi Ketua Panitia Pembantu Garis Depan (PPGD) keresidénan Priangan, di samping juga menjadi anggota Komité Nasional Indonésia Pusat (KNIP) yang fungsinya sama dengan DPR-RI. Saikin ikut serta dalam sidang KNIP di Malang (25 Fébruari–6 Maret 1947) yang bersejarah karena merumuskan politik RI dalam perjuangan melawan serbuan lagi Belanda.

Setelah pengakuan kedaulatan terhadap RI, Saikin keluar dari ketentaraan, ikut ujian SMA dan masuk sebagai mahasiswa Fakultas Pertanian UI di Bogor (1951). Tetapi sebagai orang yang ikut memperjuangkan kemerdékaan bangsa, ia melihat bahwa banyak kebijaksanaan pemerintah yang tidak menguntungkan rakyat kecil, terutama di daérah-daérah, apalagi dalam menangani masalah ketidakamanan di Jawa Barat akibat mengganasnya gerombolan DI-TII yang sangat menyengsarakan rakyat. Sebagai mahasiswa dia bersama kawan-kawannya mendirikan organisasi "Putra Sunda" yang kemudian mengadakan fusi dengan organisasi pemuda Sunda yang lain menjadi Front Pemuda Sunda (FPS). Dalam FPS dia menjadi salah seorang Ketua.

Dengan meninggalnya Ir. Saikin Suriawidjaja, maka anggota DKPS yang pada tahun 1957 ditahan sekarang hanya tinggal seorang, ialah Nana Sutresna yang pensiunan Déplu—

terakhir menjadi Dutabesar RI di Inggris Raya. Mudah-mudahan, walaupun tidak dapat mencapai semua cita-cita yang diperjuangkannya selagi hidup, Saikin mendapat tempat yang mulia di hadirat Allahu Robbi dan semua amal perbuatannya mendapat pahala yang berlipat-ganda. Amin.

Riyono Pratikto Si Tukang Cerita

RIYONO PRATIKTO dilahirkan di Ambarawa, Jawa Tengah, 27 Agustus 1932. Mulai menulis cerita péndék ketika duduk di SMP Tegal (1949) dan bukunya yang pertama, *Api dan Beberapa Cerita Péndék Lain,* terbit ketika ia masih di SMA Semarang (1951). Tapi sejak masuk ITB menjadi mahasiswa jurusan bangunan (tidak tamat) dan menyelesaikan sarjananya di Fakultas Publisistik Universitas Padjadjaran (1988), ia terus tinggal di Bandung sampai meninggal pada tg. 29 Oktober 2005.

Pada awal tahun 1950-an, dia dikenal sebagai penulis cerita (péndék dan panjang) yang produktif sekali. Tapi yang terbit sebagai buku selain *Api*, hanya *Si Rangka dan Beberapa Cerita Péndék Lain* (1958), di samping terjemahan dari pengarang Soviét Rusia Boris Lavrenyov: *Yang Keempatpuluhsatunya* (1958). Pernah memperoléh hadiah majalah *Kisah* untuk cerita péndéknya "Melalui Biola" (1954).

Riyono pendiam yang santun dan kalau berbicara sangat lirih, dan kalau tertawa juga tak pernah cekakakan. Biasanya hanya tersenyum. Dia orang yang sangat cermat, selalu mencatat pengeluarannya sehari-hari. Lebih suka menyendiri. Setahu saya Riyono tidak pernah aktif dalam organisasi mahasiswa ataupun lainnya.

Saya tidak ingat bagaimana saya mula berkenalan dengan Riyono. Tapi mestinya melalui Soekanto S.A. yang pernah bersama-sama sekelas di SMP Tegal dengan Riyono. Pada waku itu (tahun 1953-1955), Soekanto, Riyono, S.M. Ardan, Achmad M.S., Misbach J. Biran, Sjuman Djaya, kemudian juga Trisnoyuwono dan beberapa orang lagi pengarang muda yang buah tangannya sering dimuat dalam majalah-majalah terkemuka pada masa itu, seperti *Kisah, Mimbar Indonésia, Siasat, Indonésia, Pudjangga Baru*, dan *Zénith*, sering berkumpul di rumah Ardan di jalan Ajudan (Kramat Kwitang II, sekarang jalan Bunga III). Yang lain umumnya menulis cerita péndék atau sajak, atau cerita péndék dan sajak, tetapi Ardan (dan Nugroho) sering menulis kritik dan ésai. Kemudian tempat bertemu itu pindah ke jalan Kramatbunder, karena di situ sering berkumpul para seniman dari berbagai bidang. Jalan Kramatbunder tak begitu jauh dari rumahnya Ardan dan karena masih berada dalam lingkungan Pasar Senén, maka para seniman yang sering berkumpul di situ, kemudian dikenal sebagai Seniman Senén. Tapi seingat saya Riyono jarang datang ke jalan Kramatbunder.

Riyono tinggal di Bandung. Tapi ada pamannya yang tinggal di jalan Kendal, sehingga ia sering berkunjung ke Jakarta. Ayahnya sendiri meninggal pada masa révolusi. Adiknya, Riyardi Pramudya yang kuliah di UI, saya ingat tinggal bersama pamannya itu.

Kalau Riyono "turun" dari Bandung, kami biasanya berkeliling bersama-sama naik sepéda menemui teman-teman. Saya ketika itu tinggal di kandang sepéda SMP Negeri VIII di jalan Pegangsaan Barat, sehingga tak begitu jauh dari rumah pamannya Riyono. Soekanto S.A. tinggal jauh di Bendungan Jago, sebelah timur lapangan terbang Kemayoran, tetapi kami sering mengunjunginya dengan sepéda. Soekanto kalau siang bekerja di kantor Pos Pasar Baru, Jakarta, bagian penyortiran surat-surat. Karena itu dia selalu tahu kalau Riyono (atau yang lain) mengirimkan karangan kepada H.B. Jassin, atau kalau karangannya dikembalikan.

Rute yang biasa kami tempuh kalau Riyono ada di Jakarta ialah pertama-tama ke kantor majalah *Kisah* yang ketika itu masih di jalan Paséban (biasanya kalau ada honorarium yang akan diambil), lalu ke rumah Ardan, kemudian ke Balai Pustaka menemui para pengarang sénior yang bekerja di sana seperti Achdiat K. Mihardja, Anas Ma'ruf, Utuy T. Sontani, M. Taslim Ali, Rusman Sutiasumarga, dll. atau ke tempat lain. Berkunjung ke rumah H.B. Jassin di jalan Siwalan biasanya soré hari atau malam hari sehabis Magrib.

Boléh dikatakan pada masa itu, Riyono adalah bintangnya di antara para pengarang muda. Ceritanya yang penuh dengan keajaiban dan hal-hal gaib sangat menarik perhatian. Dan ia sangat produktif sekali. H.B. Jassin memujinya dalam "Sorotan" majalah *Kisah* yang dianggap sebagai ruangan tempat belajar mengarang bagi para pemula.

Kalau kita membaca cerita-cerita yang dimuat dalam *Api dan Cerita-cerita Péndék Lain* yang merupakan buku Riyono yang pertama, dengan mudah kita bisa mengatakan bahwa di dalamnya pekat sekali pengaruh gaya bahasa Idrus dalam *Corat-corét di Bawah Tanah*-nya. Tetapi kalau kita membaca karangan-karangan Riyono yang lebih kemudian, pengaruh Idrus itu boléh dikatakan tidak lagi kelihatan. Riyono telah menemukan gayanya sendiri. Riyono sangat mementingkan plot, terkadang kurang cermat dalam penyusunan bahasa, namun ceritanya memikat pembacanya sampai selesai.

Hal itu nampak kalau kita membaca cerita-cerita péndék-nya yang dimuat dalam *Si Rangka dan Cerita-cerita Péndék Lain* dan yang masih bertebaran dalam majalah-majalah seperti

"Dua Orang Sepanjang Bukit" (*Siasat*), "Goa" (*Indonésia*), dongéng-dongéng moderén (majalah *Kisah*, majalah *Kompas*, dll). Sayang bahwa banyak karya Riyono yang masih belum dibukukan. Kesempatan untuk menerbitkan buku pada masa itu mémang sangat sedikit.

Pada tahun 1957, Riyono bersama-sama dengan Réndra, Sugiarta Sriwibawa, dan para pemuda yang lain mendapat undangan untuk menghadiri Féstival Pemuda Internasional di Moskwa. Undangan demikian biasanya disampaikan kepada orang dan para pemuda yang aktif dalam kegiatan kaum kiri, dan kepada meréka yang diharapkan akan dapat ditarik ke kiri. Ada yang kemudian mémang menjadi kiri, seperti Héndra Gunawan (1951 di Budapést) dan Sudjojono (1952 di Bérlin), Éddy Abdurrachman (1953 di Warsawa). Tapi tidak semua orang yang dijadikan "targét" kaum kiri itu kemudian menjadi kiri. Réndra dan Mang Koko (yang juga diundang untuk menghadiri Féstival Pemuda Internasional di Moskwa tahun 1957) misalnya tidak pernah menjadi kiri.

Tentang Riyono saya sendiri tidak tahu persis, karena sejak saya menikah (1955) hubungan dengan kawan-kawan itu menjadi kian renggang. Riyono sendiri seingat saya menjadi kian jarang ke Jakarta. Tapi sebagai orang yang saya tahu tidak pernah tertarik aktif dalam organisasi, Riyono tidak akan aktif dalam Lékra atau lainnya. Karangan-karangannya mémang nampak muncul dalam majalah atau penerbitan-penerbitan kiri, tetapi pada waktu itu banyak juga pengarang lain yang sudah mempunyai nama yang memuatkan karyanya dalam majalah atau penerbitan-penerbitan kiri. Tidak mustahil hanya karena kesempatan untuk memuatkan karangan sastera mémang kian sempit dengan kian berkurangnya majalah kebudayaan. Mungkin juga karena dia diminta oléh redaktur majalah atau penerbitan kiri itu agar menyumbangkan karangannya dan dia tidak menolak kesempatan demikian. Orang-orang kiri mémang aktif mengajak para seniman dan sasterawan yang sudah punya nama untuk memuatkan karangan dalam penerbitan meréka atau menyertai kegiatan yang meréka adakan. Nama Riyono pernah tercantum sebagai pengasuh ruang kebudayaan surat kabar *Warta Bandung* yang merupakan surat kabar kiri, namun mungkin hanya namanya saja dipakai—seperti yang menjadi kebiasaan di kalangan orang kiri. Dengan sifatnya yang santun, mungkin Riyono tidak bisa menolak ajakan redaktur *Warta Bandung* yang hendak mencantumkan namanya. Yang jelas nama Riyono sepanjang tahu saya tidak pernah tercantum sebagai pengurus Lékra baik di tingkat Jawa Barat maupun—apa lagi—di tingkat nasional.

Mungkin karena itu pula maka ketika terjadi Gestapu (1965) dan semua orang yang disangka aktif dalam organisasi kiri diperiksa atau ditahan oléh Penguasa Perang, Riyono juga diperiksa. Setelah diperiksa, Riyono dibébaskan. Dia mendapat *clearance* dari Penguasa Perang (Pepelrada) pada waktu itu (1966) bahwa ia tidak terlibat dengan Gestapu. Karena itu ia bisa melanjutkan kuliah di Fakultas Ilmu Komunikasi Universitas Padjadjaran sampai tamat dan kemudian menjadi dosén di almamaternya itu.

Karena itu sangatlah mengagétkan ketika menjelang akhir tahun 1980-an, dimuat berita yang menyatakan bahwa Menteri P dan K Prof. Dr. Fuad Hassan memecat Riyono Pratikto tanpa pensiun dari kedudukannya sebagai dosén Fakultas Ilmu Komunikasi Unpad karena katanya ditemukan bukti bahwa ia terlibat dengan Gestapu. Pemecatan itu dilakukan tanpa memberi kesempatan kepada yang bersangkutan untuk memberi keterangan atau membéla diri sama sekali.

Waktu kejadian itu diberitakan dalam majalah *Témpo* dan disebut bahwa alasannya ialah kalimat dalam buku saya *Ikhtisar Sejarah Sastera Indonésia* (1969), yang menyebut Riyono bersama-sama dengan nama pengarang lain yang sebelumnya sudah terkenal kemudian menulis dalam penerbitan pihak kiri (padahal dalam cétakan kemudian nama Riyono dihilangkan dari sana), saya menulis surat terbuka menerangkan bahwa tidaklah masuk akal bahwa Riyono yang sudah mendapat *clearance* dari Penguasa Perang (Pepelrada) yang berwewenang tidak lama setelah peristiwa terjadi, kemudian dijatuhi hukuman dengan tuduhan bahwa ia terlibat karena sebuah kalimat dalam buku yang secara hukum tidak bisa dijadikan bukti mengenai kebenarannya. Tetapi tidak ada pengaruhnya. Menteri P dan K Prof. Dr. Fuad Hassan pakar psikologi ahli filsafat yang katanya mempunyai minat besar kepada sastera dan kesenian serta bersahabat dengan para seniman itu, ternyata dengan mudah menandatangani surat keputusan pemecatan Riyono tanpa merasa perlu mencari tahu latar belakang yang sesungguhnya sama sekali. Konon Riyono diadukan kepada Kodam Siliwangi dengan tuduhan yang mematikan itu oléh kawannya sesama dosén yang terpilih sebagai pembantu dékan fakultasnya menggantikan Riyono. Riyono sendiri selama ini tidak pernah terlibat dengan peristiwa yang berbau makar, tidak pula melakukan sesuatu di luar tugasnya sebagai dosén. Dan nampaknya Riyono mémang melaksanakan tugasnya sebagai dosén dengan sepenuh hati, sehingga kegemarannya menulis cerita péndék yang dahulu sangat produktif, tidak lagi sempat dilakukannya. Di rumahnya ada kamar yang penuh dengan tumpukan skripsi mahasiswa Fisikom yang dibimbingnya. Bukunya yang pernah diterbitkan (ada yang diterbitkan juga di Malaysia) adalah tentang ilmu publisistik.

Karena dipecat dengan tidak hormat, Riyono kehilangan haknya untuk mendapat pensiun. Mendadak kehilangan mata pencarian sebagai dosén Unpad, sebagai orang yang dipecat dengan tuduhan terlibat Gestapu atau menjadi anggota ormas terlarang pada masa Orde Baru, berarti dia juga tidak bisa mencari pekerjaan di tempat lain. Semua pintu tertutup. Bahkan sekolah tinggi dan universitas yang sebelumnya memintanya mengajar di samping di Unpad juga tidak lagi mengundangnya mengajar. Dituduh terlibat Gestapu pada masa Orde Baru mémang merupakan hukuman mati secara perlahan. Tetapi musibah itu nampaknya diterima Riyono sekeluarga dengan tawakal.

Beberapa tahun yl. Riyono mendapat serangan *stroke*, sehingga selama berbulan-bulan ia hanya bisa terbaring. Berbicara pun ia tidak bisa. Ketika keséhatannya kelihatan seakan-akan hendak pulih, mendadak Alah SWT memanggilnya. Inna lillahi wainna ilaihi roji'un. Mudah-mudahan di hadirat Allahu Robbi, Riyono mendapatkan keadilan yang tidak diperoléhnya di dunia. Amin.

Sudarso, Pelukis Réalis

BAGAIMANA SUDARSO menjadi pelukis sudah menjadi legénda: Ketika itu—paruh kedua tahun 1930-an—dia bekerja sebagai tukang antar susu di kota Bandung. Salah satu langganannya ialah Affandi yang ketika itu memerlukan susu buat anaknya, Kartika yang baru berumur 2-3 tahun. Setiap pagi kalau mengantarkan susu kepada langganannya yang tinggal di gang Wangsareja itu, dia berdiri beberapa lama menyaksikan Affandi melukis—pekerjaan yang pada waktu itu belum umum, kecuali di kalangan orang Belanda. Karena kebiasaannya itu, maka pada suatu kali, Affandi bertanya apakah dia mau belajar melukis? Dengan spontan Sudarso menjawab bahwa ia mémang tertarik untuk belajar melukis. Sejak kecil ketika masih tinggal di kampungnya dia suka melukis wayang, terutama Arjuna dan Gatotkaca. Jawaban itu disambut Affandi dengan mengajaknya untuk melukis bersama kalau pekerjaannya mengantar susu sudah selesai.

Sejak itulah Sudarso belajar melukis dengan bimbingan Affandi. Atau lebih tepat dikatakan: diajak melukis bersama-sama oléh Affandi di tempatnya. Affandi yang rendah hati itu tidak pernah merasa bahwa ia mengajar orang lain. Ia sendiri belajar melukis secara otodidak. Maka kalau ada orang lain yang meminta belajar melukis kepadanya, dia ajak saja bersama-sama melukis.

Bukan hanya Sudarso yang diajaknya melukis di rumah yang diséwanya di Gang Wangsareja, di bilangan Léngkong, melainkan juga orang-orang lain yang pada waktu itu tertarik untuk melakukan pekerjaan yang masih langka di kalangan pribumi. Ketika Affandi setelah menyelesaikan AMS hendak melanjutkan untuk belajar melukis (artinya harus ke negeri Belanda), kakaknya sendiri, Sabur, yang selama itu menanggung biaya sekolahnya, menolak. Kakaknya akan terus memberinya belanja kalau dia masuk ke THS dan menjadi insinyur. Tetapi untuk menjadi pelukis? Tidak! Karena itu Affandi tidak melanjutkan sekolah dan dengan hati mantap terjun untuk menjadi pelukis. Untuk hidupnya dia bekerja sebagai guru *HIS met de Kor-an*, yang menyebabkan dia bertemu dengan Maryati, yang ketika itu menjadi muridnya dan kemudian menjadi isterinya. Setelah menikah dia bekerja pada perusahaan iklan, sebagai tukang gambar réklame filem, atau sebagai tukang sobék karcis bioskop. Agar dia bisa sungguh-sungguh mengasah bakatnya sebagai pelukis, dia malah membuat program minimum: setiap bulan dibuatnya menjadi dua: 10 hari bekerja mencari uang untuk hidup sebulan dan 20 hari untuk melukis.

Tidak pernah jelas apakah Sudarso juga mengikuti Affandi membuat semacam program minimum. Yang jelas meréka belum bisa hidup mengandalkan hasil penjualan lukisannya. Jadi niscaya Sudarso juga mengerjakan hal-hal lain untuk menyambung hidupnya. Yang jelas, sejak bertemu dengan Affandi, Sudarso tidak mau melepaskan niatnya untuk melukis, untuk menjadi pelukis. Hingga ia wafat di rumah isterinya yang ketiga di Wanayasa, Purwakarta, Jawa Barat, pada malam Jum'at tg. 23 Juni 2006, ia terus melukis.

Sudarso dilahirkan di Sawangan, Pancasan, Ajibarang, Purwokerto, Jawa Tengah pada tg. 26 Juli 1914. Jadi waktu meninggal usianya hampir genap 92 tahun. Pada waktu muda dia pernah bekerja sebagai kacung di rumah seorang Belanda wiraswasta di Majenang; tetapi kemudian pindah ke Bandung bekerja sebagai pengantar susu yang menyebabkannya bertemu dengan Affandi dan dengan dunia senilukis yang kemudian menjadi pilihan hidupnya.

Yang sering melukis bersama-sama dengan Affandi di Gang Wangsareja selain Sudarso ada beberapa orang lain lagi antaranya Wahdi Sumanta, Héndra Gunawan, Barli Sasmitawinata, dan beberapa orang lain. Pada paruh kedua tahun 1970-an, ketika saya sebagai Ketua DKJ meminta para pelukis yang pernah melukis bersama Affandi di Gang Wangsareja itu berpaméran di TIM, yang memenuhi ajakan itu hanya tinggal lima orang: Affandi, Héndra Gunawan, Wahdi Sumanta, Barli Sasmitawinata, dan Sudarso. Sejak itulah lahir istilah "Kelompok Lima", padahal pada waktu meréka sering melukis bersama di gang Wangsareja atau bersama-sama di tempat lain, meréka tidak punya nama. Kalau mau diberi nama maka sebutan "Kelompok Wangsareja" terasa lebih tepat.

Meréka sempat memamérkan lukisannya di pasar malam "Jaarbeurs" yang diadakan setiap tahun di Bandung. Pada paméran itulah untuk pertama kalinya ada orang yang membeli lukisan Affandi. Orang yang membeli itu adalah Sjafé'i Sumardja (yang waktu itu baru pulang belajar di Sekolah Guru Menggambar di negeri Belanda dan kemudian menjadi pemrakarsa membuka fakultas senirupa di lingkungan ITB dengan dia sendiri yang menjadi dékan dan gurubesarnya yang pertama). Peristiwa itu pada waktu itu bukan hal kecil. Bagi Affandi peristiwa itu makin memantapkan niatnya untuk menjadi pelukis. Dan tentu berpengaruh pula kepada kawan-kawannya yang sering bersama melukis dengannya, termasuk

Sudarso. Dalam paméran yang diselenggarakan di alun-alun Bandung, sebuah lukisan Affandi dibeli oléh Ir. Sukarno. Peristiwa itu menyebabkan Affandi berkenalan dengan pemimpin bangsa terkemuka itu.

Sudarso menikah dengan gadis Jawa yang tinggal di Pisangan, Jatinegara. Ketika pada jaman Jepang Affandi diajak oléh Ir. Sukarno untuk membantunya di Poetera (Poesat Tenaga Rakjat), maka Sudarso bertemu lagi dengan gurunya. Meréka juga bertemu dengan para pelukis yang tinggal di Jakarta yang jumlahnya tidak banyak: S. Sudjojono, Agus Djayasuminta, Otto Djayasuminta, Abdulsalam, S. Tutur, Kartono Yudokusumo, Émiria Sunnasa, dan beberapa orang lagi. Meréka berkumpul di Kantor Pusat Kebudayaan bagian senirupa. Pada waktu kemerdékaan Indonésia diproklamasikan, Sudarso bersama dengan pelukis-pelukis yang lain ikut menulisi gerbong-gerbong keréta api dan témbok-témbok kota dengan kalimat-kalimat yang menyalakan semangat perjuangan seperti "Merdéka atau Mati!", "Usir Anjing Nica!", dan semacamnya

Setelah pemerintah negara Républik Indonésia mengungsi ke Yogyakarta, para seniman seperti Affandi, Héndra, Sudarso, dan lain-lain juga pindah ke Yogyakarta. Sudjojono pindah ke Madiun. Affandi mendirikan sanggar Seniman Masjarakat, Sudjojono mendirikan Seniman Indonésia Moeda (SIM) di Madiun kemudian pindah ke Solo. Héndra Gunawan mendirikan Pelukis Rakjat. Affandi bukan organisator, sehingga kegiatan Seniman Masjarakat tidak kedengaran. Pada tahun 1948 Affandi mendapat béasiswa untuk belajar melukis di Shantiniketan, India, maka dia sekeluarga berangkat ke Jakarta, tetapi karena ada blokade Belanda maka dia harus lama menunggu kesempatan berangkat, sehingga bersama-sama dengan pelukis lain Affandi sempat mendirikan Gabungan Pelukis Indonésia (GPI) di kompléks Taman Siswa Kemayoran, Jakarta. Sudarso juga ikut di situ, karena setelah Affandi berangkat ke Jakarta, dia juga kembali ke rumah mertuanya di Pisangan.

Setelah Affandi berangkat, Sudarso mengikuti saran Sutan Sjahrir pindah ke Bali dan hidup melukis di sana. Bukankah banyak pelukis asing yang tinggal dan hidup di Bali? Tetapi ketika Héndra Gunawan dkk. mendirikan ASRI (Akadémi Seni Rupa Indonésia) pada paruh pertama tahun 1950-an, Darso dipanggil untuk mengajar prakték. Sudarso kembali ke Yogyakarta, tinggal di rumah yang terletak di jalan Sentulrejo, hampir berhadapan dengan rumah yang ditinggali oléh Hendra Gunawan yang dijadikannya semacam asrama buat para pelukis muda di bawah payung "Pelukis Rakjat". Sudarso yang tidak pernah mengenyam pendidikan formal senilukis itu, membimbing para mahasiswa ASRI dalam prakték melukis bersama Affandi. Bahkan Sudarso lebih tekun, dia terus mengajar di ASRI, sedangkan Affandi lebih mementingkan berkarya. Bukan artinya Sudarso di samping mengajar tidak melukis. Dia tetap melukis dengan tekun. Sering ikut dalam berbagai paméran di berbagai kota. Sudarso juga pernah mengajar di AKABRI ketika kesenian dijadikan kurikulum oléh Gubernur AKABRI Létjén A. Tahir.

Préstasinya dalam senilukis menyebabkan bekas pengantar susu itu berkenalan dengan orang-orang yang kemudian menduduki jabatan penting dalam pemerintahan, seperti Presidén Sukarno, Wakil Presidén Adam Malik, Létjén Ahmad Tahir, dll. Pada suatu kali ketika keluar dari istana setelah memenuhi panggilan Bung Karno bersama dengan beberapa orang pelukis lain, dia bersomplokan dengan orang Belanda yang pernah mempekerjakannya sebagai kacung di Majenang pada masa sebelum perang. Bekas tuannya itu terkejut sekali melihat bekas kacungnya habis bertemu dengan kepala negara. Dia menegur Sudarso dan bertanya mengapa dia ada di situ, yang dijawab oléh Sudarso bahwa dia pelukis yang diminta datang oléh Presidén.

Sebagai pelukis, Sudarso adalah seorang réalis. Mungkin karena pada waktu dia mulai belajar melukis, lukisan Affandi juga réalistis, bahkan naturalistis. Kemudian Affandi mengalami perkembangan, lukisannya menjadi éksprésionistis, tetapi Sudarso tetap berpegang pada réalisme yang ditekuninya dengan konsisten. Dalam hal ini ia misalnya berbéda dengan Barli yang sebagai pelukis réalis, pernah kesengsrem melukis abstrak. Sebagai orang yang lugu yang tidak suka bertéori (seperti Affandi juga, tetapi Affandi mempunyai wawasan yang lebih luas mungkin karena latar belakang pendidikannya yang lebih tinggi), Sudarso lebih percaya kepada ketajaman matanya. Kecuali pada lukisan-lukisan yang dibuatnya pada masa révolusi, lukisan-lukisan Darso umumnya memberikan rasa tenang kepada para pelihatnya. Gadis Jawa yang sedang duduk adalah yang paling banyak dia abadikan di atas kanvas, namun dengan latar warna yang berbéda-béda dan memberikan kesan yang berlainan pula. Lukisan-lukisan pemandangannya didominasi warna hijau dan biru yang memberikan rasa tenteram.

Réalisme Darso dengan demikian tidak mengajak pelihatnya untuk menyadari réalitas kehidupan yang sehari-harinya penuh dengan ketidaknyamanan.

Darso dari pernikahannya dengan Aisyah—isteri pertama—dikarunia 8 orang anak, empat di antaranya menjadi pelukis mengikuti jejaknya, walaupun masing-masing menemukan gayanya sendiri, ialah Sugiyanto, Sudarwoto, Sudaryono, dan Sudargono. Dari kedua isterinya yang kemudian, dia tidak mempunyai keturunan.

S. M. Ardan
Pembina Seni Betawi

SETELAH MENGALAMI koma beberapa hari, S.M. Ardan (terlahir Sahmardan), tg. 26 Novémber 2006 meninggal setelah ditabrak lari sebuah motor di jalan dekat rumahnya di Sukabumi Ilir, Jakarta. Dengan demikian dia tidak sampai berulangtahun yang ke-75 pada tg. 2 Fébruari 2007. Innalillahi wa innailaihi roji'un.

Belakangan Ardan terkenal sebagai tokoh Betawi yang peduli akan kesenian tradisionalnya. Kebangkitan lénong, topéng Betawi, dll tidak lepas dari tangan Ardan. Dia sebenarnya orang Sunda, yang lahir di Médan tetapi ketika masih bayi 6 bulan dibawa orang tuanya ke Jakarta. Di Jakartalah selanjutnya Ardan hidup, bersekolah, bekerja, berkeluarga sampai akhir hayatnya. Dia sendiri lebih merasa diri sebagai orang Betawi daripada sebagai orang Sunda, walau di lingkungan keluarganya waktu masih tinggal bersama ibu dan abangnya hidup di Gang Ajudan (kemudian jalan Kramat II akhirnya jadi Jalan Kembang III), Kwitang, dia kadang-kadang berbahasa Sunda.

Ardan terjun ke dalam dunia kesenian menjelang akhir tahun 1940-an, mulai dengan menulis sajak dan cerita péndék dimuat antaranya dalam majalah *Pudjangga Baru* (sesudah perang), *Indonésia,* "Gelanggang"/*Siasat, Mimbar Indonésia, Kisah,* dll. Sajak-sajaknya tidak banyak, sebagian dibukukan bersama sajak-sajak Sobron Aidit dan saya dalam buku kecil berjudul *Ketemu di Jalan* (Jakarta, Balai Pustaka, 1956). Bukunya yang pertama berupa kumpulan cerita péndék berjudul *Terang Bulan Terang di Kali* (Jakarta, Gunung Agung, 1955, Pustaka Jaya, 1972) yang memuat banyak skétsa tentang masyarakat bawah kota Jakarta. Dialah yang pertama kali menggunakan dialék Jakarta dalam karya sastera Indonésia, yaitu dalam percakapan antara tokoh-tokohnya. Sebelumnya M. Balfas ada juga menggunakan percakapan dalam bahasa Betawi tapi hanya untuk memberikan suasana Betawi saja. Tidak seutuhnya. Kemudian ada Firman Muntaco yang mengarang dalam bahasa Jakarta seluruhnya, jadi bukan hanya dialog tokoh-tokohnya saja seperti Ardan; dengan demikian karyanya itu merupakan karya bahasa daérah (Betawi), sedangkan karya Ardan meskipun menggunakan dialog tokoh-tokohnya dalam bahasa Betawi, tetap merupakan karya sastera Indonésa. Ardan juga menulis ulang cerita rakyat Betawi dalam bentuk drama, ialah *Nyai Dasima* (Jakarta, Pustaka Jaya, 1975) yang sering dipentaskan oléh grup drama yang dipimpinnya "Kuncup Harapan" pada awal tahun 1960-an, kemudian oléh grup yang lain sesudahnya. Ardan juga menulis roman hiburan yang tidak berhasil.

Pada awal tahun 1950-an, Ardan menjadi sasterawan muda yang terkemuka bukan saja oléh karya-karya kréatifnya, melainkan karena dia banyak menulis ésai dan kritik, baik tentang sastera, drama, maupun filem dan lain-lain yang pendapatnya diperhatikan bukan saja oléh para sasterawan muda sesamanya melainkan juga oléh para sasterawan angkatan yang lebih dahulu seperti Asrul Sani, Rivai Apin, Anas Makruf, H. B. Jassin, dll. Pada waktu itu di kalangan yang muda hanya Ardan dan Nugroho Notosusanto yang pendapat-pendapatnya mendapat perhatian dari publik sastera secara luas.

Karena itu tidak héran kalau para pengarang muda sesamanya sering berdatangan di rumahnya untuk sekedar berbincang-bincang mengenai berbagai soal. Bukan hanya meréka yang tinggal di Jakarta yang datang menemui Ardan, melainkan juga Riyono Pratikto (1932–2005) dan Trisnoyuwono (1925–1996) yang tinggal di Bandung. D.S. Moeljanto (1933–1998) ketika tiba di Jakarta dari Solo (untuk bekerja di majalah *Kisah*), memerlukan mengunjungi Ardan setelah mengunjungi H.B. Jassin (1917–2000). Réndra juga ketika pertama kali berkunjung ke Jakarta kami jemput dengan sepéda ke stasion Gambir, mampir ke rumah Ardan.

Misbach Jusa Biran, Syuman Djaya, dan Wim Umboh yang kemudian lebih terkenal dalam dunia filem, pada tahun-tahun itu menjadi tamu tetap di rumah Ardan untuk berbicara dan bertemu dengan kawan-kawan seniman muda yang lain. Saya sendiri sering bertemu dengan meréka—dan juga dengan kawan-kawan yang lain seperti Soekanto S.A., Ahmad M.S., Hasmanan, dan lain-lain.

Pada tahun 1954, bersama-sama dengan Soekanto S.A. kami menerbitkan majalah sténsilan yang kami beri nama *Arus*. Tapi hanya sempat terbit beberapa nomor. Ardan kemudian pernah menjadi redaktur ruangan kebudayaan "Genta" dalam majalah *Merdéka* (1955-1956), *Trio* (bersama Hasmanan, 1958), dan kemudian bekerja sebagai wartawan olah raga sk. *Suluh Indonésia*. Dia sempat dikirimkan ke Tokyo untuk meliput Olympiade pada tahun 1960.

Letak rumahnya mémang stratégis, dekat Kramatbunder tempat para "Seniman Senén" berkumpul, biasanya pada malam hari. Ardan sendiri sering berkumpul dengan teman-

teman sesama seniman di Kramatbunder. Bersama dengan Misbach ia kemudian lebih memusatkan perhatian kepada dunia filem. Misbach diterima bekerja di Perfini yang dipimpin oléh Usmar Ismail yang menjadi Bapak Perfileman Indonésia. Hal itu kian mendekatkan Ardan ke dunia filem. Ardan menulis skénario antaranya *Terang Bulan Terang di Kali (1956), Di Balik Dinding* (1956), *Si Pitung* (1970), *Si Gondrong* (1971), *Pendékar Sumur Tujuh* (1971), *Brandal-brandal Métropolitan* (1971), *Pembalasan si Pitung* (1977), *Rahasia Wisma Méga* (1978), dll. Meskipun pada waktu muda dia juga bercita-cita untuk menjadi sutradara filem, tetapi tidak sempat terlaksana.

Pada tahun 1950-an Ardan menduduki tempat yang khusus di kalangan para sasterawan dan seniman muda pada waktu itu. Pendapatnya tentang hampir segala hal yang bertalian dengan kesenian ditanyakan dan didengarkan. Tetapi setelah dia terjun ke dunia pérs, kegiatannya menulis karya sastera seperti berhenti. Tidak ada sajak atau cerita péndéknya yang muncul. Ésai juga tidak ada. Sama halnya dengan Nugroho Notosusanto yang setelah lulus sebagai sarjana sejarah tidak lagi menulis karya atau ésai sastera, padahal kedua orang itu pada tahun 1950-an diharapkan akan menjadi pemikir dan kritikus sastera yang paling tidak sepadan dengan H.B. Jassin.

Setelah sk. *Suluh Indonésia* berhenti terbit, Ardan nampaknya selalu bekerjasama dengan Misbach Jusa Biran sahabatnya sejak masih bersekolah di Taman Siswa, Kemayoran, Jakarta. Bersama Misbach, Ardan menjadi redaktur mingguan *Abad Muslimin* yang diterbitkan oléh Lesbumi (1966). Ketika Misbach duduk menjadi anggota Déwan Film Nasional dan DPN menerbitkan majalah tentang filem, Ardan dipercaya untuk menjadi redakturnya, yaitu *Citra Film* (1981–1982). Ardan juga diajak Misbach untuk mengurus Sinématék Indonésia di Pusat Perfileman H. Usmar Ismail. Karena kecermatan dan ingatannya, dia disebut sebagai "énsiklopédi berjalan perfileman Indonésia". Ardan juga pernah duduk sebagai anggota Déwan Kesenian Jakarta (DKJ) selama tiga périod (1982–1990).

Pengecut yang menabraknya dan melarikan diri, niscaya tidak tahu bahwa dia telah membuat dunia kesenian Indonésia umumnya dan dunia perfileman dan kebudayaan Betawi khususnya kehilangan salah seorang éksponénnya yang poténsial.

Ya, Allah mudah-mudahan sahabat kami, S. M. Ardan, yang Kaupanggil ke hadirat-Mu, Kauampuni segala kekeliruan dan kesalahannya selama hidup, Engkau terimalah amal perbuatannya sebagai amal yang soléh dan berilah dia tempat yang mulia di hadirat-Mu. Dan berilah kesabaran dan ketabahan kepada keluarga yang ditinggalkannya. Amin, amin ya Robbal'alamin.

26 Novémber 2006.

Arénawati: Sasterawan Negara

NAMA ARÉNAWATI kurang dikenal, bahkan mungkin sama sekali tidak dikenal di Indonésia, kecuali dalam lingkungan terbatas. Berita dia meninggal bulan Januari 2009 tidak mendapat tempat dalam pérs Indonésia. Padahal dia kelahiran Indonésia, tepatnya di Kalumpang, Kabupatén Jeneponto, Makassar. Dia terlahir sebagai Muhamad Abdul Biang atau Muhammad Dahlan bin Andi Buyung pada tanggal 30 Juli 1925. Nama Arénawati digunakannya sebagai nama péna. Dia mémang pengarang. Dan sangat produktif. Bukunya banyak diterbitkan di Malaysia. Dan pada tahun 1988 pemerintah Malaysia mengangkatnya sebagai Sasterawan Negara di samping para Sasterawan Negara lain seperti Keris Mas (Kamaluddin Muhammad), Usman Awang, Abdullah Hussain, Shahnon Ahmad, dan lain-lain.

Cita-citanya waktu muda bukanlah menjadi pengarang, melainkan menjadi pelaut. Sejak muda dia cinta lautan dan bekerja di kapal. Pada usia 17 tahun sudah menjadi nakhoda kapal dagang yang menjelajah Nusantara, dari Makasar ke Singapura, Pulau Pinang, bahkan Bangkok dan Rangoon. Pada masa révolusi dia bulak-balik antara Makassar dengan Singapura. Tapi pada tahun 1948, ketika dia hendak dilantik bekerja di sebuah kapal Singapura dibatalkan karena bukan warganegara Inggris. Hal itu sangat mengecéwakannya. Apalagi karena keluarganya tidak setuju dia menjadi pelaut. Dia kembali ke Makasar dan masuk Sekolah Menengah Islam. Pada awal tahun 1950-an, dia pergi ke Singapura dan bekerja dalam bidang penerbitan surat kabar. Mémang sejak masih bekerja di kapal kegemarannya adalah membaca, kemudian menulis. Dia mulai menulis pada usia 22 tahun ketika bersekolah di Makasar. Untuk beberapa lama dia bekerja di majalah-majalah seperti *Hiburan* di Royal Press dan kemudian di penerbit Harmy. Tapi pada tahun 1954 dia pindah ke Johor Bahru dan sempat bekerja pada penerbit Melayu Ltd. beberapa tahun lamanya (1957–1961). Setelah itu pindah bekerja di Pustaka Antara, Kualalumpur.

Saya pertama kali bertemu dengan Arénawati ketika dia bekerja di Pustaka Antara, yaitu ketika kunjungan saya yang pertama ke Kualalumpur pada tahun 1971. Ketika itu dia sudah menjadi pengarang terkenal dan sudah menerbitkan beberapa judul buku, baik roman maupun kumpulan cerita péndék, seperti *Gelora* (1963), *Lingkaran* (1965), *Gandaria* (1969), *Sandera* (1971), keempatnya roman. Adapun kumpulan cerita péndéknya al. *Tingkah Manusia* (1960), *Burung Badai* (1967), *Johor Baru* (1967), dll. Di samping itu dia pun menulis buku-buku lain seperti *Perkembangan Kesusasteraan Melayu* (1964), *Sejarah Tanah Melayu dan Sekitarnya* (bersama dengan Wan Shamsuddin, 1964), *Asas Pengetahuan Puisi* (1965), *Cerpén Jaman Jepun: Satu Kajian* (1968), dll.

Romannya *Sandera* menjadi salah satu pemenang dalam sayémbara mengarang roman bertepatan dengan peringatan Sepuluh Tahun Merdeka. Roman itu menyebabkan nama Arénawati kian terkenal. Sementara itu cerita-cerita péndéknya mendapat Hadiah Karya Sastera yang diberikan oléh pemerintah Malaysia sejak 1971, antaranya yang berjudul

"Wisata" (1971) dan "Bukan Satu Jalan ke Mekah" dan "Alun Menggulung Perlahan" (1972).

Arénawati sebagai penulis produktif. Bahkan sangat produktif sekali. Dan dia terus produktif sampai usia tuanya. Buat saya yang sejak paruh kedua tahun 1970-an jarang pergi ke Malaysia, sangat sukar memperoléh buku-buku karya Arénawati yang terbit susul-menyusul. Ketika saya tinggal di Jepang, Arénawati pernah menjadi tamu Tonan Ajia Kénkyu Sénta Kyoto Daigaku. Dia pernah saya undang makan siang di rumah beserta dengan isterinya. Pada waktu itu dia memberitahukan bahwa sedang menulis trilogi. Untuk penulisan trilogi itu dia pergi ke Éropah dan Amérika. Kemudian Jepang. Dan beberapa bulan kemudian saya mendapat kiriman *Bunga dari Kuburan, Kuntum Tulip Biru,* dan *Sakura Mengorak Kelopak* yang tebalnya masing-masing 376, 539, dan 464 halaman. Dan kemudian dia masih sempat menulis dua trilogi lagi: trilogi *Armagedon* (*Mandala, Menorah,* dan *Pentagon*), dan trilogi *Busa* (*Busa Hati, Busa Sukma,* dan *Busa Kalbu*). Di samping itu menulis beberapa buah roman, kumpulan cerita péndék, dan syair. Juga sempat menulis mémoar dan telaah. Di antaranya *Eno* (1985), *Pantai Harapan* (1990), *Enda Gulingku* (1991), *Turina* (1991), *Citra* (1991), *Sarida* (1992), *Ombak Samudera* (1992), *Menita Kala* (1993), *Panrita* (1993), *Gami* (1993), *Sudara* (1994), *Cerpén: Pengalaman dan Tanggapan* (1995), *Getar-getar Maya* (2000), *Antara Dua Deru* (2005), *Warna Sukma Usia Muda* (2005), *Sebuah Trilogi Tiga Genre* (2007), dll.

Berdasarkan pengalamannya sebagai pelaut, dalam karya-karyanya Arénawati hidup sekali dan sangat meyakinkan kalau melukiskan adegan-adegan di kapal atau laut. Arénawati juga banyak mempelajari sejarah untuk keperluan penulisan karyanya. Romannya *Sudara* (1994) dan *Sukma Angin* (1999) menghidupkan kembali sejarah kelautan Nusantara yang erat saling berhubungan. Dalam karya-karyanya dia membukakan mata kita sebagai pembaca kepada masa lampau kehidupan laut di kepulauan Nusantara yang pernah dikuasai oléh orang-orang pribumi. Sehubungan dengan itu, karya-karya Arénawati banyak mengingatkan kita akan karya-karya Pramoedya Ananta Toer, terutama roman-roman sejarah yang ditulisnya di pulau Buru, istiméwa *Arus Balik*.

Adalah merupakan ironi bahwa karya sastera Melayu (Malaysia, Singapura, dan Brunéi), termasuk karya-karya Arénawati, sebagai bacaan sangat asing buat bangsa Indonésia, lebih asing daripada karya-karya pengarang Éropah dan Amérika atau Jepang, padahal bahasa Indonésia berasal dari bahasa Melayu. Artinya mempunyai bahasa yang sama-sama berasal dari sumber yang sama. Amin Sweeney malah mengatakan "Inilah dua negara yang terpisah oléh bahasa yang dimiliki bersama!" (Lihat *Karya Lengkap Abdullah bin Abdulkadir Munsyi* jilid 1: XXII).

Dan jurang itu tidaklah terjadi secara alami. Pertama ditimbulkan oléh perbédaan bangsa yang menjajah. Indonésia dijajah Belanda. Malaysia, Singapura, dan Brunéi dijajah Inggris. Kedua, karena setelah merdéka para pemimpin negara-negara itu tidak mempunyai pandangan kesejarahan yang cukup. Pemerintah Indonésia misalnya sejak 1957 melarang memasukkan buku-buku berbahasa Melayu. Larangan itu sebenarnya dibuat untuk melindungi para penerbit nasional yang pada awal tahun 1950-an merasa terancam oléh para penerbit Belanda yang mencétak buku-bukunya di negerinya tapi dijadikan buku-buku wajib di sekolah-sekolah Indonésia. Sebenarnya pada waktu larangan itu dikeluarkan, situasinya sudah berubah, karena sudah terjadi nasionalisasi perusahaan-perusahaan Belanda. Tapi para pemimpin dan pejabat kita tidak pernah mencabut larangan yang sudah ditetapkan disesuaikan dengan perkembangan situasi, karena mémang malas untuk melakukan penelitian dan peninjauan. Akibatnya terjadi ironi-ironi seperti pelarangan masuknya buku-buku Melayu, walaupun pemerintah RI sudah bersepakat dengan pemerintah Malaysia bersama-sama membentuk ASEAN.Tentu saja hal itu disebabkan karena para pemimpin dan pejabat kita tidak suka membaca, apalagi membaca sastera.

Ketika saya diminta memberikan Ucap Utama dalam Majelis Syukuran Sasterawan Negara Arénawati yang genap berusia 80 tahun, yang diselenggarakan di gedung Déwan Bahasa dan Pustaka, Kualalumpur, tanggal 30 Juli 2005 yl., antaranya saya katakan bahwa beruntunglah dia menjadi warganegara Malaysia sehingga mendapat penghargaan dari pemerintahnya sebagai Sasterawan Negara, kalau tetap menjadi warganegara Indonésia, terus tinggal di Makasar, meskipun menciptakan karya yang lebih hébat dan lebih besar dari *La Galigo* tidak nanti dia akan mendapat penghargaan pemerintah sebagai Sasterawan Negara.

Pabélan, 6 Fébruari 2009.

Sugiarta Sriwibawa, Pengarang *Candikala Kapuranta*

NAMA SUGIARTA Sriwibawa pertama kali menarik perhatian saya (dan kawan-kawan lain seperti S.M. Ardan dan Soekanto S.A.) ketika sajak-sajaknya dimuat dalam majalah *Zenith* (1953). Kemudian ada juga yang dimuat dalam *Siasat*. Bukan hanya sajak, melainkan juga cerita péndék. Karena saya juga sering mengirimkan karangan ke majalah-majalah itu, maka kami saling kenal. Namun demikian perkenalan pribadi baru terjadi kemudian. Saya tidak ingat di mana, mungkin di rumah Atun (Ramadhan), mungkin dalam acara Simposion Sastera yang diselenggarakan oléh Sénat Mahasiswa Fakultas Sastera dan Filsafat UI setiap akhir tahun sejak 1953 sampai awal tahun 1960-an. Bahkan pada akhir tahun 1956 Sugiartalah yang menjadi Ketua Panitia Simposion Sastera itu, menggantikan Nugroho Notosusanto yang ketika itu memusatkan perhatian kepada kuliahnya.

Sugiarta orang Solo, lahir 31 Maret 1932. Pada masa révolusi dia aktif sebagai Tentara Pelajar, walaupun—melihat umurnya—niscaya belum memegang peranan yang menentukan. Kecuali menulis sajak, dia pun menulis cerita péndék. Sajak-sajaknya kemudian dibukukan oléh majalah *Budaya Jaya* berjudul *Garis Putih* yang kemudian diterbitkan ulang oléh Balai Pustaka. Cerita péndéknya "Awan-awan Senja" yang pernah saya muat dalam majalah *Budaya Jaya*, kemudian saya muatkan dalam bungarampai *Laut Biru Langit Biru*. Dia juga banyak menterjemahkan, antaranya *Puisi Modéren Jepang*, *Jembatan Impian* (dari karya Tanizaki Jun-ichiro), dan beberapa karangan Kahlil Gibran. Semuanya diterbitkan oléh Pustaka Jaya.

Sugiarta sendiri pernah duduk sebagai redaktur Pustaka Jaya. Sebelumnya dia bekerja sebagai wartawan olah raga LKBN "Antara". Malah pernah ditempatkan sebagai wakil LKBN "Antara" di Tokyo. Ketika terjadi peristiwa Gestapu, dia berada di Tokyo. Tapi sepulang dari sana karena dianggap dekat dengan Djawoto (Kepala LKBN "Antara" yang kemudian dijadikan Dutabesar di Béijing dan tidak pulang ke tanahair), Sugiarta dirumahkan. Pada waktu itulah saya memintanya agar bersedia menjadi redaktur Pustaka Jaya. Selagi menjadi redaktur Pustaka Jaya dia banyak menulis buku bacaan anak-anak dan remaja dengan menggunakan nama péna Prabandaru, di antaranya mengisahkan kembali cerita-cerita klasik Jawa seperti *Babad Tanah Jawa, Sénapati, Si Miskin Yang Dermawan,* dll.

Pada waktu Dr. Soemarno Sastroatmodjo, bekas Gubernur DKI yang pertama yang kemudian diangkat menjadi Menteri Dalam Negeri oléh Presidén Sukarno bermaksud hendak membukukan pengalaman hidupnya bertanya kepada saya siapakah orang yang akan dapat membantu penulisannya, saya dengan spontan mengajukan nama Sugiarta. Kemudian Sugiarta saya perkenalkan kepada beliau. Ternyata penulisan itu berjalan lancar dan kemudian terbit pada penerbit Gunung Agung, berjudul *Dari Rimba Raya ke Jakarta Raya* (1982). Buku itu kemudian disusul oléh buku *Bukit Kenangan* (1986) yang merupakan kisah pengalaman hidup Ibu Armistiani, isteri Pak Soemarno, yang juga penyusunannya dibantu oléh Sugiarta.

Begitu pula ketika Mr. Hamid Algadri meminta saran siapa yang dapat membantunya menyusun mémoarnya, saya mengajukan Sugiarta. Dan ternyata pekerjaan itu berlangsung mulus dan bukunya terbit tidak lama kemudian.

Di samping itu, Ramadhan K.H. juga dalam penulisan biografi tokoh-tokoh nasional yang dikerjakannya, sering meminta Sugiarta mendampinginya. Sugiarta selalu mengerjakan tugasnya dengan penuh kesungguhan. Kalau dia merasa tidak akan dapat mengerjakannya dengan baik, misalnya karena tumpukan pekerjaan lain yang dihadapinya, maka dia dengan terus-terang menyatakan mundur dari tugas itu. Hal demikian saya alami ketika memintanya agar menulis biografi Asrul Sani untuk buku penghormatan terhadap Asrul Sani 70 Tahun. Mula-mula pekerjaan itu dia sanggupi, tapi kemudian pekerjaannya sebagai redaktur penerbit Universitas Indonésia tidak memungkinkan dia dapat menyelesaikan pekerjaan itu pada waktunya, maka dia mundur.

Pada tahun 2002, Sugiarta menyerahkan naskah roman dalam bahasa Jawa kepada Pustaka Jaya, saya terkejut. Mémang dia pernah memberitahu saya bahwa dia juga menulis dalam bahasa ibunya, tapi sejauh itu tak pernah melihat karyanya dimuat dalam majalah, apalagi yang berupa buku. Buku itu terbit dengan judul *Chandikala Kapuranta* dan juri untuk sastera Jawa buat Hadiah Sastera "Rancagé" 2003 memilihnya sebagai karya yang pantas pengarangnya diberi hadiah untuk karya sastra Jawa taun itu. Sugiarta dengan bukunya yang pertama (dan ternyata satu-satunya pula) dalam basa Jawa, berhasil merebut Hadiah Sastera "Rancagé"!

Ketika saya masih tinggal di Osaka, Sugiarta menulis surat memberitahukan bahwa dia sedang menyusun mémoar dan kalau sudah selesai meminta saya untuk mengéditnya. Permintaan itu saya sambut dengan gembira. Saya bukan saja berjanji akan mengéditnya melainkan akan mengusahakan penerbitannya juga. Tapi ternyata sampai saya pulang ke tanah-air, naskah mémoar itu belum selesai dikerjakannya. Katanya ada bagian yang kebenarannya harus dia periksa sendiri ke Solo dan dia belum sempat pergi ke sana. Setelah saya tinggal di Pabélan, saya ajak dia berkunjung ke rumah saya kemudian bersama-sama saya pergi ke Solo untuk menyelesaikan naskahnya itu. Tetapi berbagai kesibukan menyebabkan dia tidak dapat memenuhi undangan saya itu. Kemudian dia jatuh sakit, sehingga kemungkinan pergi ke Solo kian kecil.

Pada kesempatan menjenguknya bulan Januari yang lalu, saya minta agar naskah yang sudah dia tulis itu diserahkan kepada saya untuk saya édit. Bagian yang masih harus diperiksa kebenaran datanya itu, bisa disusulkan kemudian. Tapi dia berkeras menolak dan berkata penuh keyakinan bahwa dalam dua minggu dia akan pergi ke Solo. Melihat kondisinya yang sudah payah (dia terus berbaring selama saya bersama Ahmad Rivai menjenguknya sambil mengobrol dengannya), mendengar perkataannya itu dalam pikiran saya malah timbul dugaan yang bukan-bukan. Mungkinkah dia akan "pulang" dalam dua minggu?

Ternyata dugaan saya keliru. Sugiarta Sriwibawa baru meninggal setelah léwat lebih dari sebulan setelah saya jenguk, yaitu tanggal 4 Fébruari 2009. Innalillahi wa innailaihi roji'un. Mudah-mudahan Allah SWT memaafkan segala kekeliruan dan kesalahan almarhum Sugiarta Sriwibawa, menerima iman Islamnya dan memberinya tempat yang mulia di hadirat-Nya.

Pabélan, 6 Fébruari 2009.

Dodong Djiwapradja, Penyair *Kastalia*

PERTAMA KALI kenal dengan nama Dodong Djiwapradja ketika membaca sajak-sajaknya dalam *Gema Tanahair* bungarampai prosa dan puisi Indonésia 1942–1948 yang disusun oléh H.B. Jassin (terbit pertama kali 1948). Kemudian kadang-kadang saya baca sajaknya yang dimuat dalam majalah-majalah sastera yang terbit pada waktu itu seperti *Mimbar Indonésia,* "Gelanggang"/*Siasat, Zenith,* dll. Dari riwayat hidupnya yang dimuat dalam *Gema Tanahair*, saya tahu bahwa dia dilahirkan di Garut. Jadi orang Sunda.

Tetapi saya bertemu pertama kali dengan orangnya, bukan karena urusan sastera dan bukan pula karena sama-sama orang Sunda. Saya berkunjung ke rumahnya untuk mencari A. Wakidjan, pelukis orang Jawa yang banyak membuat ilustrator dalam majalah *Kisah* yang juga sering memuat cerita péndék saya. Pertama kali berkenalan dengan Wakidjan juga di kantor redaksi majalah *Kisah* di jalan Paséban, Jakarta, ketika mengambil honorarium cerita péndék saya yang baru dimuat.

Wakidjan membawa saya berkenalan dengan pelukis-pelukis lain seperti Nashar, Syahri, Zaini, Sutiksna, dan lain-

lain yang kalau hari Ahad melukis bersama di ruang depan bangunan jalan Garuda 66 yang disêwa olêh Taman Siswa untuk tempat tinggal para pamongnya yang kebanyakan masih bujangan. Wakidjan waktu itu tinggal di rumah Dodong di komplêks perumahan tentara di jalan Siliwangi.

Tidak hanya Wakidjan yang sering menginap di rumah Dodong yang masih bujangan itu. Banyak lagi seniman muda lain yang suka menginap di sana seperti Toto S. Bachtiar, Harijadi S. Hartowardojo, dan Alêx Wêtik. Di samping itu ada beberapa mahasiswa orang Sunda yang juga sering menginap di sana seperti Ismail Wiradinata, Sadeli Winantadiredja, dan Olla S. Sumarnaputra. Yang tinggal di rumah yang hanya mempunyai satu kamar itu resminya hanya dua orang ialah Dodong dan Êddy Abdurrachman. Yang lain hanya menginap atau lebih tepat ngobrol di situ sampai pagi, sebab merêka baru tidur keêsokan harinya ketika kedua penghuni resmi sudah berangkat ke kantor, memanfaatkan tempat tidur kosong yang baru ditinggalkan.

Ketika saya bekerja sebagai redaktur Balai Pustaka (1955–1956), setiap pagi saya mampir ke rumahnya, karena dari depan bioskop Rivoli (saya tinggal di Kramatpulo) saya naik oplêt turun di jalan Gunung Sahari tepat di seberang kali kecil di depan rumah Dodong. Dari sana saya berjalan beberapa menit untuk sampai ke kantor Balai Pustaka. Juga waktu pulang, saya sering mampir lagi ke situ. Di rumah itu selalu ada orang yang sedang mengobrol. Rumah Dodong menjadi salah satu tempat pertemuan para seniman Jakarta pada waktu itu. Di situlah saya sering bertemu dengan Boejoeng Salêh Poeradisastra, Bahrum Rangkuti, Rivai Apin, Asrul Sani, dan lain-lain di samping merêka yang suka menginap di situ. Masalah-masalah sastera, seni, agama, politik, dan lain-lain menjadi bahan percakapan. Tidak selalu yang hadir sependapat tentang berbagai soal, sehingga sering terjadi perdêbatan yang seru, kadang-kadang panas. Bahkan menjadi pertengkaran. Namun demikian tidak sampai memutuskan silaturahmi. Pendirian boléh berbéda, bahkan bertentangan, namun persahabatan tetap dijaga.

Toto S. Bachtiar misalnya pernah menyebut Boejoeng Saléh, "Kamu mah komunis tai!" Entah apa sebabnya saya lupa lagi. Tapi Boejoeng tidak marah dan keduanya tetap bersahabat. Pada waktu itu di kalangan para seniman Boejoeng dikenal sebagai tokoh Marxis yang tangguh.

H.C.J. Princen dan Chairil Anwar

Menurut catatan Dodong dilahirkan di Banyuresmi, Garut, pada tanggal 25 Séptémber 1928. Tapi ia sendiri pernah memberi tahu saya bahwa titimangsa kelahiran itu hanya dikira-kira karena orangtuanya tidak membuat catatan resmi. Hal yang umum pada waktu itu. Kalau titimangsa itu benar atau mendekati kebenaran, maka ketika meninggal pada tanggal 23 Juli 2009, usia Dodong sekitar 81 tahun.

Setelah menamatkan sekolah dasar (saya kira dia tidak bisa masuk HIS), pada jaman Jepang dia belajar di SMP Garut. Guru bahasa Indonésianya adalah Mh. Rustandi Kartakusuma. Pada masa révolusi, Dodong mulai menulis sajak, di antaranya dimuat dalam majalah *Gelombang Jaman* yang dipimpin oléh Achdiat K. Mihardja. Setelah Agrési I (Juli 1947), Dodong pernah berada di Solo melanjutkan sekolah. Tetapi kemudian pindah ke Purwakarta, tinggal bersama kawannya, Éddy Abdurrachman, di rumah orang tuanya. Éddy adalah adik H.I. Martalogawa (Adang) yang pada waktu itu menjadi perwira TNI di bawah Mayor Kawilarang. Daérah operasinya di wilayah Sukabumi, tetapi sering pulang ke rumah orangtuanya di Purwakarta. Entah bagaimana dia bersahabat dengan seorang tentara Belanda bernama H.J.C. Princen yang kemudian dapat dibujuknya sehingga menyeberang menjadi tentara Républik Indonésia.

Princen juga sering berkunjung ke Purwakarta dan berkenalan dengan Dodong. Ternyata Princen menyukai sastera dan bersahabat dengan Chairil Anwar di Jakarta. Ketika dia melihat bahwa Dodong suka menulis sajak, maka sejumlah sajaknya dia bawa ke Jakarta dan diserahkan kepada Chairil yang waktu itu menjadi redaktur majalah *Gema Suasana*. Sebuah sajak yang berjudul "Cita-cita" dimuatkan Chairil dalam *Gema Suasana*. Tetapi namanya tidak dicétak Dodong Djiwapradja, melainkan Dodong Wirapradja. Waktu Dodong protés, Chairil, énténg saja menjawab, "Kan sama saja!"

Di samping itu Dodong juga memuatkan sajak-sajaknya dalam majalah *Mimbar Indonésia* yang dipimpin oléh H.B. Jassin dan dalam ruangan "Gelanggang" yang dipimpin oléh Chairil, Asrul Sani, dan Rivai Apin sebagai lampiran warta sepekan *Siasat*.

Bersama-sama dengan Éddy Abdurrachman, Dodong terlibat dalam gerakan di bawah tanah melawan Belanda, sehingga tertangkap dan meréka berdua dijebloskan ke dalam penjara Kebon Waru di Bandung. Baru dibébaskan setelah gencatan senjata menjelang KMB.

Setelah bébas dari tahanan Belanda, Dodong pergi ke Jakarta. Mula-mula dia bekerja pada penerbit Pustaka Rakjat kepunyaan St. Takdir Alisjahbana. Tetapi dia "dibajak" oléh Mayor Salatun dari AURI yang sering datang ke situ karena ada buku karangannya yang diterbitkan oléh Pustaka Rakjat. Dodong ditempatkan sebagai redaktur majalah *Angkasa* dengan pangkat létnan. Kemudian dia mendapat kesempatan kuliah di AHM (Akadémi Hukum Militér) yang kemudian menjadi PTHM (Perguruan Tinggi Hukum Militer). Di samping itu Dodong mengajar bahasa Perancis sebagai guru tidak tetap di SMA IPPI di jalan Budi Utomo, Jakarta. Kemudian juga pernah menjadi dosén luar biasa Fakulas Sastera UI (1962–1964) menggantikan Boejoeng Saléh yang berangkat ke Moskwa. Setelah pensiun dia juga pernah mengajar di FS-Unpad (1979–1985).

BPB Kiwari

Pada tahun 1957 Rukasah S.W. yang menjadi redaktur majalah bulanan bahasa Sunda *Kiwari* mempunyai prakarsa untuk membentuk BPB Kiwari. BPB adalah singkatan dari Beungkeutan Pangulik Budaya, yaitu terjemahan dari "study club". Yang terpilih menjadi Ketua adalah Achdiat K. Mihardja, sedangkan sékertarisnya Rukasah sendiri. Yang menjadi anggota hanya orang Sunda, yaitu meréka yang aktif dalam bidang kesenian dan kebudayaan secara luas. Kegiatannya mengadakan pertemuan setiap bulan yang tempatnya berpindah-pindah di tempat anggota yang punya rumah luas. Waktu BPB Kiwari menganggap perlu merumuskan sikap budayanya, Dodong, Rukasah, dan saya mendapat tugas untuk menyusun konsép rumusan untuk dibahas dalam rapat pléno. Sebenarnya yang membuat konsép awal itu Dodong, yang setelah jadi lalu dibahas oléh kami bertiga.

Di antara kawan-kawan pada masa itu, Dodong termasuk yang paling luas cakrawala pemikirannya. Atas prakarsanya sendiri dia mempelajari antropologi (yang waktu itu belum banyak dikenal orang, karena biasanya orang masih menyebutnya sebagai étnologi). Di antara anggota BPB Kiwari yang tertarik untuk mempelajari antropologi kecuali Dodong hanya Boejoeng Saléh dan Amir Sutaarga. Di samping itu Dodong juga mempelajari éstétika. Mengenai éstétika tidak ada anggota Kiwari yang lain yang mempelajarinya. Ketika kemudian menjadi dosén luar biasa di Fakultas Sastera UI, Dodong memberikan kuliah tentang éstétika.

Konsép Dodong setelah dibahas dalam beberapa pertemuan BPB Kiwari, akhirnya disahkan sebagai sikap budaya BPB Kiwari. Pada prinsipnya BPB Kiwari berpendapat bahwa kebudayaan nasional Indonésia itu harus berdasarkan kenyataan bahwa negara dan bangsa Indonésia itu menerima pengaruh dari dunia luar namun juga memiliki kebudayaan-

kebudayaan daérah yang merupakan hasil perkembangan masing-masing daérah. Dengan demikian pendapat BPB Kiwari berlainan dengan pendapat Ki Hadjar Déwantara yang menganggap kebudayaan nasional itu sebagai puncak-puncak kebudayaan daérah dan berlainan pula dengan pendapat para budayawan Angkatan 45 yang menganggap dirinya sebagai "ahliwaris kebudayaan dunia" tanpa mempedulikan adanya kebudayaan daérah.

Dikucilkan

Pada tahun 1960 Dodong ditugaskan oléh AURI untuk mewakili Indonésia dalam pembuatan filem kerjasama dengan Yugoslavia. Filem itu dibuat di Lémbang. Maka Dodong harus tinggal beberapa lama di Lémbang, sedangkan keluarganya tetap di Jakarta. Pada waktu itu Dodong sudah menikah dan mempunyai tiga orang anak. Entah bagaimana, ketika tinggal di Lémbang Dodong kepincut oléh janda yang usianya jauh lebih tua, konon perwira Angkatan Darat yang dalam sebuah buku tentang Révolusi Indonésia ada potrétnya sedang menénténg kepala Gurkha. Dodong seperti kehilangan akal waras, sehingga isterinya diceraikan padahal sedang mengandung. Tidak lama kemudian isterinya meninggal, begitu juga anaknya yang ketiga yang masih kecil.

Tentu saja perbuatan demikian menjadi perkara di kalangan para anggota BPB Kiwari, terutama Ramadhan, Toto S. Bachtiar, Rukasah S.W., dan saya. Yang bersahabat bukan hanya kami saja, melainkan juga isteri-isteri kami. Perbuatan Dodong dianggap keterlaluan dan kami sepakat untuk mengucilkannya dari lingkungan kami.

Dodong bukan orang yang mudah bergaul. Terutama dengan orang baru. Kawan-kawan yang sering datang ke rumahnya di jalan Siliwangi kebanyakan adalah kawan-kawan Éddy,

Toto, atau saya. Maka ketika kami mengucilkannya dia boléh dikatakan tidak punya kawan bergaul.

Tapi justru pada waktu itulah A.S. Dharta sering mengunjunginya dan membawanya ke lingkungan pergaulan orang-orang kiri, sehingga timbul anggapan bahwa Dodong anggota Lékra. Saya sendiri yakin bahwa Dodong tidak pernah menjadi anggota Lékra, walaupun pendapatnya sering diblow-up oléh pérs kiri. Dan dia sendiri pasti merindukan lingkungan kawan-kawan di BPB Kiwari, karena ketika dia sudah berpisah dengan janda itu dan menikah lagi dengan Nani Sumarni (isterinya yang sekarang), dia mulai mengunjungi kami lagi. Saya ingat misalnya pada tahun 1964 Dodong berdua dengan isteri barunya berkunjung ke rumah kami di Jatiwangi dan kemudian saya sering berjumpa dengan Dodong di rumah Ramadhan yang ketika itu tinggal di jalan Cihampelas.

Dodong dipindahkan menjadi perwira hukum di Lanuma Huséin Sastranegara sampai pensiun (1976). Dia menamatkan Perguruan Tinggi Hukum Militer pada tahun 1963. Sangatlah menghérankan bahwa ketika dia pensiun pangkatnya kaptén. Padahal pada tahun 1950-an dia sudah létnan. Kawan-kawan seangkatannya di PTHM yang sering belajar bersama dengan dia seperti Ali Said, Ismail Saléh, dan Sudharmono semuanya pensiun sebagai jénderal.

Penyair *Kastalia*

Sebagai penyair Dodong meskipun tidak selalu produktif, namun masa kréatifnya meliputi waktu yang boléh dikatakan panjang. Mulai memuatkan sajak pada sekitar tahun 1947, pada tahun 1973 dia masih mengumumkan sajaknya yang baru dalam majalah. Sayang bahwa dia sendiri seperti tidak peduli kepada buah tangan yang telah ditulisnya. Setelah berkali-kali didesak dan akhirnya saya berikan kopi foto daftar karyanya yang dimuat dalam majalah-majalah yang tercantum dalam buku *Bibliografi Karya Sastera Indonésia dalam Majalah* susunan Ernst Ulrich Kratz, baru dia mengumpulkan sajak-sajaknya dari majalah-majalah yang disimpan pada dokuméntasi sastera HB Jassin. Sajak-sajak itu kemudian diterbitkan dengan judul *Kastalia* (1997) oléh Dunia Pustaka Jaya. Tetapi ternyata yang dimuatkan dalam buku itu hanya sebagian. Ketika saya tanyakan mengapa tidak sekalian saja semua sajaknya dibukukan, dia bilang supaya dia tidak hanya punya satu kumpulan sajak. Dia akan membukukan sisanya dalam buku yang lain. Tapi hal itu tak pernah dikerjakannya.

Kastalia memperoléh hadiah dari yayasan Buku Utama pada tahun berikutnya sebagai kumpulan puisi terbaik.

Kecuali menulis sajak, Dodong sekali-sekali menulis ésai, antaranya ketika berpolémik dengan Slamet Mulyana dalam majalah *Zenith*. Setelah pensiun kalau diminta dia menulis ésai dalam bahasa Sunda. Sepanjang tahu saya dia hanya menulis dua buah cerita péndék, itu pun karena saya desak untuk dimuat dalam majalah *Prosa* yang saya pimpin. Ketika Édi Ékadjati memimpin Proyék Sundanologi, Dodong sering diikutkan dalam kegiatan penelitian, di antaranya tentang Pandangan Hidup Orang Sunda tahap pertama dan kedua (1987). Ketika menyusun *Ensiklopédi Sunda*, saya meminta Dodong duduk sebagai anggota redaksi dan menulis karangan terutama tentang éntri yang bertalian dengan adat dan masalah hukum.

Secara umum tulisan Dodong sangat bagus. Sayang bahwa sukar sekali memotivasinya untuk menulis. Dodong orang yang ilmunya dalam dan dikarunia Allah bakat menulis yang baik, namun sayang sekali tidak diamalkannya secara maksimal, sehingga ilmunya itu terpaksa dibawanya ke akhirat yang niscaya tidak ada gunanya buat siapa pun.

Mudah-mudahan Allah mengampuni segala kekurangan kekeliruannya dan menerima iman Islamnya, memberinya tempat yang mulia di hadirat-Nya dan semoga keluarga yang ditinggalkannya diberi-Nya ketabahan dan kesabaran. Amin.

Keterangan tentang Singkatan

ABC	=	Australian Broadcasting Coporation
ACCU	=	Asian Cultural Centre for UNESCO
AD	=	Angkatan Darat
AHM	=	Akadémi Hukum Militér
AIB	=	Ambtenaar Inlandsch Bestuur
AJ	=	Akadémi Jakarta
AKABRI	=	Akadémi Angkatan Bersenjata Républik Indonésia
AMS	=	Algemeene Middelbare School
ANU	=	Australian National University
APBN	=	Anggaran Pendapatan dan Belanja Nasional
ASEAN	=	Association of South East Asian Nations
ASRI	=	Akadémi Seni Rupa Indonésia
ATNI	=	Akadémi Téater Nasional Indonésia
Baperki	=	Badan Permusyawaratan Kewarganegaraan Indonésia
BMKN	=	Badan Musawarat Kebudayaan Nasional
BMW	=	Bayerische Motoren Werke
BPB Kiwari	=	Badan Pangulik Budaya Kiwari
BPPN	=	Badan Pertimbangan Perbukuan Nasional

Brigjén	=	brigadir jénderal
BTI	=	Barisan Tani Indonésia
CC-PKI	=	Central Comitée Partai Komunis Indonésia
CGMI	=	Consentrasi Gerakan Mahasiswa Indonésia
CIA	=	Central Intelligence Agency
DFN	=	Déwan Filem Nasional
Dirjén	=	diréktur jénderal
DI-TII	=	Darul Islam-Tentara Islam Indonésia
DKI Jakarta	=	Daérah Khusus Ibukota Jakarta
DKJ	=	Déwan Kesenian Jakarta
dkk	=	dan kawan-kawan
DKPS	=	Déwan Komando Pemuda Sunda
dll	=	dan lain-lain
DPH	=	Déwan Pekerja Harian
DPR-RI	=	Déwan Perwakilan Rakyat Républik Indonésia
DPRS	=	Déwan Perwakilan Rakyat Sementara
DR. HC.	=	Doctor Honoris Causa
ECAFE	=	Economic Commission for Asia and Far East
ELS	=	Europeesche Lagere School
FPS	=	Front Pemuda Sunda
FS	=	Fakultas Sastera
Gaidai	=	Gaikokugo Daigaku (Unversitas Bahasa Asing)
Gapena	=	Gabungan Penulis Nasional (Malaysia)
Gestapu	=	Gerakan Séptémber 30
GKPN	=	Gabungan Koperasi Pegawai Negeri
Golkar	=	Golongan Karya
GPI	=	Gabungan Pelukis Indonésia
GUPPI	=	Gerakan Usaha Pembaharuan Pendidikan Islam

H.	=	Haji
HIS	=	Hollandsch Inlandsche School
HMI	=	Himpunan Mahasiswa Islam
IAIN	=	Institut Agama Islam Negeri
ICU	=	Intensive Care Unit
IKAM	=	Ikatan Karyawan Musium
IKAPI	=	Ikatan Penerbit Indonésia
IKIP	=	Institut Keguruan dan Ilmu Pendidikan
IKJ	=	Institut Kesenian Jakarta
IKPN	=	Induk Koperasi Pegawai Negeri
IPB	=	Institut Pertanian Bogor
IPPI	=	Ikatan Pemuda Pelajar Indonésia
ITB	=	Institut Téknik Bandung
JIB	=	Jong Islamieten Bond
K.H.	=	Kiai Haji
KBRI	=	Kedutaan Besar Républik Indonésia
Kd.	=	Kanduruan
KIAA	=	Konperénsi Islam Asia Afrika
KKN	=	Korupsi, Kolusi dan Népotisme
KKPI	=	Konperénsi Karyawan Pengarang Indonésia
kl.	=	kurang lebih
KMB	=	Konferénsi Méja Bundar
KMI	=	Korps Muballigh Indonésia
KNI	=	Komité Nasional Indonésia
KNIL	=	Koninklijk Nederlandsch Indische Leger
KNIP	=	Komité Nasional Indonésia Pusat
Kodam	=	Komando Daérah Militér
Korém	=	Komando Résort Militér
KSAD	=	Kepala Staf Angkatan Darat
LBSS	=	Lembaga Basa jeung Sastra Sunda

Lékra	=	Lembaga Kebudayaan Rakyat
Lékkrindo	=	Lembaga Kebudayaan Kristen Indonésia
Lesbi	=	Lembaga Sastera Budaya Indonésia
Lesbumi	=	Lembaga Seniman Budayawan Muslimin Indonésia
Létjén	=	létnan jénderal
LIPPM	=	Lembaga Islam untuk Penelitian dan Pengembangan Masyarakat
LKBN	=	Lembaga Kantor Berita Nasional
LKN	=	Lembaga Kebudayaan Nasional
LPKJ	=	Lembaga Pendidikan Kesenian Jakarta
M.	=	Mas, Mohammad
Manipol	=	Manifésto Politik
Masjumi	=	Madjelis Sjuro Muslimin Indonésia
Mayjén	=	mayor jénderal
Moh.	=	Mohammad
MOSVIA	=	Middelbare Opleidingschool voor Inlandsche Ambtenaren
MPRS	=	Majelis Permusawaratan Rakyat Sementara
Mr.	=	Mister in de rechten
MULO	=	Meer Uitgebreid Lager Onderwijs
Nasakom	=	Nasional, Agama, Komunis
NRC		
NU	=	Nahdlatul Ulama
Opsus	=	Operasi Khusus
P dan K	=	Pendidikan dan Kebudayaan
P.P. dan K.	=	Pendidikan, Pengajaran dan Kebudayaan
Partindo	=	Partai Indonésia
PBB	=	Persatuan Bangsa-bangsa
PBR	=	Pemimpin Besar Révolusi

PDII	=	Partai Démokrasi Islam Indonésia
PDRI	=	Pemerintah Darurat Républik Indonésia
PDS	=	Pusat Dokuméntasi Sastera
Pémda	=	Pemerintah Daérah
Pendam	=	Penerangan Daérah Militér
Pepelrada	=	Pembantu Pelaksana Penguasa Perang Daérah
Persis	=	Persatuan Islam
Perti	=	Partai Tarbiyah Indonésia
Perumnas	=	perumahan nasional
Pesindo	=	Pemuda Sosialis Indonésia
Pj.	=	pejabat
PKI	=	Partai Komunis Indonésia
PKJ	=	Pusat Kesenian Jakarta
PKPN	=	Pusat Koperasi Pegawai Negeri
PNI	=	Partai Nasional Indonésia
PNI Baru	=	Pendidikan Nasional Indonésia
Poetera	=	Poesat Tenaga Rakjat
PPGD	=	Panitia Pembantu Garis Depan
PRRI	=	Pemerintah Révolusionér Républik Indonésia
PSI	=	Partai Sosialis Indonésia
PSII	=	Partai Syarikat Islam Indonésia
PTT	=	Pos, Télépon dan Télégraf
PUI	=	Persatuan Ummat Islam, Partai Ummat Islam
Puskav	=	Pusat Kavaleri
Puskud	=	Pusat Koperasi Unit Désa
PWI	=	Persatuan Wartawan Indonésia
R.	=	Radén
R.T.A.	=	Radén Tumenggung Arya
RHS	=	Rechts Hogeschool
RI	=	Républik Indonésia
RIS	=	Républik Indonésia Serikat
RPI	=	Républik Persatuan Indonésia

RRC	=	Républik Rakyat Cina
RRI	=	Radio Républik Indonésia
RTM	=	Rumah Tahanan Militér
Sarbupri	=	Sarikat Buruh Perkebunan Républik Indonésia
SB-PTT	=	Serikat Buruh Pos, Télépon dan Télégraf
SEA Award	=	South East Asia Award
Sékjén	=	sékertaris jénderal
SESKOAD	=	Sekolah Staf dan Komando Angkatan Darat
SH	=	Sarjana Hukum
SIM	=	Seniman Indonésia Muda
Sk.	=	surat kabar
SKB	=	Surat Keputusan Bersama
SMA	=	Sekolah Menengah Atas
SMP	=	Sekolah Menengah Pertama
SOBSI	=	Séntral Organisasi Buruh Seluruh Indonésia
Soska	=	Sosialis Kanan
SPP	=	Surat Perjanjian Penerbitan
SPS	=	Serikat Penerbit Surat kabar
SR	=	Sekolah Rakyat
SSKDN	=	Serikat Sekerja Kementerian Dalam Negeri
St.	=	Sutan
STB	=	Studiklub Téater Bandung
STHM	=	Sekolah Tinggi Hukum Militér
Sticusa	=	Stichting Culturele Samenwerking
STOVIA	=	School tot Opleiding van Inlandsche Artsen
SWI-Dwikora	=	Sumbangan Wajib Istiméwa Dwi Komando Rakyat
SWT	=	Subhanahu wata'ala
TBG	=	Tijdschrift van het Bataviaasch Genootschap
Teperda	=	Tim Pemeriksa Daérah
THS	=	Technische Hoogeschool

TIM	=	Taman Ismail Marzuki
TMII	=	Taman Mini Indonésia Indah
TNI	=	Tentara Nasional Indonésia
TRI	=	Tentara Rakyat Indonésia
TVRI	=	Télévisi Républik Indonésia
UI	=	Universitas Indonésia
UIN	=	Universitas Islam Negeri
Usdék	=	Undang-undang Dasar 1945, Sosialisme ala Indonésia, Démokrasi Terpimpin, Ékonomi Terpimpin, Kepribadian Indonésia
Unesco	=	United Nations Educational, Scientific and Cultural Organization
Unisba	=	Universitas Islam Bandung
Unpad	=	Universitas Padjadjaran
Unséra	=	Universitas Seni Rakyat
UPI	=	United Press International
USU	=	Universitas Sumatera Utara
UUD	=	Undang-undang Dasar
UUDS 1950	=	Undang-undang Dasar Sementara 1950
VAIB	=	Vereeniging van Ambtenaren van het Inlandsche Bestuur
YOI	=	Yayasan Obor Indonésia

Keterangan Sumber

Di bawah ini didaftarkan nama sumber tempat tulisan ini dimuat pertama kali. Sayang bahwa belakangan kebiasaan surat kabar mengirimkan bukti pemuatan tulisan kepada penulisnya tidak lagi dijalankan di Indonésia, sehingga saya tidak tahu apakah tulisan yang saya kirimkan dimuat ataukah tidak dan kalau dimuat saya juga tidak tahu titimangsa pemuatannya. Maklumlah saya tidak berlangganan surat kabar yang bersangkutan. Kliping yang tersimpan di PDS H.B. Jassin tidak lengkap. Hanya kadang-kadang ada kawan yang bermaksud baik dengan mengirimkan kliping tulisan itu kepada saya. Kepada Sdr. Abdullah Mustappa, Soekanto SA dan Enas Mabarti yang sekali-sekali mengirimkan kliping demikian saya ucapkan terimakasih.

"J.E. Taténgkéng, penyair dari Sangihé, sk. *Kompas* (1968);
"Dajat Hardjakusumah: Profil seorang wartawan", sk. *Sinar Harapan*, 30 Séptémber – 1 Oktober 1968;
"Armijn Pané", majalah *Budaja Djaja,* Maret 1970;
*"Prawoto Mangkusasmito", sk. *Kompas,* 3 Agustus, 1970;
"Moh. Ghozali", majalah *Budaja Djaja*, Agustus 1970;

"M.A. Salmun", sk. *Sinar Harapan*, 6 Maret 1972;
"Kawabata Yasunari, peraih Nobel", ?
"R. Satjadibrata", sk. *Kompas;*
"Pak Amin Singgih yang Unik", majalah *Tempo* th. III no 28, 15 Sépémber, 1973;
"Zaini", *Budaya Jaya* no. 113. Oktober 1977;
"Paméran Mengenang Zaini", *Budaya Jaya*, no. 113, Oktober 1977;
"Mengenang Zaini", majalah *Tempo* no. 34, 1977;
"Mengenang Nyoman Pandji Tisna", sk. *Sinar Harapan*, 14 Juni, 1978;
"Utuy T. Sontani", sk. *Sinar Harapan*, 5 Oktober 1979;
"Djamal Djaharuddin: Mata Peristiwa Budaya" majalah *Panji Masyarakat* no. 332, 1981;
"William Saroyan", sk. *Suara Pembaruan*, 1981;
"Anas Makruf", majalah *Panji Masyarakat* 1981;
"Mohammad Diponegoro", majalah *Panji Masyarakat* no. 361, 1982;
"H. Ismail Nazir", sk. *Kompas*, 5 Januari, 1983;
"Ito Ryoji-san" , majalah *Fokus*, 5 Méi 1983;
"S. Sudjojono", sk. *Suara Pembaruan*; 28 Maret, 1988.
"Ahmad Sadali", majalah *Panji Masyarakat*, no. 553, 1-10 Oktober 1987;
"R. Hasan Natapermana", sk. *Pikiran Rakyat*, 4 April 1988;
"M. Nazar Yahya", majalah *Panji Masyarakat* no. 582, 21-30 Juli, 1988;
"Gadis Rasid", sk. *Suara Pembaruan*, 24 April 1989;
"S.I. Poeradisastra", pengantar cétakan III buku *Sumbangan Islam kepada Ilmu dan Peradaban Modérn* (Jakarta, Komunitas Bambu, 2008);
"Sirullah Kaélani", sk. *Pikiran Rakyat*, 31 Oktober, 1990;
"Atja dan Naskah Sunda Kuna", sk. *Pikiran Rakyat*, 24 Méi, 1991;

"K.H. Hamam Djafar", pengantar buku *K.H. Hamam Djafar dan Pondok Pabélan,* (Jakarta, Pustaka Jaya, 2008);
"Nashar", sk. *Suara Pembaruan*, Juni,1994;
"Mengenang Haji Widayat", dalam brosur *10 Tahun Musium Haji Widayat* (2004);
"Asrul Sani", sk. *Pikiran Rakyat*;
"Setengah Abad bersama Mochtar Lubis", sk. *Pikiran Rakyat;*
"Ir. Saikin Suriawidjaja", sk. *Pikiran Rakyat;*
"Riyono Pratikto", sk. *Pikiran Rakyat;*
"Ramadhan K.H"., sk. *Pikiran Rakyat*;
"Ramadhan K.H. sebagai Sahabat", brosur DKJ Memperingati 40 Hari meninggalnya Ramadhan K.H. ;
"Pramoedya Ananta Toer", majalah *Horison*, Agustus 2006;
"Sudarso, Pelukis Réalis", sk. *Suara Pembaruan*;
"S.M. Ardan", sk. *Pikiran Rakyat*;
"A.S. Dharta", sk. *Pikiran Rakyat;*
"Mengenang Hidup Orang Lain", sk. *Pikiran Rakyat;*
"Sobron Aidit", sk. *Pikiran Rakyat;*
"Mh. Rustandi Kartakusumah", sk. *Pikiran Rakyat;*
"H. Ali Sadikin", sk. *Pikiran Rakyat;*
"Déliar Noer", sk. *Pikiran Rakyat;*
"Salim", sk. *Pikiran Rakyat;*
"Arénawati Sasterawan Negara",
"Sugiarta Sriwibawa",
"Dodong Djiwapradja", sk. *Pikiran Rakyat*, Juli 2009
"Réndra", sk. *Pikiran Rakyat,* Agustus, 2009.

Indeks

H

I

J

L

M

N

R

S

T

U

V

W

Made in United States
Troutdale, OR
11/03/2026

56845246R00268